見てできる臨床ケア図鑑

周術期

ビジュアルナーシング

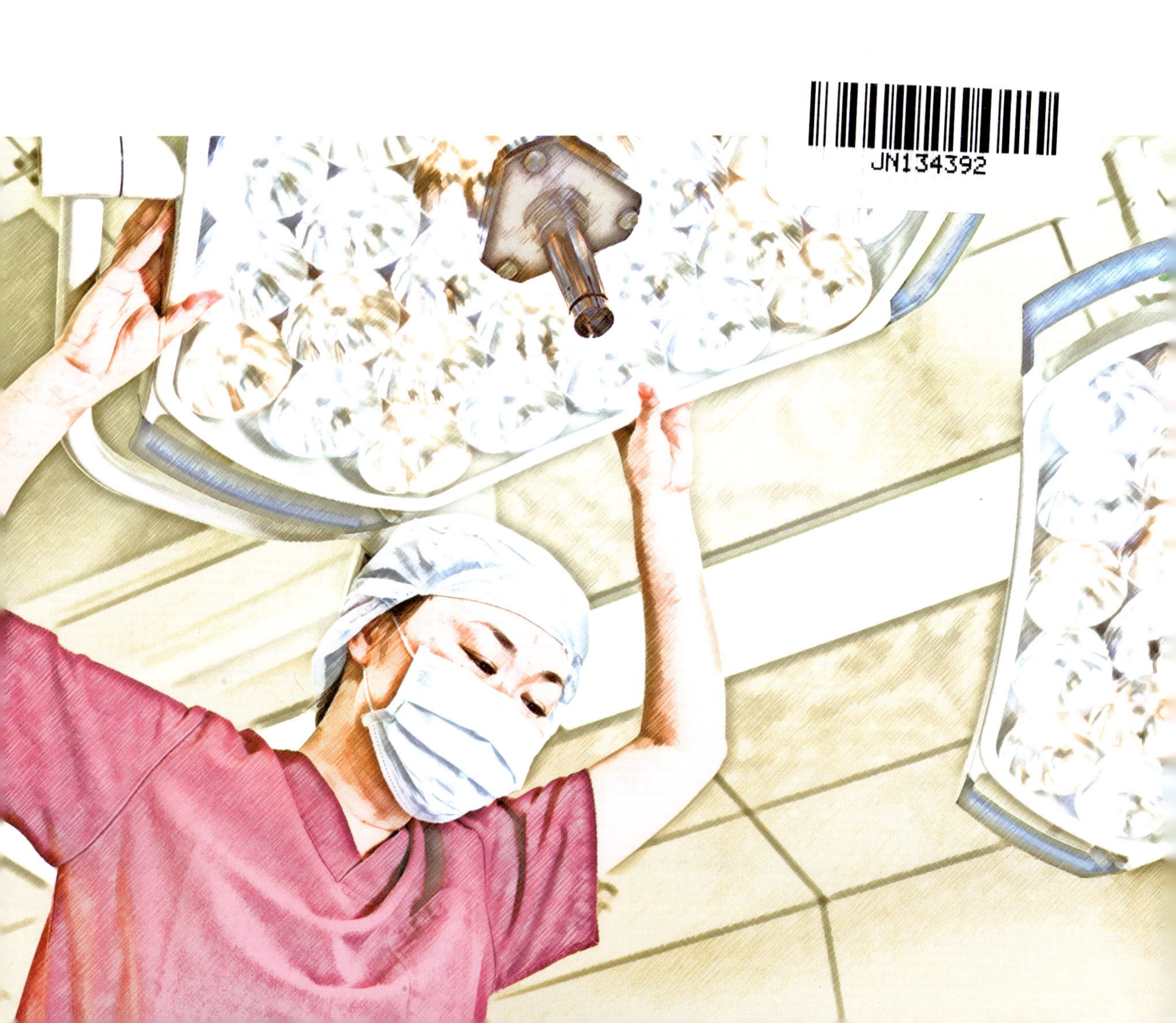

編集

針原　康　　NTT 東日本関東病院 副院長・外科部長

〈執筆者（五十音順）〉

NTT 東日本関東病院手術室

青木　　崇　　NTT 東日本関東病院手術室　看護師
雨宮ゆうこ　　NTT 東日本関東病院手術室　看護師
石川　智康　　NTT 東日本関東病院手術室　看護師・看護主任
一ノ澤斉子　　NTT 東日本関東病院手術室　看護師・看護長
伊藤　由香　　NTT 東日本関東病院手術室　看護師
今村　将也　　NTT 東日本関東病院手術室　看護師
木戸　絢子　　NTT 東日本関東病院手術室　看護師
佐伯　裕子　　NTT 東日本関東病院手術室　看護師
佐藤明日香　　NTT 東日本関東病院手術室　看護師
鷺見多美子　　NTT 東日本関東病院手術室　看護師
染谷　千秋　　NTT 東日本関東病院手術室　看護師
原　　直子　　NTT 東日本関東病院手術室　看護師
原　ひとみ　　NTT 東日本関東病院手術室　看護師
針原　　康　　前掲
藤本　亜矢　　NTT 東日本関東病院手術室　看護師
増田　裕美　　NTT 東日本関東病院手術室　看護師
三上　希美　　NTT 東日本関東病院手術室　看護師
水谷　明子　　NTT 東日本関東病院手術室　看護師
八﨑　　愛　　NTT 東日本関東病院手術室　看護師

はじめに

手術医療は急速に進歩しており，どの領域においても低侵襲手術が導入され，QOLを考慮した術式が選択されるようになった．従来の開胸，開腹手術は急速に鏡視下手術に置き換えられ，また診療報酬改定に伴い，ロボット手術も多くの施設で導入されるようになっている．

手術基本手技も大きく変化し，消化管吻合を手縫いで行っていた時代のことを知っているスタッフはほとんどいなくなり，自動吻合器，縫合器も数年ごとに改良され，新しい機器の扱い方に慣れることが必須である．各種エネルギーデバイスが開発されて，切離や止血操作が容易となり，手術中の結紮数は極端に減少した．

鏡視下手術用機器，ロボット手術用機器，各種エネルギーデバイスなど，準備，取り扱いが複雑化し，チーム医療として臨床工学技士(ME)の協力が不可欠となっている．

各種画像を用いたナビゲーション手術がさかんに行われるようになり，高機能手術室として，ハイブリッド手術室，CTやMRIを備えた手術室が運用されるようになっている．

手術部の原点は，患者にとって最善で安全な手術治療を提供することであり，そのために手術部スタッフは日々努力している．各診療科がそれぞれ日進月歩で新しい技術を導入するので，それに対応する手術部スタッフは大変ではあるが，また大いに期待される存在でもある．

今回，周術期ビジュアルナーシングを発刊することとなり，他のビジュアルナーシングシリーズと同様に，周術期に関係する知識を豊富なイラスト，写真，図表を多用して，分かりやすく記述することに努めた．本書が手術部および周術期に関係する看護師をはじめとするスタッフ，資格取得をめざす医学生や看護学生に活用していただければ，大変有難いと考える．

最後に，多忙な業務の中で，執筆に携わっていただいた手術部スタッフとわかりやすいイラスト，図表の作成に協力していただいた学研メディカル秀潤社の黒田周作氏をはじめとするスタッフの皆様に深く感謝する．

2019年2月　針原　康

CONTENTS …………………… 目次

第6章 術後のモニタリングとケア

第7章 主な手術別患者ケア

編集担当：黒田周作
表紙・本文デザイン：川上範子
本文DTP：センターメディア
本文イラスト：青木　隆，日本グラフィックス
写真撮影：亀井宏昭写真事務所
撮影協力：NTT東日本関東病院

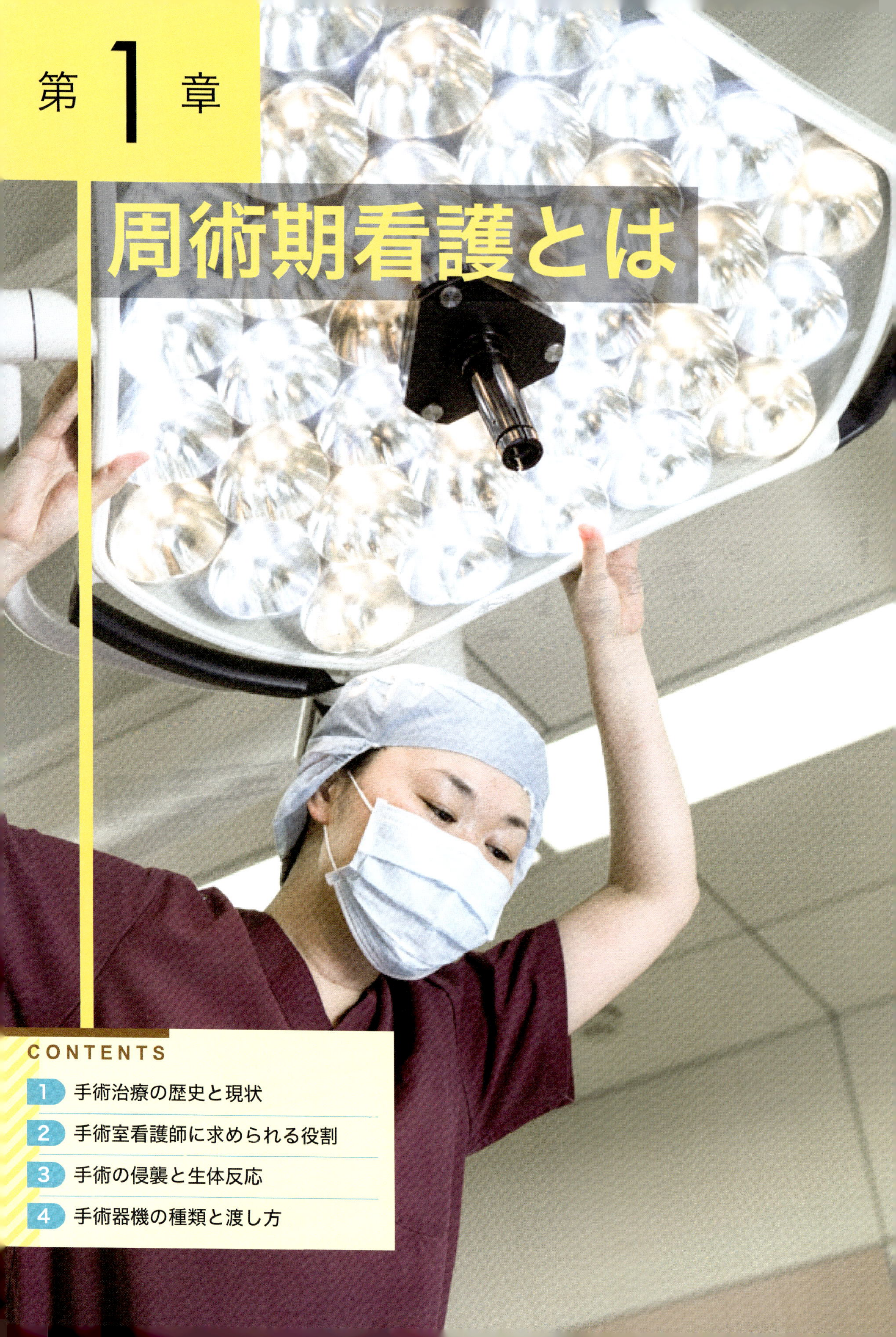

第1章 周術期看護とは

CONTENTS

1 手術治療の歴史と現状

1 手術治療の歴史

最古の手術治療として確認可能なものは，紀元前3500～3400年に行われた古代インカ帝国の穿頭術といわれている．古代インカ帝国の墳墓からは穴の開いた頭蓋骨が多数見つかっており，その骨が治癒した跡から推定して，手術後の生存率は70%を超えていたと考えられている．戦闘で頭蓋骨骨折を負った兵士の治療として行われたと推測されているが，その詳細は不明である．

一方，時代を経て，近年の手術治療の確立のためには，①解剖学，生理学の確立，②麻酔法の導入，③防腐法（無菌法）導入の3つが重要であったと考えられる．

16世紀の半ばにヴェサリウスは精緻な人体解剖を行って解剖学書『ファブリカ』を著し，それまでの古代ギリシャ時代のブタやサルの解剖に基づいていたガレノスの著書の誤りを正した．またガレノス医学では血液は肝臓で作られ，体の各部に移動して，そこで消費されるとされていたが，1628年ハーヴェイは大静脈や大動脈の結紮といった自然科学的な実験を行って，血液循環説を証明した．

笑気ガス，エーテル，クロロホルムなどの効果が相次いで確認され，手術に麻酔として利用されるようになったのは1800年代半ばであり，それまでの手術に伴う疼痛が大幅に緩和されるようになった．

1800年代前半までの手術治療の成績は惨憺たるもので，ほとんどの患者の創は化膿して，その半数は死亡するのが一般的であった．1863年パスツールは化膿が細菌によることを提唱し，1867年リスターは「外科手術における消毒法の原則」を発表して，石炭酸（フェノール）の使用によって術後感染を劇的に減少させた．

1800年代半ばまでの手術治療は痛みに耐えて手術を受けても，その半数しか回復できないのが実際のところであった．現在の手術死亡率を考えると，わずか150年程度の間に手術治療は画期的な進歩を遂げたといえる．

2 手術治療とは

手術治療とは，手術によって病巣を除去し，あるいは損なわれた臓器を修復させることによって，その状態や機能を改善し，生命の延長や日常生活への復帰を目指す治療である．必然的に「体にメスを入れる」という手技を伴うが，そのようなことが許されるのは手術治療のみであり，そうでなければ，傷害罪に問われる行為ということになる．

また手術治療でできることは，組織，臓器の切離・切除と吻合・縫合であり，実際に回復，治癒するのは患者自身の持つ治癒力に依存している．患者の持つ治癒力を越えた侵襲となる手術治療は成り立たないことを理解しておく必要がある．

3 手術治療の適応疾患

以前は早期胃がんや早期大腸がんもすべて外科手術の適応であったが，内視鏡的治療（EMR：endoscopic mucosal resection，ESD：endoscopic submucosal dissection）などの進歩に伴い，手術治療でなくても内視鏡治療で根治できる症例が多く認められるようになっている．また肝がんも同様にラジオ波焼灼術により治療できる症例が増えている．さらに食道静脈瘤破裂は以前は外科手術による治療が基本であったが，最近は内視鏡的治療の進歩に伴い外科治療の適応となる症例はほとんどなくなった．胃潰瘍，十二指腸潰瘍も以前は手術治療で広範胃切除を行っていたが，薬剤の進歩に伴い，薬物治療でコントロールできるようになり，手術の必要となる患者はほとんどいなくなった．患者にとってはよいことであるが，手術治療の適応疾患は，ほかの治療法の進歩の中で，以前と比較すると範囲が狭まっているのが実際である．

4 拡大手術から縮小手術へ

従来，がんの手術としては，腫瘍の周りを大きく切除すれば，切除するほど，治る確率が高くなると考えられ，拡大手術が提唱されてきた．近年，これら拡大手術の有効性に関する検証が行われ，たとえば，乳がんでは胸骨傍リンパ節などの拡大郭清を伴う手術の有効性は否定された．乳房温存療法でも乳房切除術と同様の成績が得られることが明らかとなり，またセンチネルリンパ節生検の導入なども行われ，縮小化の方向にある[1,2]．同様に胃がんの大動脈周囲リンパ節拡大郭清の有効性も否定され[3]，膵がんの拡大郭清の有効性も否定されている[4,5]．

侵襲の大きな拡大手術を行うと合併症の発生率が上昇するとともに，免疫力の低下なども惹起され，必ずしもがんの治癒率が向上しないと考察されている．全身病の概念のもと，拡大手術よりも化学療法の併用のほうがより有効と考えられるようになっている．

予防的拡大手術の意義は乏しいと考えられ，拡大手術は他臓器浸潤例での合併切除や転移リンパ節の切除など，切除を可能とするためやがんの遺残を最小限とするためにかぎって行われるようになっている．

5 低侵襲手術へ —鏡視下手術の普及—

腹腔鏡下手術は腹壁に小さな穴を数個開け，腹腔に挿入した細径内視鏡の映像をモニターテレビで観察しながら，長くて細い特殊な器具を用いて行う手術である．従来の開腹手術と比較すると，体壁を大きく切り開かずに済むので，体腔内の臓器を乾燥した空気に長時間晒さないなどの利点があり，術後の疼痛が軽度で，回復が早く，美容的にも優れていて，低侵襲手術と呼ばれる．1990年代初頭に胆囊摘除術を中心に導入された鏡視下手術はその後適応疾患を大幅に広げ，ほとんどすべての手術に行われるようになっている．

6 ロボット手術

手術支援ロボット「ダヴィンチ」が泌尿器科領域の手術を中心に，広く行われるようになっている．「ダヴィンチ」手術では，術者は手術部位の3D立体画像を見ながら，遠隔操作で手術器械を動かして手術を行う．拡大視効果と手振れ防止機能などの利点により，手術の安全性が向上するといわれている．保険適応が直腸，胃，食道手術，肺手術，子宮手術に広がったので，急速に症例数が増加している．

7 手術を含めた医療の不確実性

患者の病態は一人ひとり異なり，また同じ手術治療，投薬を行っても，それに対する反応は同じではない．医療に従事する者は，そのような“医療の不確実性”を理解したうえで，安全性のさらなる確保に努めていく必要がある．

最近は，一般に医療の安全性が過信され，手術後の合併症はなく，回復して当然のように考えられるようになっている．手術治療の危険性について社会に広く正しく理解してもらうことは必ずしも容易ではないが，機会があるごとに，正しい情報をわかりやすく提供して患者，家族の理解を求めていかなければならない．

8 高機能手術室への対応

高機能(ハイブリッド)手術室とは高機能の透視装置と手術台を設置して，最近急速に増加している各分野の血管内治療に対応するための手術室である．またCTやMRIを手術室に設置して，手術中に検査を行い，手術の精度を高めるいわゆる高機能手術室も増えてきている．環境の整備や特殊な対応など手術室スタッフの業務が増加することになるが，きちんと対応していくことが求められている．

9 クリニカルパス

クリニカルパスとは治療，ケア，検査内容などを経時的にまとめた治療計画表である．その目的は，エビデンスに基づいた医療の標準化であり，同時にチーム治療を推進することにより，質の高い医療の提供を保証することである．入院期間の短縮や医療コストの削減効果は，その付随的な効果と考えられる．クリニカルパスを運用し，収集データを用いてバリアンス分析を行うと，より最適な治療計画表に改善していくことが可能となる．

病棟での手術前，手術後の管理に関してはクリニカルパスを用いるのが一般的である．手術室内でも手術前の入室から麻酔導入まで，手術後の麻酔覚醒から退出までのクリニカルパスの運用は有用と考えられている．一方，手術中のパスの運用を試みたことがあるが，手術手技自体は病態に合わせて順番の変更が頻回に行われること，項目のチェックに時間がとられることなどより，パスではなく，マニュアルでの運用が適当との考えにいたっている．

10 術後回復強化プログラム

術後回復強化プログラム(ERAS：enhanced recovery after surgery)の目的は，①手術侵襲(反応)の軽減，②手術合併症の予防(＝安全性の向上)，③術後の回復促進，の3要素を達成し，その結果として在院日数の最小化と早期の社会復帰を実現することである．ERASの構成要素を図1-1に示す[6]．各施設はそれぞれの施設の実情に合わせて，取り入れる項目を選択することが可能である．

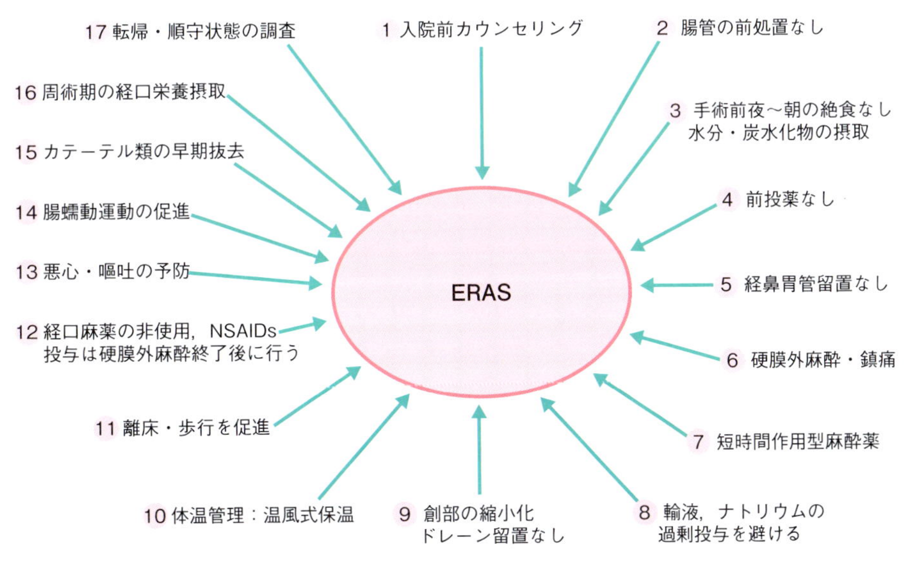

図1-1 ERAS（術後回復強化プログラム)の構成

11 日本の手術医療の成績とコスト—欧米との比較—

外保連(外科系学会社会保険委員会連合)のまとめた資料によると，一般にはあまり知られてはいないが，日本の手術医療の成績は欧米よりも良好である[7]．たとえば，大腸がんの5年生存率を日米で進行度別および全体で比較すると，図1-2のように日本の成績のほうがかなり良好である．手術死亡率(術後30日以内の死亡)の比較では，全体，待期的手術，緊急手術に関して，米国4.3%, 1.4%, 15.8%に対して，日本1.1%, 0.7%, 6.0%と報告されている．また胃がん手術の死亡率および5年生存率を比較すると，オランダ10%および47%, 英国13%および33%, 日本0.8%および70%となる(図1-3)．5年生存率に関しては日本では早期がんの発見率が高いので，比較は困難であるが，手術死亡率に関してははるかに日本のほうが良好といえる．

手術死亡率に関しての検討では，手術死亡率の高い施設は手術合併症率が高いわけではなく，合併症率はほぼ同様であるが，合併症からの回復率が低いためと考察される[8]．日本では手術を担当した外科医がそのまま術後管理も行い，たとえ合併症が起こっても，重篤にならないように積極的に治療することが死亡率の低さとして表れていると考えられる．

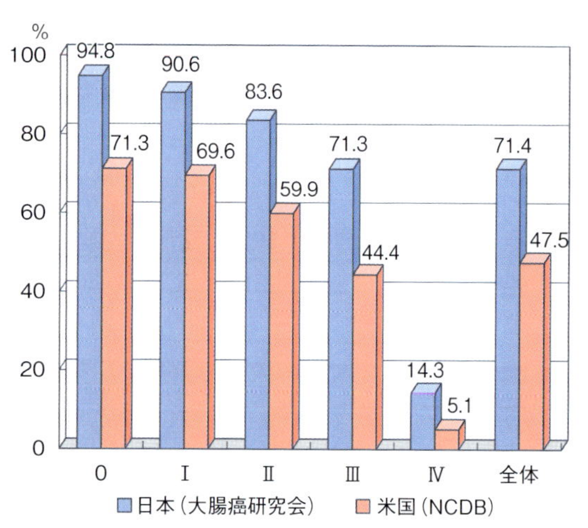

図1-2 大腸がん手術成績の日米比較(5年生存率%)

〔山口俊晴ほか：外保連，日本外科学会活動報告，中医協基本問題小委員会(2009年12月11日)〕
(http://www.npo-cens.org/common/data/dl/ishi/ishi_report01_2010.pdfより2019年2月15日検索)

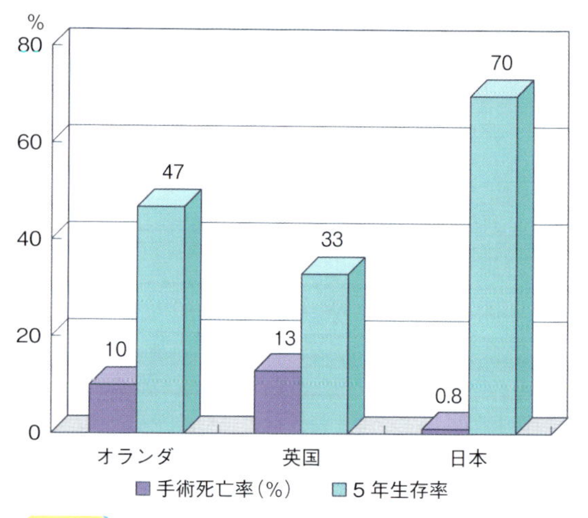

図1-3 胃がん手術成績の国際比較

〔山口俊晴ほか：外保連，日本外科学会活動報告，中医協基本問題小委員会(2009年12月11日)〕
(http://www.npo-cens.org/common/data/dl/ishi/ishi_report01_2010.pdfより2019年2月15日検索)

表1-1 日米の内視鏡手術診療報酬の比較(例：腹腔鏡下胆嚢摘出術)

	日本	米国
入院費など	30万円	150万円
手技料	20万円	
材料費	3万円	
麻酔代	10万円	
ドクターフィー	0	10万円
合計	63万円	160万円

(山口俊晴ほか：外保連，日本外科学会活動報告，中医協基本問題小委員会(2009年12月11日)
http://www.npo-cens.org/common/data/dl/ishi/ishi_report01_2010.pdfより2019年2月15日検索)

表1-2 日米の内視鏡手術診療報酬の比較(例：腹腔鏡下結腸癌切除術)

	日本	米国
入院費など	100万円	300万円
手技料	42万円	
材料費	13万円	
麻酔代	10万円	
ドクターフィー	0	20万円
合計	165万円	320万円

〔山口俊晴ほか：外保連，日本外科学会活動報告，中医協基本問題小委員会(2009年12月11日)〕(http://www.npo-cens.org/common/data/dl/ishi/ishi_report01_2010.pdfより2019年2月15日検索)

米国と日本の医療費の比較に関しても，あまり知られていないと考えられる．外保連の資料を表1-1，2に示す．腹腔鏡下胆嚢的手術，腹腔鏡下結腸がん切除術ともに，日本の費用は米国の1/2から1/3である．日本の医療費は低価格に抑えられているといえる．

12 今後の課題とまとめ

手術患者の高齢化は今後の大きな課題である．90歳以上の超高齢者に対する手術もまれではなく行われるようになっている．脆弱な高齢者の手術では，手術，管理，看護において，より繊細な対応が求められることになるが，避けては通れない問題として対応していく必要がある．

一方，前述したように，日本の手術医療は他国と比較して，質が高く，かつ低コストであるのは間違いないので，われわれ手術医療に従事する者は，もっと自信をもって業務にあたるのが適当と考える．

引用・参考文献

1) Veronesi U,et al：Inefficacy of internal mammary nodes dissection in breast cancer surgery. Cancer 47(1)：170-175, 1981
2) Lacour J, et al：Radical mastectomy versus radical mastectomy plus internal mammary dissection. Ten year results of an international cooperative trial in breast cancer. Cancer 51(10)：1941-1943, 1983
3) Sasako M, et al：D2 lymphadenectomy alone or with para-aortic nodal dissection for gastric cancer. N Engl J Med 359(5)：453-462, 2008
4) 梛野正人：共通プロトコールに基づいた膵がん の外科的療法の評価に関する研究．厚生労働省がん研究助成金による研究報告書—平成15年度 版—．p.288-292
5) 横山幸浩ほか：膵癌に対す る拡大リンパ節郭清の意義：本邦RCTの結果．日消外会誌 41(7)：1008, 2008
6) Fearon KC, et al：Enhanced recovery after surgery：a consensus review of clinical care for patients undergoing colonic resection. Clin Nutr 24(3)：466-477, 2005
7) 山口俊晴ほか：外保連，日本外科学会活動報告，中医協基本問題小委員会(2009年12月11日) http://www.npo-cens.org/common/data/dl/ishi/ishi_report01_2010.pdfより2019年2月15日検索
8) Ghaferi AA, et al：Complications, failure to rescue, and mortality with major inpatient surgery in medicare patients. Ann Surg, 250(6)：1029-1034, 2009

2 手術室看護師に求められる役割

1 チーム医療の調整

手術を受ける患者の安全・安心を確保するためには，医療全般と同じように，周術期医療においてもいわゆる「チーム医療」が重要となることはいうまでもないであろう．

チーム医療について厚生労働省は，「医療に従事する多種多様な医療スタッフが，各々の高い専門性を前提に，目的と情報を共有し，業務を分担しつつも互いに連携・補完し合い，患者の状況に的確に対応した医療を提供することである」とその基本的な考え方を示している．そして，看護師の役割の拡大を念頭に，看護師は「あらゆる医療現場において，診察・治療等に関連する業務から患者の療養生活の支援に至るまで幅広い業務を担い得ることから，いわば『チーム医療のキーパーソン』」であるとしている[1]．

周術期医療においては，「手術を安全に行い，できるかぎり短時間で社会復帰」させることがその目標になる[2]．その周術期の医療，とくに手術室のチームを構成する医療職は，手術室看護師のほか執刀医，麻酔科医，介助医，臨床工学技士などである．手術そのものは執刀医を中心に進められていくことになるが，前述のように看護師はそれぞれの医療職が連携し，それぞれが情報を共有して，患者の求める最善の医療を提供するうえで大きな役割を果たすことになる．また，病棟の担当医や病棟看護師などとも術前・術後の患者情報を共有して，協働していかなければならないだろう．

そして最も重要なことは，一般に医学的な情報量が圧倒的に乏しいため，手術を前にしてまたは手術を終えた後で患者が抱えている大きな不安を少しでも軽減し，患者と医療職のあいだにおいても協働の関係が構築できるようにして，周術期医療の目標をスムーズに達成するために努めることである．

手術室看護師は器械出し看護師と外回り看護師に分けられるが，本項ではそれぞれの役割について紹介する．

2 器械出し看護師，外回り看護師の役割

❶ 手術室看護師とは

手術室看護師とは，手術を受ける患者の周術期(術前・術中・術後)の看護を担う．

手術を受ける患者にとって手術とは，心理的(不安，恐怖，期待，葛藤など)，身体的(疼痛，動かないという苦痛，臓器を喪失するなど)・社会的(会社や学校を休まなければならない，術後に社会復帰できるかなど)に大きな出来事であり，患者はさまざまな思いを抱えている．

また，手術を受ける患者は，手術侵襲によってさまざまな生体反応を引き起こす．生体反応は，身体の恒常性(ホメオスタシス)を保つための正常な反応だが，患者の状態や麻酔・手術による侵襲の大きさ，それに伴う合併症により，過剰な生体反応を示すことがある．

そのため，患者の情報をカルテや術前訪問で収集し，個別性や術式などに沿った看護計画を立案し，患者の安全・安楽を守るために，麻酔や手術による侵襲を最小限にし，患者が正常な生体反応を経て回復過程をたどれるよう努めることが重要となる．

❷ 手術室看護師の役割

手術室看護師の役割は，器械出し看護師と外回り看護師に分けられる．

1．器械出し看護師の役割

器械出し看護師の主な役割は，円滑に手術が

進行するよう努めることである．

まず，万全に手術器械を準備することが大切である．

そして器械出し看護師は，医師とともに手術を行っているという意識をもち，冷静沈着かつ敏速な対応と臨機応変な判断と対処が求められる．そのため，手術する部位の解剖を理解し，日々変化する術式の最新情報を医師と共有し，どのような術式が適応されるのか，手術に必要な器械・器材がいつ・どこで・どのように使用されるのかなどを理解し，知識を深めることが必要である．

手術がスムーズに進行するように正確で迅速な器械出しを実施することは，器械出し看護師の重要な役割であり，患者にとっては手術や麻酔による侵襲の軽減へとつながる．

1)術前

・手術に必要な器械・器材の準備をし，すべてそろっているか，滅菌が完全であるかを確認する．

・手術的手洗いにて手洗いをし，滅菌ガウンを着用し，滅菌手袋を装着する(図2-1)．

2)術中

・術野全体と術者を見渡せる位置に立ち，常に手術の進行状況を把握し，先を読みながら，確実・迅速に器械・器材を術者に受け渡す．器械の受け渡し時は，術者の視野や操作を妨げないようにすることが重要である．

・術野での予想外の展開にも臨機応変に対応し，術者の意向を確認しつつ先を読み，必要な物品や人を手配する．

・すべての患者が手術を安全に受けられるように，手術部位の感染予防・体内遺残防止に努めることが重要である．そのため，手術室での無菌操作の原則に基づく清潔・不潔における区別を認識する．

3)術後

・外回り看護師と協力して，術中使用した針・ガーゼ・器械などの点検やカウントを確実に実施し，体内異物遺存を防止する(図2-2)．

・患者が退室した後は，標準予防策(スタンダードプリコーション)を遵守して，器械・器材の後片付けを行う．

2．外回り看護師の役割

外回り看護師の主な役割は，器械出し以外のすべての看護を行う．手術を受ける患者の術中の安全・安楽の援助，医師への協力，麻酔，プラ

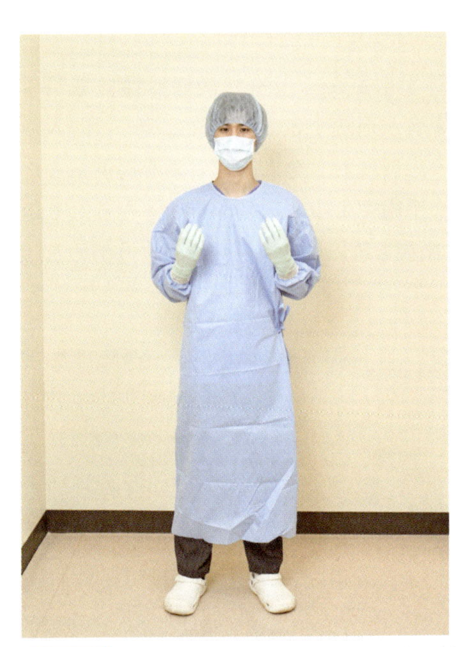

図2-1 滅菌ガウン・滅菌手袋などの装着

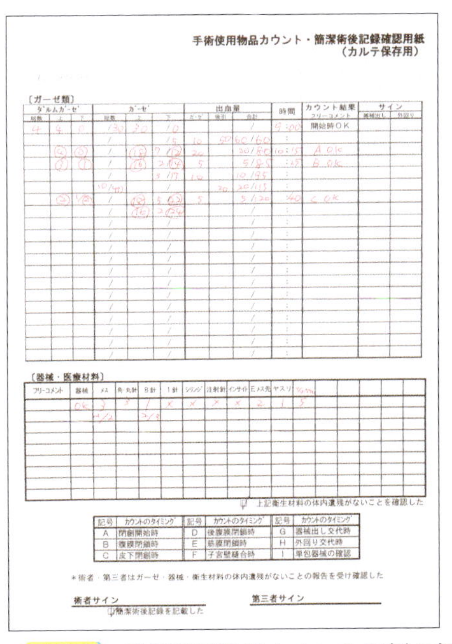

手術使用物品カウント・簡潔術後記録確認用紙
（カルテ保存用）

〔ガーゼ類〕

ダルムガーゼ			ガーゼ			出血量			時間	カウント結果	サイン	
総数	上	下	総数	上	下	ガーゼ	吸引	合計		フリーコメント	器械出し	外回り
										開始時OK		

〔器械・医療材料〕

フリーコメント	器械	メス	角・丸針	8針	1針	シリンジ	注射針	インサイト	Eメス先	ヤスリ

上記衛生材料の体内遺残がないことを確認した

記号	カウントのタイミング	記号	カウントのタイミング	記号	カウントのタイミング
A	閉創開始時	D	後腹膜閉鎖時	G	器械出し交代時
B	腹膜閉鎖時	E	筋膜閉鎖時	H	外回り交代時
C	皮下閉鎖時	F	子宮壁縫合時	I	単包器械の確認

＊術者・第三者はガーゼ・器械・衛生材料の体内遺残がないことの報告を受け確認した

術者サイン　　第三者サイン

簡潔術後記録を記載した

図2-2 手術使用物品カウント用紙の例

手術・検査　連絡表

＜患者確認サイン＞　手術室入室：　病棟（　　　）　手術室（　　　）

前投薬前バイタル
血圧
時　分　脈拍
体温
呼吸

前投薬後バイタル
血圧
時　分　脈拍
体温
呼吸

最終経口摂取時間　　時　　分
手術前夜眠剤内服：有・無

禁忌：無・有（　　　　　　　　）

持参品：承諾書・診療券・O2マスク・胸腹帯

術前の注意事項
化粧、義歯、指輪、時計、お守り、眼鏡、コンタクト、頭髪の始末
マニキュア

＜備考＞

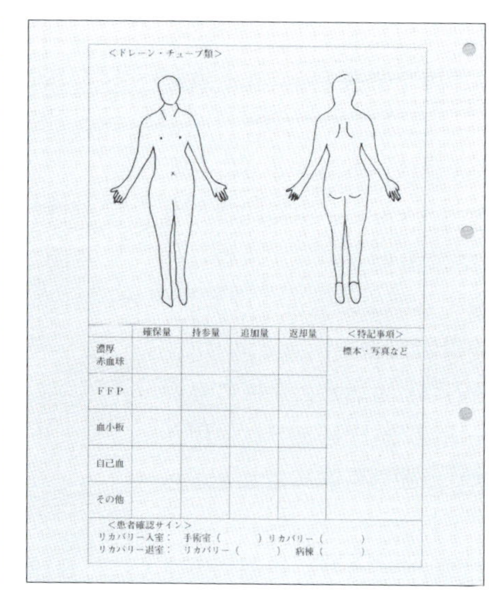

＜ドレーン・チューブ類＞

	確保量	持参量	追加量	返却量	＜特記事項＞
濃厚赤血球					標本・写真など
FFP					
血小板					
自己血					
その他					

＜患者確認サイン＞
リカバリー入室：　手術室（　　　）リカバリー（　　　）
リカバリー退室：　リカバリー（　　　）　病棟（　　　）

図2-3 手術連絡票の例

イバシーの尊重や環境の整備などをとおして，患者の代弁者ともなる．また，医師や他のメディカルスタッフとのコミュニケーションをはかり，手術チーム内の調整役としての役割も担う．

外回り看護を習得するには習熟した専門知識と判断力，行動力が伴わなければならない．

1）術前

- 患者の情報収集を行い，全身状態をアセスメントして看護計画を立てる．麻酔方法や術式を確認し，必要な薬品や医療機器などの準備も行う．
- 術前訪問で実際に患者と接することで信頼関係を築き，患者の心理的状態を把握したうえで患者が麻酔や手術を乗り越えられるよう精神的安定をはかる．
- 病棟看護師や医師との連携をはかり，周術期の医療の質を高めることも求められる．
- 手術当日は，患者の年齢や術式に応じて，室温などの環境を整え，患者を迎える．病棟看護師から患者を引き継ぎ，モニタ類を装着し，麻酔の介助を行い，適切な体位固定を行う．

2）術中

- 術者や器械出し看護師，麻酔科医など手術の状況に合わせて，必要な器械・薬剤の補充などチーム内の支援を行う．
- 麻酔により自ら訴えられない患者の代弁者となり，患者のプライバシーは守られているか，患者の体位は安楽かつ手術に最適であるか，バイタルサインは安定しているかなど患者の状態を継続的に監視・把握をする．
- 今後起こりうるリスクや手術の進行状況に合わせて，術前に立てた看護計画を展開する．

3）術後

- すみやかで安全な麻酔覚醒をし，手術の結果やドレーンなどの付属物，麻酔や手術による合併症が発症していないかなどを病棟へと申し送る（図2-3）．
- 患者が手術室から退室し病棟へ移ってからも，患者が退院するまで看護は続く．一人ひとりの患者に対し全人的な看護を提供するために，手術中の申し送りが重要となる．そのため，術後も継続的に看護できるよう努める．

引用・参考文献

1）厚生労働省：チーム医療の推進について（チーム医療の推進に関する検討会報告書）．2010
http://www.mhlw.go.jp/shingi/2010/03/dl/s0319-9a.pdfより2019年2月15日検索
2）日本麻酔科学会・周術期管理チーム委員会編：周術期管理チームテキスト，第3版，p7，日本麻酔科学会，2016
3）倉橋順子ほか：はじめての手術看護－カラービジュアルで見てわかる！メディカ出版，2009．
4）久保田由美子編：プリセプターを強力サポート　手術室新人ナース育成マニュアル，オペナーシング22（春季増刊）：207-253，2007
5）絹谷雅子ほか：器械出しの準備と先を読む知識，実践安全手術看護6（2）：2-27，2012

3 手術の侵襲と生体反応

1 侵襲とは

侵襲とは，身体に与えたなんらかの刺激によって害を生じさせる可能性がある行為，つまり，身体を傷つける行為のすべてをいう．

具体的には，手術や投薬，注射などの医療行為，外傷や骨折，感染症などの病気やけがをさす．医療行為や病気，けがなどによって身体がなんらかの侵襲を受けると，身体の中ではさまざまな反応が起こる.身体的な刺激のみならず，精神的な刺激も大きな侵襲となる．

2 生体反応とは

侵襲を受けると，ヒトの身体はそのすべての刺激に対して，生体の恒常性(ホメオスタシス)を維持するための防御反応を示す．このような防御反応を「生体反応」という．生体反応は，神経系や内分泌系，免疫や代謝に出現する．神経系や内分泌系に起こるものを「神経内分泌反応」，免疫や代謝に出現したものを「免疫炎症反応」という．

一般的に侵襲の程度が大きければ大きいほど，この反応も大きくなる．それに伴い，体温・脈拍・呼吸・血圧・尿量などバイタルサイン(生命徴候)が大きく変動する.身体的な刺激のみならず，精神的な刺激も大きな侵襲となる．

3 手術侵襲

手術では，原疾患に対する手術の術式，麻酔方法(全身麻酔・局所麻酔)，手術時間，出血量などによって侵襲の程度が大きく左右される．身体の損傷以外にも感染という侵襲もあり，手術と感染は密接にかかわっている．また，手術中に多くの医療者や医療機器に囲まれ，プライバシーの守られていない環境下で身体の一部を露出することも侵襲となる．

それだけでなく，手術侵襲は精神的なストレス刺激でもあるといえる．手術に対する不安や恐怖，病気が回復するという期待や疼痛による苦痛もある．回復にいたるにつれて，日常生活や社会復帰に対して新たな不安や葛藤を抱えるということもある．

このように，手術侵襲は患者の生体反応を引き起こすとともに，心理的反応を引き起こすものでもある(図3-1)．

4 侵襲による生体反応

侵襲によって生体は，脈拍，血圧，尿量，血糖値などのバイタルサインが変動する．生体反応の例としては，「頻脈・血圧の上昇」，「尿量の減少」，「血糖の上昇」の３つがあげられる．

❶ 頻脈・血圧の上昇

侵襲によって末梢血管の収縮が促進され，心収縮力(１分間の心拍出量)と心拍数が増加する.循環血液量を維持するために血圧が上昇し，頻脈も起こる．心収縮力と心拍数の増加は心臓への負担が大きくなるため,心予備力(安静時と最大心拍出量の差)が低下している状態では心不全を起こしやすく，注意が必要である．

❷ 尿量の減少

循環血液量を維持するために，尿として排出される水分を減少しようとする働きが起こる．これは，アルドステロンとバソプレシンというホルモンの働きによるものである．

アルドステロン：副腎皮質の球状帯から排出さ

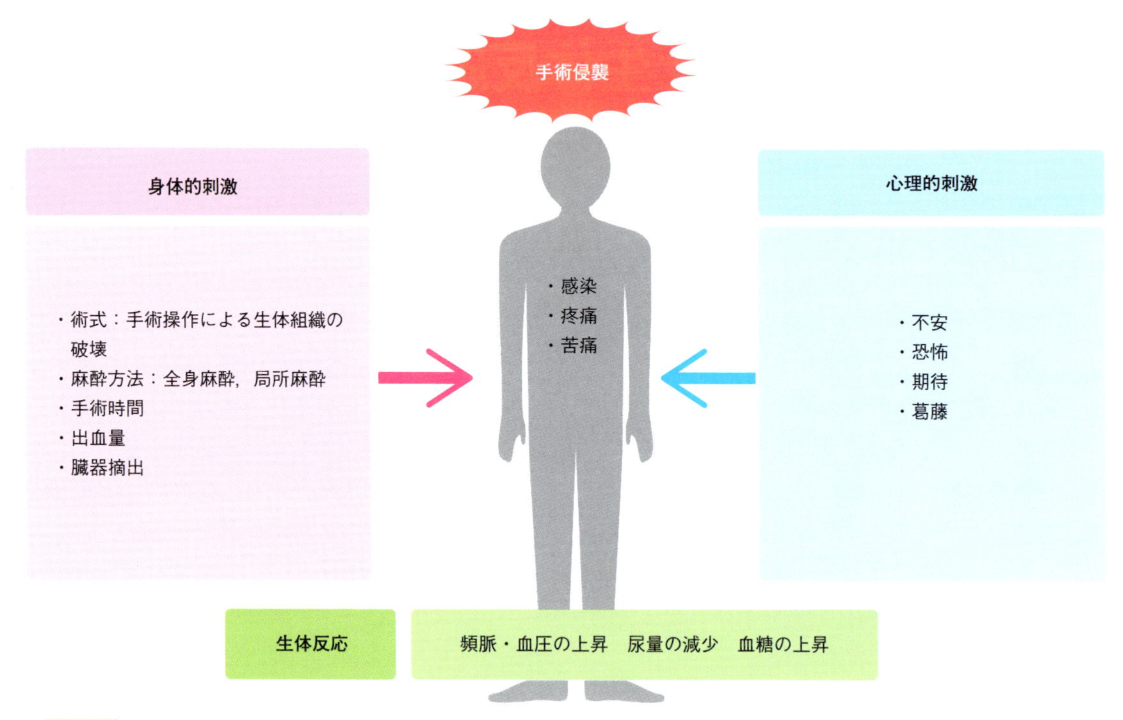

図3-1 手術侵襲と生体反応

れるホルモンの1つである．腎臓の遠位尿細管に作用してナトリウムと水を再吸収し，体液量を増加させる．またそれに伴ってカリウムの排出を促進する．

バソプレシン：抗利尿ホルモン(ADH：antidiuretic hormone)である．有効循環血液量が減少したときに分泌が促進され，尿量を抑えることで濃縮尿となる．

❸ 血糖値の上昇

生体は侵襲を受けると，細胞を活動させるためにエネルギーとして血糖値を上昇させる．そのことを糖新生という．カテコールアミンと副腎皮質ホルモンの働きによって起こる．

カテコールアミン：インスリンと拮抗した反応をすることで，肝臓からグルコースを放出させ血糖を上昇させる．

副腎皮質ホルモン：タンパク質，糖，脂質，電解質，コラーゲン，骨などの代謝にかかわっており，低血糖や精神的・身体的ストレスなどによって値が上昇する．そして，糖新生を促進(血糖値上昇作用)させたり，タンパク質の分解(タンパク異化)や脂肪の分解を促進させたりする．

タンパク異化促進では，エネルギーを得るためにもともと身体に蓄えられている脂肪が燃焼され，そのとき同時にタンパク質も消費するため，TP，Albの減少(低タンパク血症)が生じる．また，術前に絶食などの措置が行われている場合には，さらに低栄養が進行する可能性もある．

5 ムーアの分類

手術侵襲によって生じた生体反応は，生体の回復に伴って正常化していく．ムーア(Francis D. Moore)は，術後の内分泌・代謝系の変動の推移を4相に分類して，回復過程を説明している[1](表3-1)．

6 手術侵襲からみたケア

手術を受ける患者にとって，手術による侵襲を最小限にとどめること，生体反応を適度に抑

表3-1 ムーアの分類

第Ⅰ相	異化期	術後2～4日間	発熱，疼痛，尿量減少，水分貯留，高血糖，無気力
第Ⅱ相	転換期	術後3～5日に始まり1～3日間続く	利尿，疼痛の軽減，周囲への関心
第Ⅲ相	同化期	術後6日から数週間	消化吸収の正常化，バイタルサインの安定
第Ⅳ相	脂肪蓄積期	第Ⅲ相終了後から数か月	体重増加，筋肉の再生，脂肪組織の修復

えることは術前・術後管理の大切なポイントといえる．現在の手術医療では，低侵襲が求められており，内視鏡下手術など低侵襲の手術が積極的に行われるようになってきている．

手術室看護師は，侵襲に対して抵抗力が弱いと考えられる患者には術前から改善をはかるなど注意を払い，執刀医，介助医，麻酔科医，臨床工学技士などでの手術チームメンバーと協力して，侵襲を最小限にし，正常な生体反応を経て回復過程がたどれるように対策を講じなければならない．

引用・参考文献

1）Moore F, et al : Metabolic Care of the Surgical Patient. W. B. Saunders, 1959
2）小野寺　久監：ナースのためのやさしくわかる手術看護，p14-15，ナツメ社，2011
3）倉橋順子ほか：はじめての手術看護 ―カラービジュアルで見てわかる，p10，メディカ出版，2009
4）道又元裕編：ICUディジーズ ―クリティカルケアにおける看護実践，改訂第2版，p153，学研メディカル秀潤社，2015

Memo

4 手術器械の種類と渡し方

器械出し看護師が扱う手術用の基本器械には，メス，剪刃（せんとう），鑷子（せっし），鉗子（かんし），筋鉤（きんこう），持針器という鋼製小物と，縫合糸と針糸がある．

以下にそれぞれの器械の特徴・種類と術者への渡し方のポイントをあげる．

1 メスの種類・使い方

❶種類

メスには，刃の部分の形状により，先端が丸い「円刃刀（えんじんとう）」と鋭い「尖刃刀（せんじんとう）」（図4-1）に大別される．さらにそれぞれ，さまざまな刃の形状とサイズがあり，目的や部位によって使い分ける．なお，製品には形状の種類やサイズに応じて番号がふられている．

またメスには，ブレード（刃の部分）をハンドル（またはメスホルダー，把持する部分）につけ替えられる替刃式と単回使用のディスポーザブルメスがある．

1）円刃刀

- 円刃刀（例：No.10，図4-2）は，皮膚，粘膜，主に軟部組織の切離・剥離に用いられる．
- 小円刃刀（例：No.15，図4-3）は，刃が小さめで短く，皮膚小切開の手術や形成外科・整形外科などの皮膚切開を繊細に行う場合に用いられる．

2）尖刃刀

- 尖刃刀（例：No.11，図4-4）は，皮膚小切開の手術や，骨膜，腸管，血管など繊細な切開を行うときに用いられる．

❷渡し方

メスの持ち方には，「ペンホールド式」と「テーブルナイフ式（バイオリンの弓式）」があり，持ち方によって渡し方も異なる．どちらの場合も，術者に渡す際には「メスです」などと声をかけてから渡すことが切創予防の点で重要である．また，切創予防として，所定の場所（ニュートラルゾーン，セーフティゾーン，中間ゾーンなど）を設けて，メスなどの鋭利器具を膿盆やメイヨー台で間接的に受け渡す方法も用いられている．

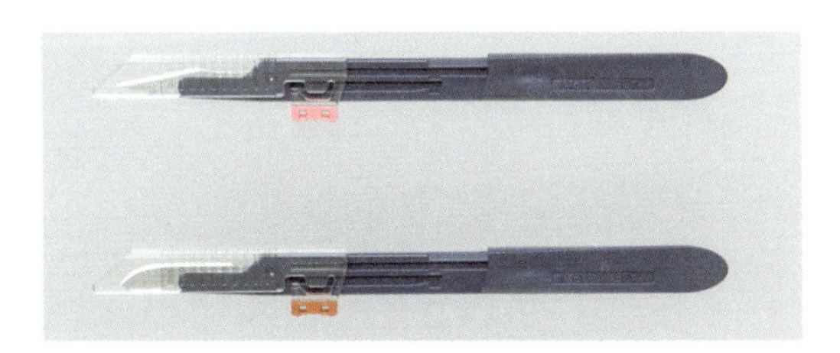

図4-1 メス（円刃刀と尖刃刀）の例

写真はディスポーザブルメスで，スライド式のカバーがついているタイプ

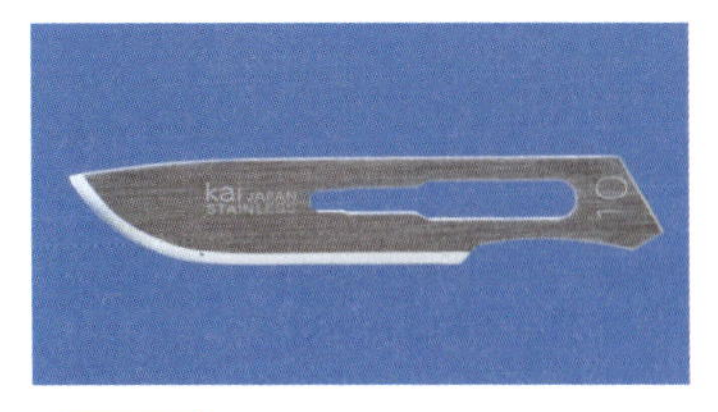

図4-2 円刃刀の替え刃（No.10）

刃の先端が丸い

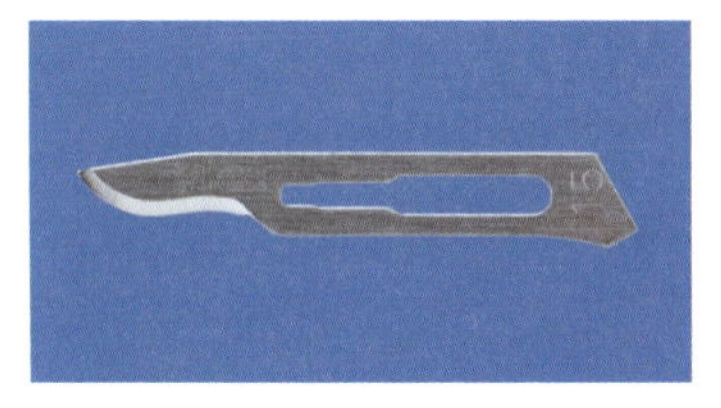

図4-3 小円刃刀の替え刃（No.15）

刃の先端は丸く，小さめで長さが短い

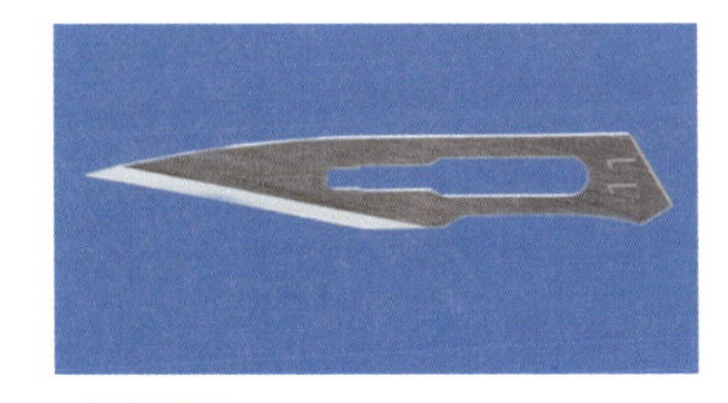

図4-4 尖刃刀の替え刃（No.11）

刃の先端が鋭い

ペンホールド式の場合

- 刃先を下に向け，術者が把持する場所からやや刃先側を持つ(図4-5).
- ハンドルの背部を術者の母指と示指の間に収めるように渡す(図4-6).
- 術者がメスを握ったことを確認してから手を放す.

テーブルナイフ式の場合

- 術者がメスの柄の部分を持てるように，刃先を下に向けた状態で下から渡す.
- 術者がメスを握ったことを確認してから手を放す.

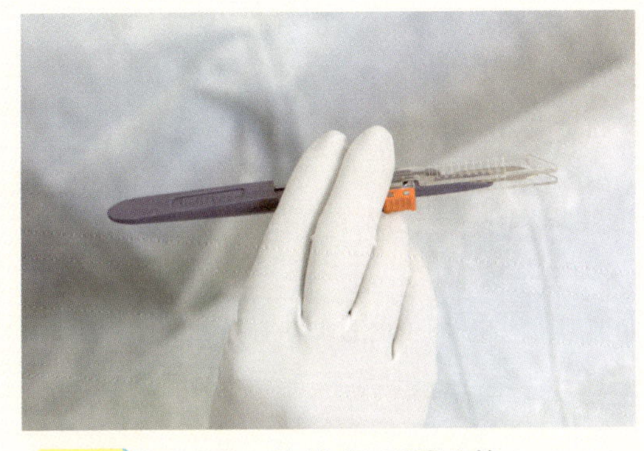

図4-5 ペンホールド式：手渡す前

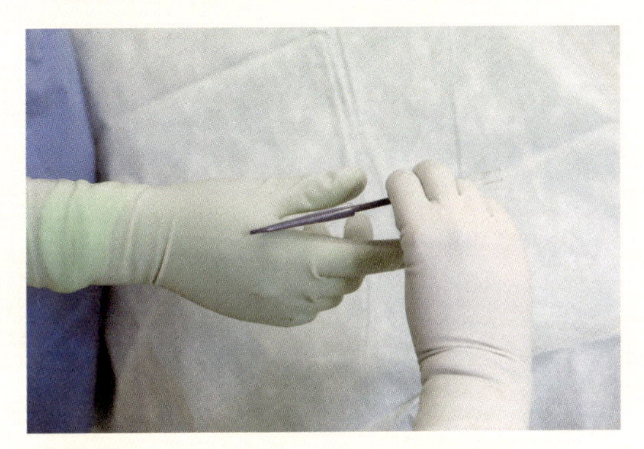

図4-6 ペンホールド式：手渡し時

2 剪刀の種類・使い方

❶種類

剪刀とはハサミのことである．刃先の形状による分類では，刃先がまっすぐな「直剪刀」と彎曲している「曲剪刀」に分けられる．また，剪刀にはさまざまな種類があり，使用頻度の高いものに雑剪，クーパー剪刀，メッツェンバーム剪刀，メイヨー剪刀がある.

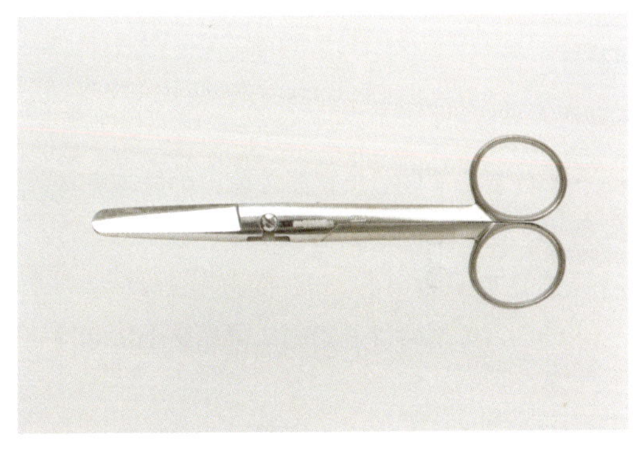

図4-7 直剪刀(雑剪)
衛生材料を切る際に使用

1）直剪刀(雑剪)

- 刃先が丸みを帯びている(図4-7).
- 術野ではあまり使用しない.
- 主に糸やテープ，ドレーン，ガーゼなど衛生材料を切る際に使用する.

2）クーパー剪刀

- 剪刀のなかでも最も一般的である.
- 刃先が丸く曲剪刀で，刃幅が広い(図4-8).
- 比較的大きな組織や硬い組織の切離，鈍的な剝離に使用する.
- 縫合糸や結紮糸を切る際にも使用する.
- 柄が短いものは浅い部分に，柄の長い，長クーパー剪刀は深い部位に使用する.

3）メッツェンバーム剪刀

・全体的に細く，刃は薄めである（図4-9）．

・血管周囲など繊細な操作が必要な部位の組織の剝離や切離に使用する．

・柄が短いものは浅い部分に，柄の長い，長メッツェン剪刀は深い部分に使用する．

4）メイヨー剪刀

・曲剪刀で，クーパー剪刀よりも先端が細い（図4-10）．

・器質化した硬い組織や比較的細かい組織など，さまざまな組織の切離，剝離に使用する．

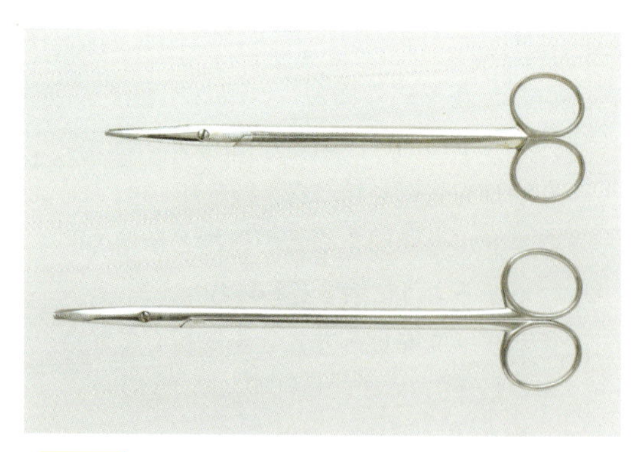

図4-9 メッツェンバーム剪刀（長・短）

全体的に細く，刃が薄めのため，繊細な操作を要する部位で使用

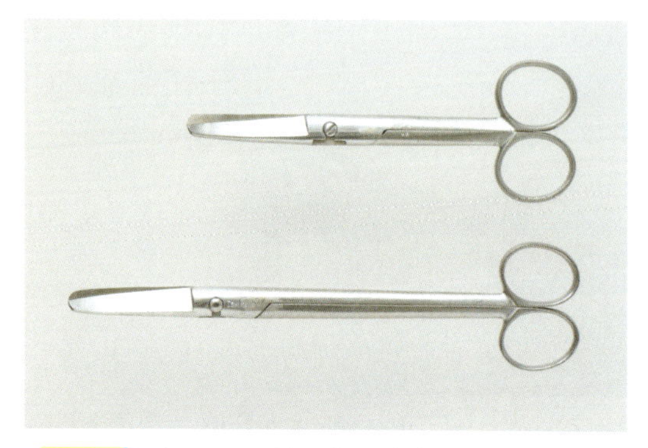

図4-8 クーパー剪刀（長・短）

刃先が丸く曲剪刀で，刃幅が広いため，比較的大きな組織や固い組織の切離，鈍的な剝離に使用

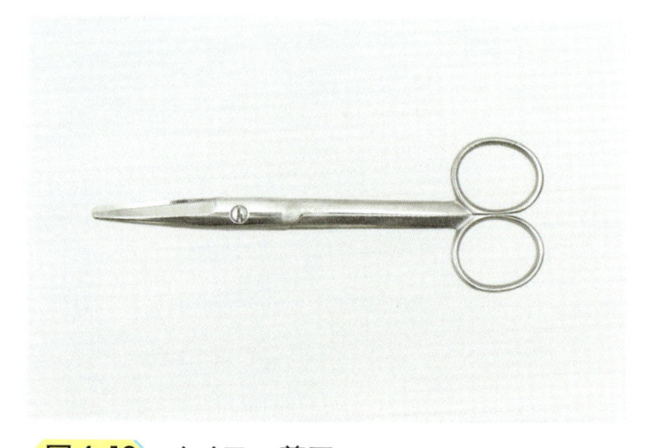

図4-10 メイヨー剪刀

さまざまな組織の切離，剝離に使用する．

❷渡し方

・刃先を必ず閉じた状態で剪刀の先端を持ち，把持部分が術者の手掌に収まるように渡す（図4-11）．

・曲剪刀の場合は基本的に彎曲を上に向ける．

・渡すときは，術者が術野から目を離さないでも，器械を手渡されたことが手の感覚でわかるように配慮する（手首のスナップをきかせて，術者の手掌に当たった瞬間に「パシッ」と音が出るくらいの強さで渡すとよい）．

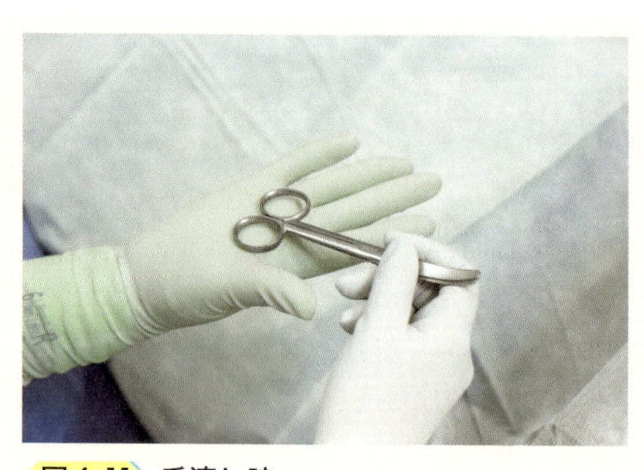

図4-11 手渡し時

3 鑷子

❶種類

鑷子とは，ピンセットのことである．組織を把持・固定するために使用する．

1）有鉤（ゆうこう）鑷子

・先端に鉤（かぎ状の突起）がついている．鉤の数が多いほど，把持力が増す（図4-12）．
・皮膚や筋膜，線維軟骨，骨などの把持に使用する．
・腹腔内では，組織を把持すると挫滅してしまうため，基本的には使用しない．

2）無鉤鑷子

・先端に鉤がなく，把持面（先端の内側）が鋸歯状になっている（図4-13）．
・主に腹腔内では，腸管や腹膜などの軟部組織を把持する際に使用する．
・ダルムガーゼ（腸管などを圧排するガーゼ）の腹腔内への挿入や，綿球や衛生材料の把持に用いる．

3）ドゥベーキ鑷子

・先端部分は細くなっており，把持面にごく微細な溝がついている（図4-14）．
・血管や胆管などの組織の把持や吻合時など，繊細な操作を要する場合に使用する．

4）アドソン鑷子

・先端部分が細い．
・有鉤鑷子と無鉤鑷子がある．
・無鉤タイプの場合は把持面に横溝がついている．
・手術創が小さい場合など表層の組織での操作時において，細部の組織を把持するために使用する．
・持ち手部分に比べ，先端部が極端に細くなっているため，ピンポイントで組織を強く把持できる．

5）マッカンドー鑷子

・先端の把持部が細く，全長が長い．
・有鉤鑷子と無鉤鑷子がある．
・全体が薄くできており，ほかの鑷子より軽く，力を入れずに組織を把持できる．
・軟部組織の操作に使用する．

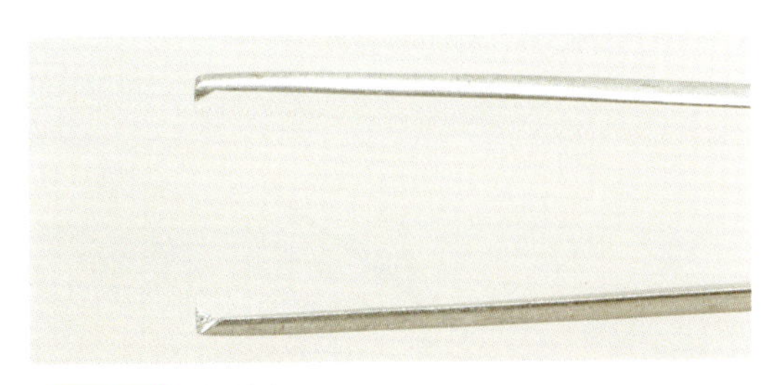

図4-12 有鉤鑷子

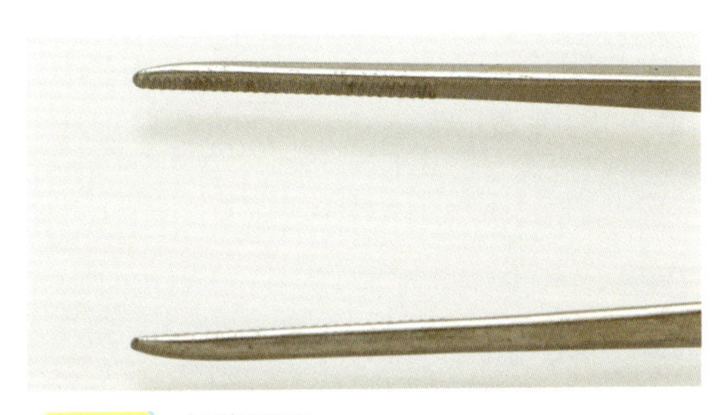

図4-13 無鉤鑷子

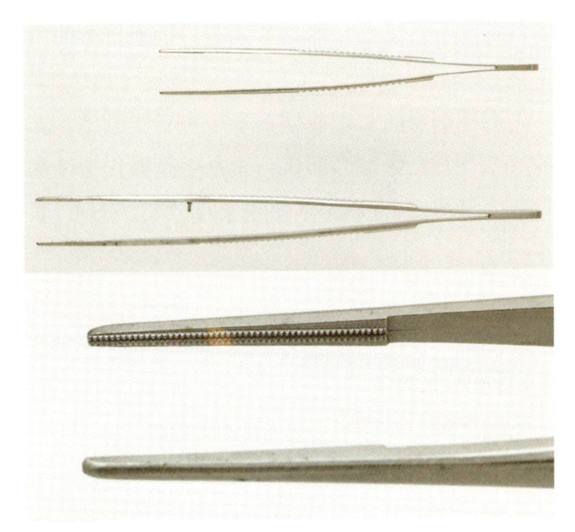

図4-14 ドゥベーキ鑷子
下は先端部

❷渡し方

・渡す前に鑷子の先端が確実に噛み合うかを確認しておき，渡す際は先端で傷つけないように閉じた状態にする．
・術者が持ち替えずに使用できるように，後方部分，もしくは鑷子の先端を持ち，術者の母指と示指の間に鑷子の中央から後方寄りの部分が収まるように渡す（図4-15）．

鑷子の後方部分を持って渡す場合

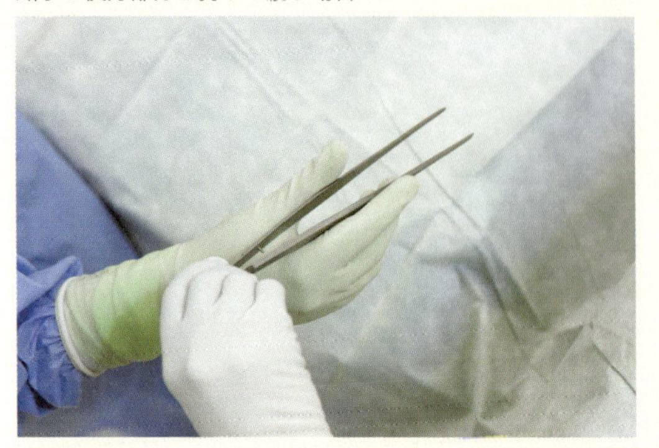

鑷子の先端を持って渡す場合

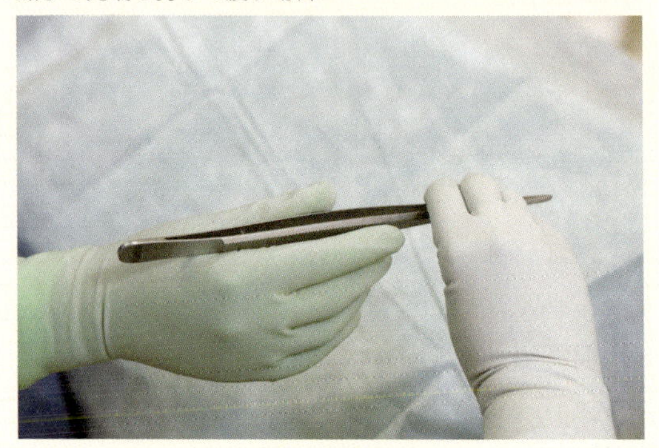

図4-15 手渡し時

4 鉗子

鉗子は，刃のないハサミのような手術器具．止血のほか，臓器や組織の剥離，把持，牽引に用いられる．また，器具や装置の把持にも使用される．

先端部が彎曲した曲型とまっすぐな直型がある．こうした先端の形状，また手術操作や使用対象の臓器によって，さまざまな分類がある（表4-1）．

❶種類

1）コッヘル鉗子

・先端に鉤がついている（図4-16）．
・曲型と直型がある．
・筋層・靭帯などの硬い組織の把持やそれらの止血操作に使用する．

2）ペアン鉗子

・先端に鉤がない（図4-17）．
・曲型と直型がある．
・無鉤で把持力は弱いが，組織への損傷が少ないため，軟らかい組織の把持・剥離に使用する．
・組織のほか，糸やテープの把持にも使用する．

3）モスキート鉗子

・短い鉗子で，有鉤と無鉤がある（図4-17）．

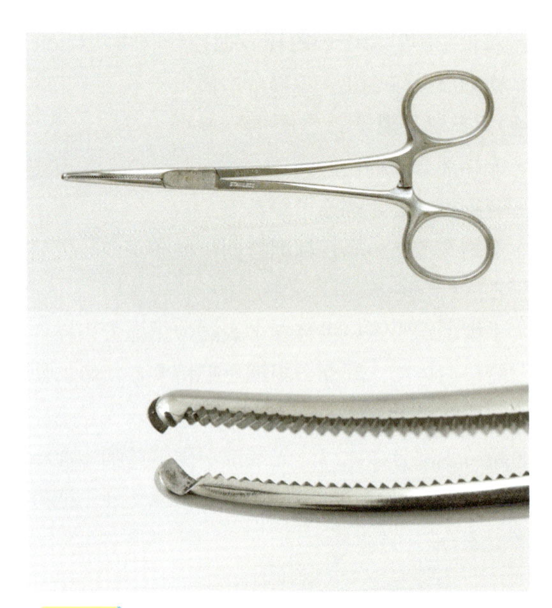

図4-16 コッヘル鉗子
下は先端部

表4-1 鉗子の分類

手術操作別	把持鉗子	器具や装置：布鉗子，タオル鉗子，　チューブ鉗子，器械鉗子，注射器鉗子 臓器や組織：胃・腸鉗子，腹膜鉗子，肺鉗子，胆嚢鉗子，結石鉗子，舌鉗子，骨鉗子，血管鉗子など
	止血鉗子	コッヘル鉗子，ペアン鉗子，モスキート鉗子，リスター鉗子など
	剝離鉗子	トンシル鉗子，ケリー鉗子など
先端の形状別		彎曲の有無：直鉗子，彎曲鉗子（強彎・弱彎） 鉤の有無：無鉤鉗子，有鉤鉗子など 直角鉗子

・繊細な組織の剝離や把持，止血操作などで使用する．
・組織のほか，糸やテープの把持にも使用する．

4）ケリー鉗子

・柄や先端がペアン鉗子より細い（図4-18）．
・先端部の彎曲度から「弱彎」と「強彎」がある．
・主に組織の剝離と血管の剝離に使用される．
・先端部が直角（直角型）は直角鉗子と呼ばれ区別されている．

5）アリス鉗子

・先端の把持部分に複数の爪がついている（図4-19）．
・主に粘膜をつまむのに適している．

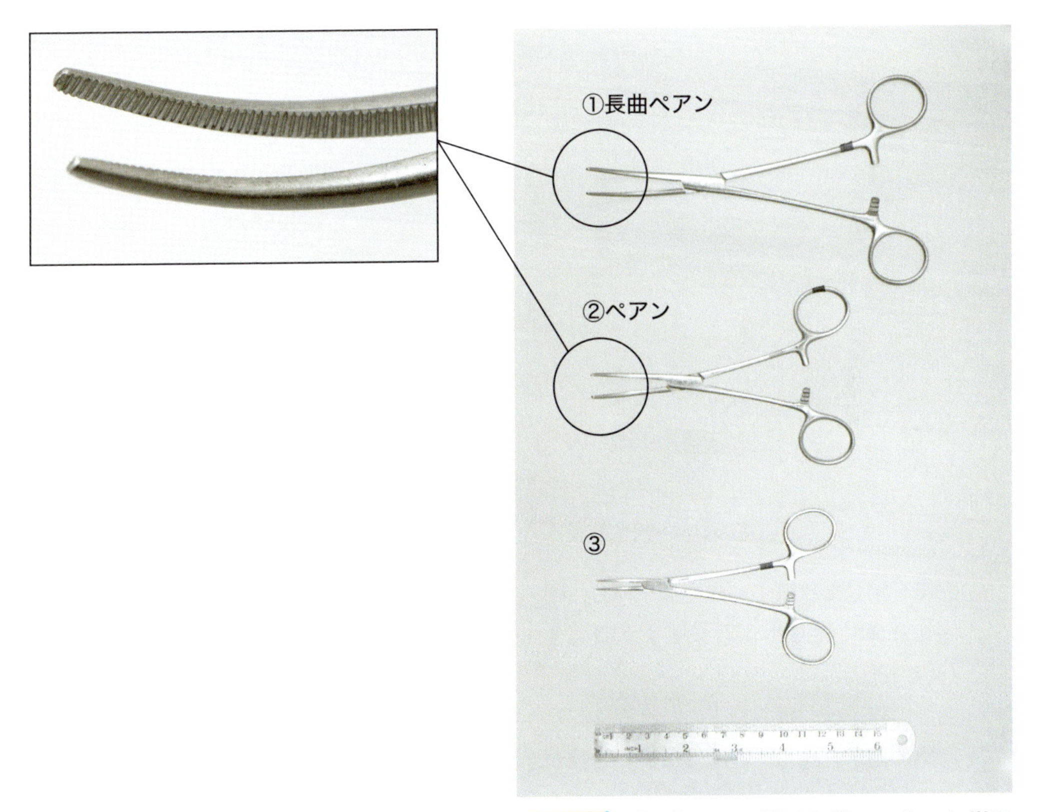

図4-17 ①，②ペアン鉗子と③モスキート鉗子

弱彎ケリー鉗子

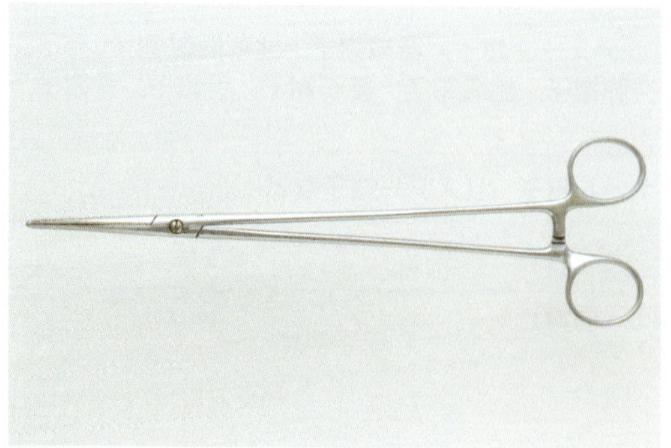

強彎ケリー鉗子

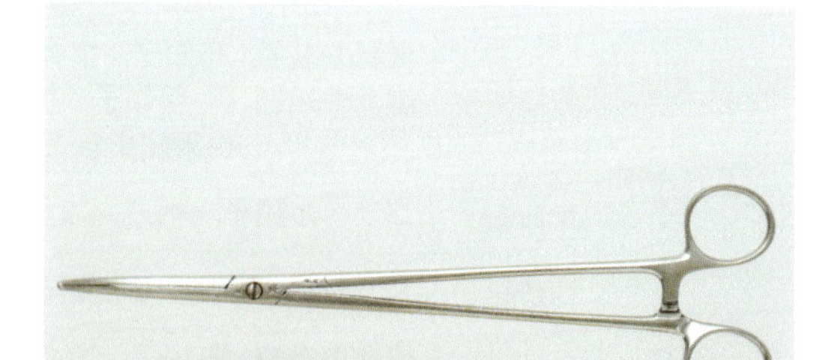

直角型ケリー鉗子

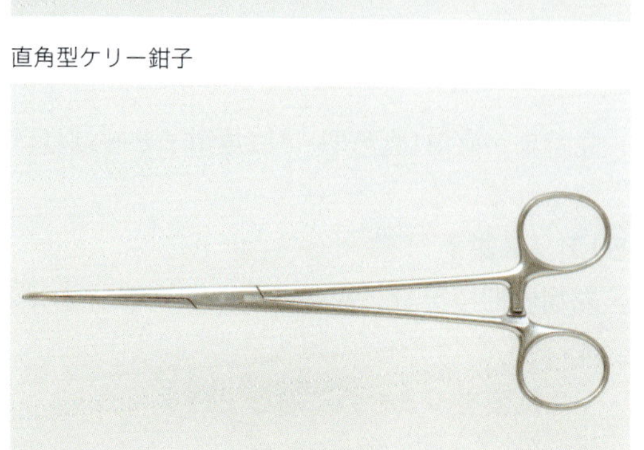

図4-18 ケリー鉗子

剝離しやすいように柄や先端がペアン鉗子より細い.
直角型は開腹手術に使用

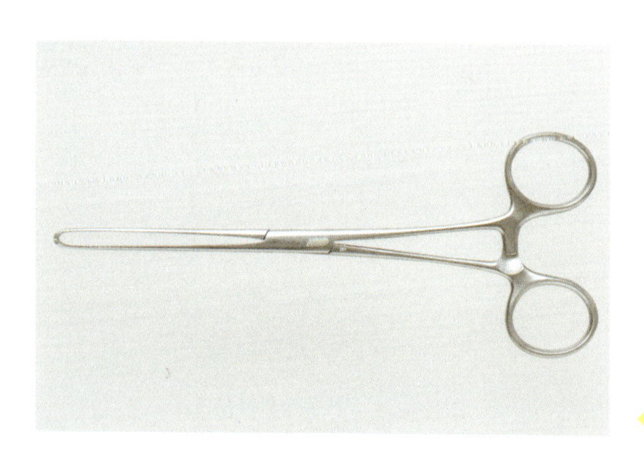

図4-19 アリス鉗子

❷渡し方

- 先端を閉じた状態で，先端側を持ち，術者の手掌に持ち手が収まるように渡す(図4-20).
- 曲型の鉗子は，彎曲を上に向ける.
- 有鉤の鉗子の場合，使用後は鉤に破損がないか確認する.

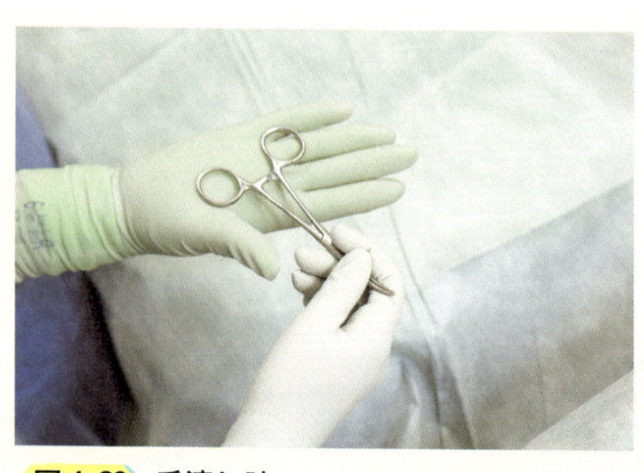

図4-20 手渡し時

5 筋鉤

筋鉤とは，術野の空間と視野を確保するために，開創後に組織や筋肉の牽引，臓器や組織の圧排を行う器具である．

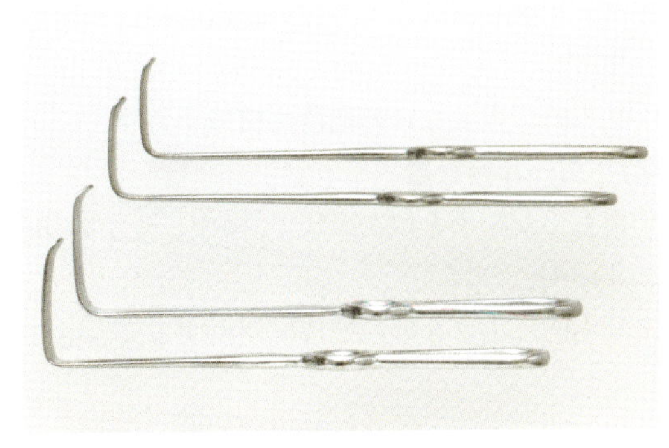

図4-21 筋鉤
基本的に一対で使用し，創の深さに応じてさまざまな長さがある．

❶種類

筋鉤には，先端が扁平な扁平鉤，鞍のような形をした鞍状鉤(腹壁鉤とも)など，さまざまな先端の形・大きさがある．創の部位や深さ，幅などに応じて選択する必要がある(図4-21)．

❷渡し方

- 術者が持ち替えることなく使用できるよう，術者が持ったときに鉤の部分が下側に向くようにして，先端寄りを把持する．
- 術者の手掌に柄の部分が収まるように渡す(図4-22)．
- 基本的に一対で使用されることが多いため，1本目を渡した後すぐに2本目を渡せるよう準備しておくとよい．
- 小さい筋鉤はメスや鑷子のように渡すこともある．

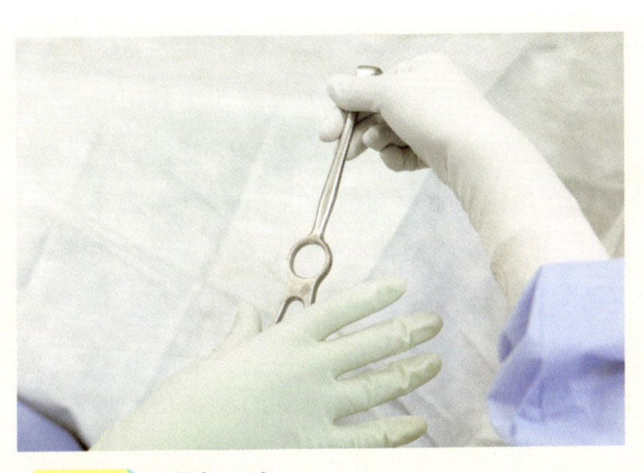

図4-22 手渡し時

6 持針器

持針器は縫合針を把持するために用いられ，縫合に欠かせない器具である．主な持針器にはマチュー持針器，ヘガール持針器があり，縫合する組織や術野の深さに応じて選択する．なお，持針器によって使用できる針の形とサイズは異なる．

❶種類

1)マチュー持針器

- 持ち手はペンチのような形状で，把持力が高い(図4-23)．

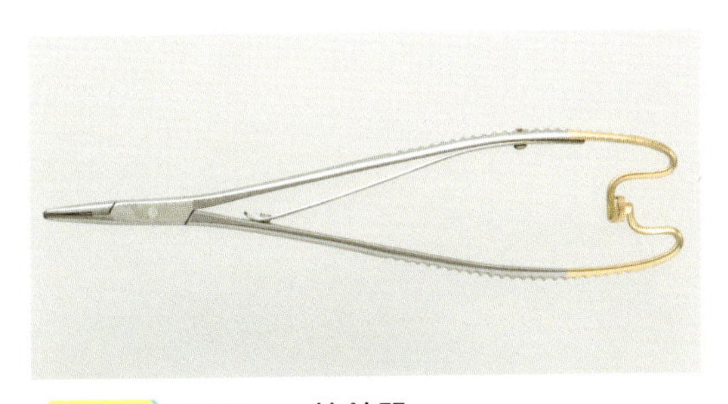

図4-23 マチュー持針器

・主に皮膚や筋層などの硬い組織の縫合に使用する．
・基本的に大きな針の把持に使用する．

2）ヘガール持針器

・持ち手が鉗子と似た形状で，操作しやすい（図4-24）．
・基本的に小さな針の把持に使用する．

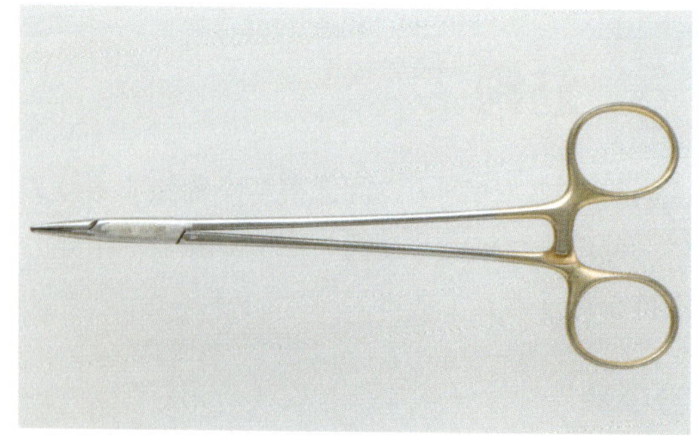

図4-24 ヘガール持針器

❷渡し方

・持針器は，糸付き針を把持した状態で（図4-25），針の向きや縫合糸の位置などに配慮して手渡す．
・針は原則として，術者が持針器を把持したとき，針の先端が術者の手掌側を向くようにする（順針：針の先端が術野に向く）．ただし，部位によっては逆針（針の先端が術野と反対側を向く）になるように，術者が持針器を把持したとき，針先が手背側を向いている状態で渡すこともある．
・縫合糸は器械出し看護師の手背にかけて，術者の手にからまないように注意する．糸が長い場合は，持針器を把持していないほうの手で糸の端を持つ．
・持針器の持ち手より上部を把持し，術者の手掌に収まるように渡す（図4-26）．
・針刺し事故を防ぐためにも，しっかりと術者に声をかけてから渡し，きちんと受け取ったことを確認してから手を離すことが大切である．

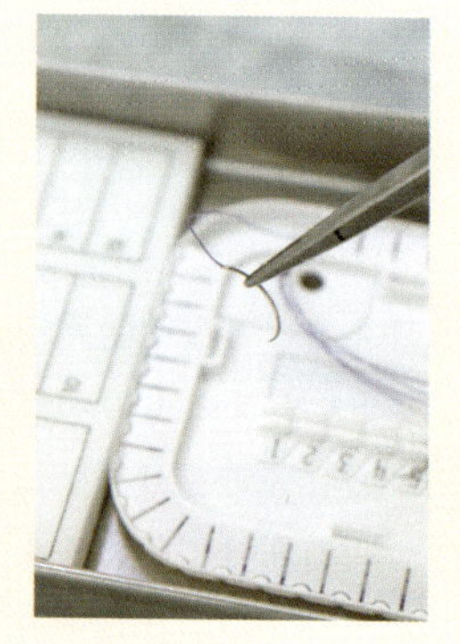

図4-25 針の把持方法

注意点：
針は，針と糸が接合している部分から針先までの長さの，1/3～1/2の部分を把持する．
針先と針と糸との接合部は折れやすいため，把持しないようにする．
曲がってしまった針は使用せず，新しいものを出す．
持針器はその先端部分（針をつかめる部分）の半分より上側で針を把持する．

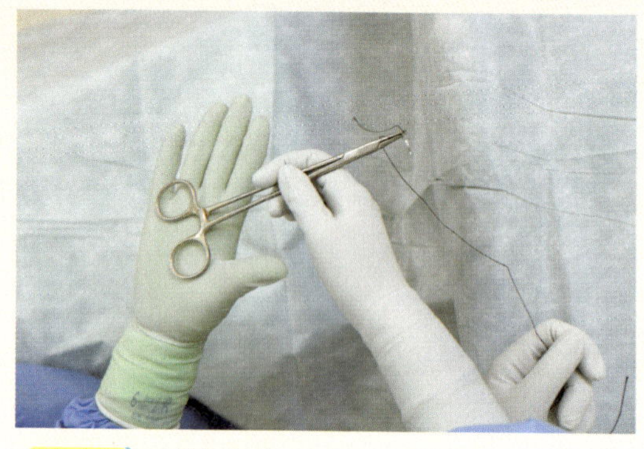

図4-26 手渡し時

7 縫合糸と針

縫合糸や針には多くの種類とサイズがある．目的に合わせて，いちばん適切な縫合糸と針を選択し使用する．選択するのは医師だが，看護師はオーダーされた製品を確実に準備するとともに，特性をよく理解して取り扱うことが大切である．

❶縫合糸の種類

縫合糸は，「吸収性の有無(吸収糸・非吸収糸)」，「素材別(天然素材糸・合成糸)」，「糸の構造(モノフィラメント・マルチフィラメント)」によって分けられる(図4-27)．現在では，抗張力が強く組織反応が軽微な吸収性の合成糸が多く使われている．技術の進化により，新たな製品が開発されているため，使用する糸が変わることも念頭においておく．

1)吸収糸・非吸収糸

吸収糸とは，手術後，最終的には生体に吸収される糸である．製品によって，生体内抗張力保持期間や吸収期間は異なる．そのため抜糸の必要はないが，長期間の抗張力保持を要する組織への使用には適さない．

一方の非吸収糸は体内で分解・吸収されないため，長期にわたり，抗張力と強度の維持が可能である．

吸収糸の使用部位例:消化管，筋膜・筋層，皮下組織，尿路生殖器など

非吸収糸の使用部位例:皮膚(表皮)，骨，靭帯，血管，神経組織など

2)天然素材糸・合成糸

天然素材糸とは自然界に存在する材料を用いたもの，合成糸は石油(原油)から化学的に合成されたものである．

天然素材糸で代表的なのは絹糸(シルク)で柔軟性に優れているが，絹は人体にとって異種タンパクであり，抗原として認識されるため，炎症などの組織反応が起こることがある．一方の合成糸は，組織反応が軽微である．

3)モノフィラメント・マルチモノフィラメント

モノフィラメントは，単一のフィラメント(1本の繊維)，マルチフィラメント(編糸，ブレイ

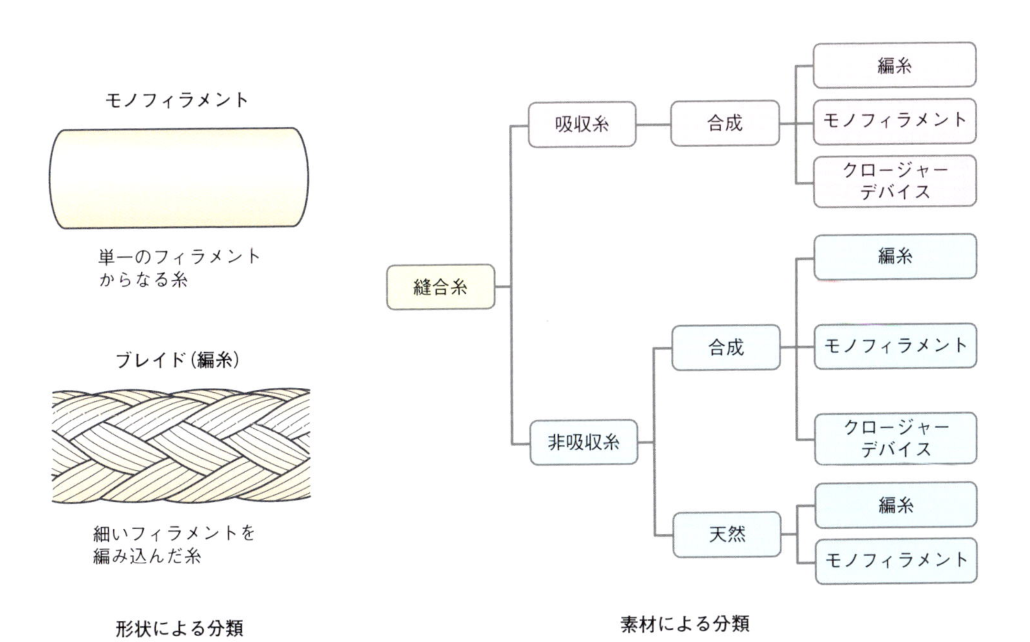

図4-27 縫合糸の種類

〔コヴィディエンジャパンホームページ：縫合糸の分類. http://www.covidien.co.jp/medical/academia/surgical/group（2019年2月15日検索）をもとに作成〕

ドとも）は多数の細い繊維から構成されている糸である．その構造の違いから，表4-2のような特徴がある．モノフィラメントの糸は損傷しやすいため，摩擦が起こらないようにするなど取り扱いに注意する．

❷縫合糸の太さ

同じ組織を縫合する場合でも，診療科や医師によって使用する糸や太さは異なる（図4-28）．そのため，よくパッケージの表示を確認して準備する必要がある（図4-29）．糸の太さは，USP規格（米国薬局方：United States Pharmacopoeiaが定めた規格）で表示されていることが多い．

❸縫合針の種類

1）針付縫合糸

縫合針には，針のみ，糸に針が装着されている針付縫合糸がある．針付縫合糸は「針糸」といわれ，今日ではよく使われている．針付縫合糸には，糸を引っ張ると針と糸がはずれるタイプがあり，デタッチ（コントロールリリース）とよばれる．このタイプの糸針付縫合糸は，連続縫合ではなく，結節縫合に適している．

2）針の形状

縫合針の形状には，まっすぐな直針や彎曲のついた曲針がある．曲針がよく用いられている．曲針には，彎曲の程度や長さによっていくつかの種類があり，縫合部位の深さや厚みなど

表4-2 モノフィラメント・マルチモノフィラメントのメリット・デメリット

	メリット	デメリット
モノフィラメント	・細菌が入りにくく，感染のリスクが低い ・組織損傷が少ない	・柔軟性に欠ける ・結び目が大きくなる ・損傷を受けやすく，ねじれに弱い
マルチフィラメント	・柔軟性があり，操作しやすい ・ほどけにくい	・細菌などが入り込む可能性がある ・組織損傷のリスクがある

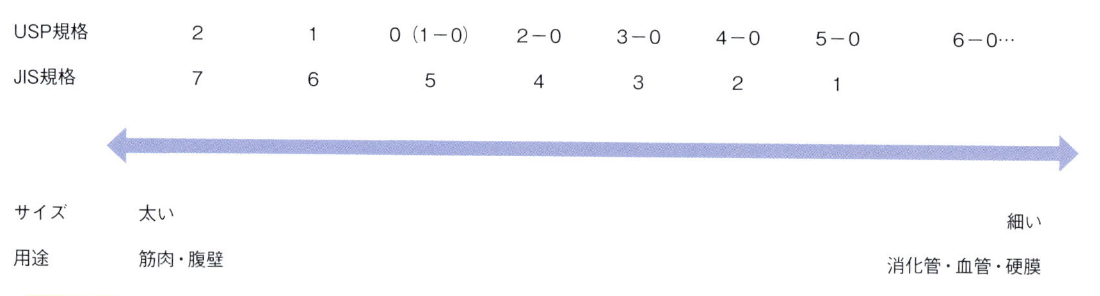

図4-28 縫合糸の太さ

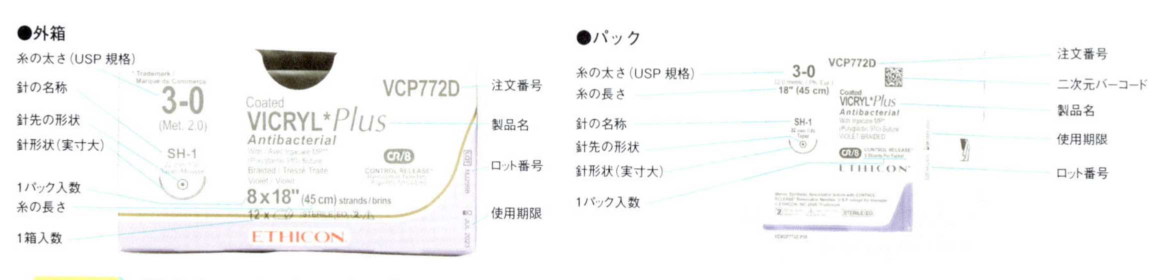

図4-29 縫合糸のパッケージの読み方

によって使い分ける(表4-3). なお, 彎曲の強いものを「強彎」, 弱いものを「弱彎」という.

3)針の先端

針先(ポイント)には, 丸針, 逆三角針, 三角針, 鈍針などがある(表4-4). 縫合する組織によって適した針が選択される. 不適切な針を使うと組織に損傷を与えたり, 縫合できないことがあるため, 準備時には注意する. 例えば, 腸管など軟らかい組織に角針を使うと, 損傷を与える危険性がある.

引用・参考文献

1) 早崎祥子ほか：新人ナースのための器械出しはじめの一歩. オペナーシング 30(5)：45-46, 68, 71, 2015
2) 麦島貴子：切る器具・器械のルール. オペナーシング 28(5)：30-31, 2013
3) 高橋明子：医療材料の取り扱いの押さえドコロ3. オペナーシング 29(5)：14, 2014
4) 植田優子：違いで覚える鉗子の押さえドコロ3ほか. オペナーシング 29(5)：28-51, 2014
5) コヴィディエンジャパンホームページ：縫合糸の分類. http://www.covidien.co.jp/medical/academia/surgical/group（2019年2月15日検索）

表4-3 針の形状の例

彎曲の種類	主な使用部位
直針	消化管, 腱, 皮膚, 口腔など
3/8 弱彎 135°	血管, 胆管, 神経, 硬膜, 腹膜, 消化管, 腱, 泌尿生殖器, 骨膜, 心筋, 筋膜, 皮膚, 神経など
1/2 強彎 180°	腱, 筋肉, 血管, 胆管, 硬膜, 腹膜, 胸膜, 消化管, 泌尿生殖器, 骨膜, 心筋, 筋膜, 皮膚, 鼻腔, 咽頭, 神経など
5/8 強彎 225°	肛門, 骨盤腔内組織, 泌尿生殖器, 鼻腔, 口腔など

用語解説

◆結節縫合

ひと針縫うごとに結紮する(糸を結ぶ)縫い方.

表4-4 針の先端の種類

形状	使用される部位	特徴
丸針(taper point)：先端断面が丸い	消化管, 血管, 心臓など	・多用されている
鈍針(blunt taper point)：先端断面が丸針よりも鈍	肝臓, 腎臓, 子宮頸部など	・縫合部位直下の組織を傷つけにくい
逆三角針(reverse cutting edge needle)・角針：先端断面が逆三角形	表皮, 真皮, 筋膜などの硬い組織	
テーパーカッティング針(tapercutting needle)	靱帯, 骨, 腱, 石灰化組織など	・丸針よりも硬い組織の通過性が高い

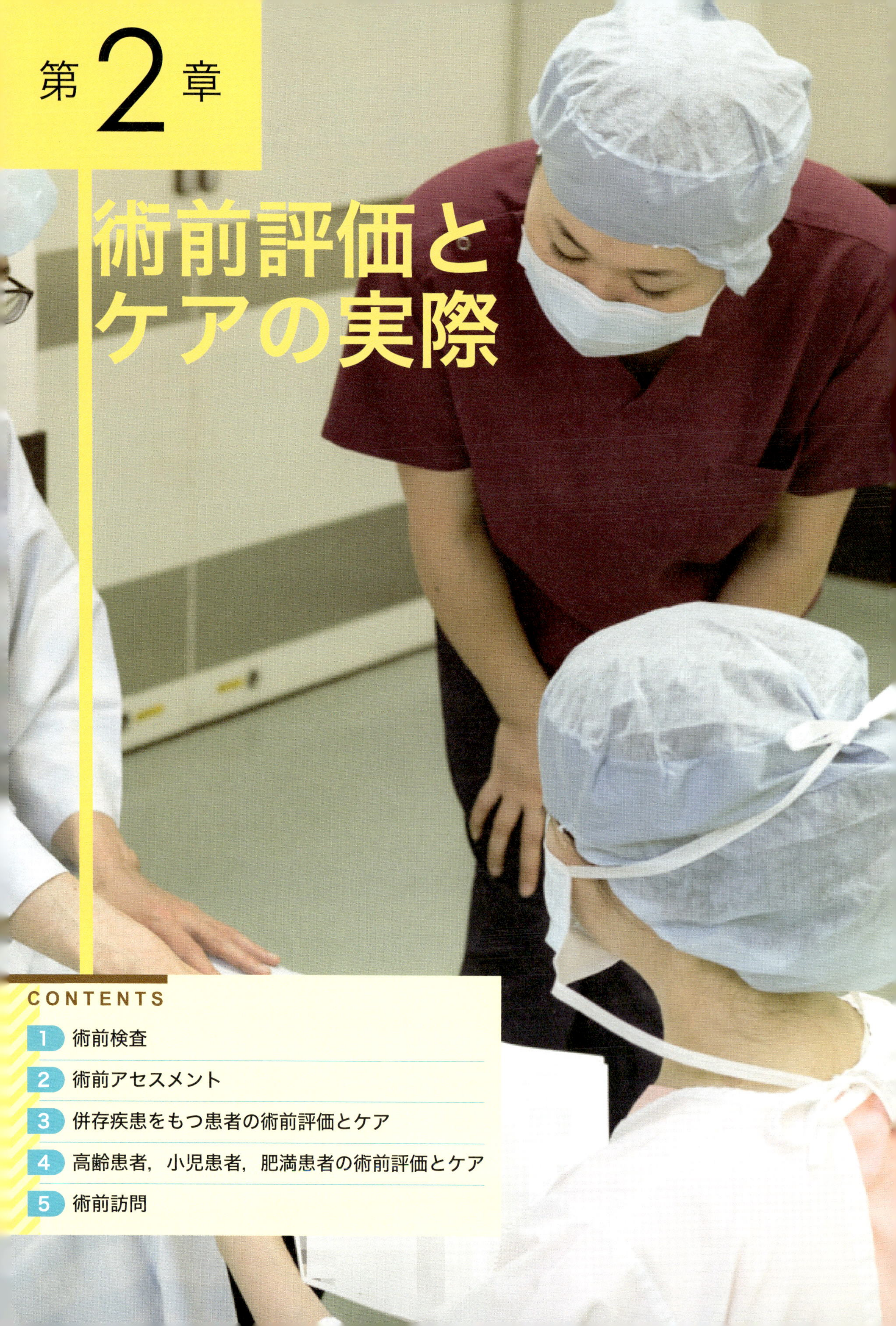

第2章 術前評価とケアの実際

CONTENTS

1 術前検査

1 術前検査の目的

術前検査は，患者の重症度を評価することにより術中・術後のトラブルや合併症を予測し，周術期管理を計画・立案・実施するために行う．

術前検査では多くの結果が得られるが，入院日数の短縮に伴い，手術室看護師が術前の患者情報の収集に費やすことができる時間も減少している．かぎられた時間のなかで，病歴や現在の症状などの患者情報をもとに，情報収集する必要がある．また，疾患や予定術式を考慮して，検査結果のなかから重要な情報を抽出する力も要する．

2 基本的な術前一般検査

基本的な術前検査では，心機能や呼吸機能など重要臓器の機能を把握する（表1-1）．実施する検査には，血液一般検査，尿検査，生化学検査，出血・凝固能検査，生理機能検査などがある．これらの検査結果に異常所見がある，もしくは疾患の状態や重症度をより詳しく調べる必要がある場合は特殊検査を追加して行う．

❶心機能（心電図検査）

心電図検査は，不整脈と虚血性心疾患の診断に有用である．通常は安静時に12誘導心電図で行われる．不整脈が認められた場合，治療の必要性や弁疾患などの器質性疾患がないか確認する必要がある（表1-2）．

ただし，虚血性心疾患では安静時の心電図で異常がみられないことが少なくない．したがって，安静時心電図において心筋虚血の所見がみられない場合でも虚血性心疾患が否定できないことを念頭におく必要がある．

表1-1 基本的な術前一般検査の例

心機能	呼吸機能	肝機能	腎機能	内分泌機能（特に糖尿病）
心電図（安静負荷） 乳酸脱水素酵素（LDH） クレアチニンキナーゼ（CK） など	胸部X線検査（所見：シルエットサイン，心胸郭比，エアブロンコグラム） 呼吸機能検査（スパイロメトリ）	乳酸脱水素酵素（LDH） コリンエステラーゼ（ChE） 総ビリルビン（T-Bill） ALT，AST 血清総タンパク（TP） 血清アルブミン（Alb）	尿検査 クレアチニン（Cr） 血中尿素窒素（BUN） 電解質（Na，K，Cl）	血糖 HbA1c

凝固機能	感染症	血液型	その他
血小板数（PLT） プロトロンビン時間（PT）：ワーファリン内服で延長 活性化部分トロンボプラスチン時間（APTT）：ヘパリン投与で延長 フィブリン分解物（FDP） Dダイマー：肝障害で減少，凝固障害・悪性腫瘍や炎症で増加し血栓傾向	HBV，HCV TPLA MRSA HIV検査	ABO式血液型検査・Rho式型血液検査	腫瘍マーカー，炎症反応（CRP）

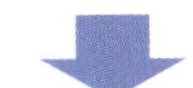

さらに精査したい場合は特殊検査を追加

表1-2 心電図の異常所見とその対応

異常所見		対応例
不整脈	上室性期外収縮，心室性期外収縮，心房細動，心房粗動，房室ブロック	・治療の必要性の検討や器質的疾患の存在の確認 ・24時間ホルター心電図の実施
心筋虚血	ST変化，異常Q波，T波の異常	・マスターダブルの実施 ・乳酸脱水素酵素(LDH)やクレアチニンキナーゼ(CK)の確認，心エコー検査，CAG検査(冠動脈造影検査)

虚血性心疾患の場合，安静時心電図では異常所見が現れにくいことが多いため，虚血性心疾患が疑われる場合にマスターダブル(マスター2階段負荷試験)を行う．

マスターダブルは運動負荷試験の1つで，2段の階段の昇降運動により，負荷をかけて心電図を測定する(図1-1)．ダブルは時間をあらわし，3分間，負荷をかける(シングルは1分間30秒)．

また，心筋が傷害されると，心筋に存在する乳酸脱水素酵素(LDH)やクレアチニンキナーゼ(CK)といった逸脱酵素の数値が上昇するため，生化学検査の結果もあわせて確認する．

❷呼吸機能(胸部X線検査)

胸部X線検査は，肺病変のスクリーニングと術後の呼吸器および循環器合併症が起こった場合の比較検討に必要である．また，気管挿管をするうえで気管の偏位がないかどうか確認できる．胸部X線写真の異常像の代表例として以下のものがある．

1. シルエットサイン陽性(肺炎の有無)

肺胞内の空気が失われたり，腫瘍や胸水があると，心臓や横隔膜との境界が不鮮明となり臓器の輪郭が消失する．

2. エアブロンコグラム(肺炎の有無)

気管支周囲の肺胞に滲出液などが溜まり，肺炎(画像では白)になった部分に気管支が透亮像(画像では黒)として見える．

3. 心胸郭比(CTR)拡大

心臓の横径と胸郭の横径の比を表したもの(図1-2)．一般的には50%以上で心拡大を疑う．

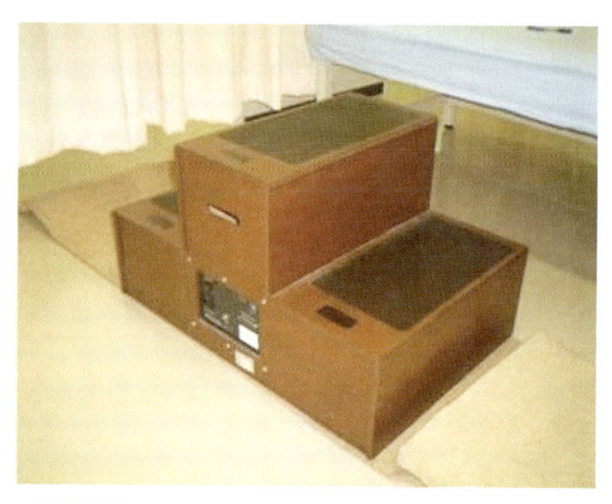

図1-1 マスターダブル法

階段を一定時間昇降する．

(落合慈之監：循環器疾患ビジュアルブック，第2版，p145，学研メディカル秀潤社，2017)

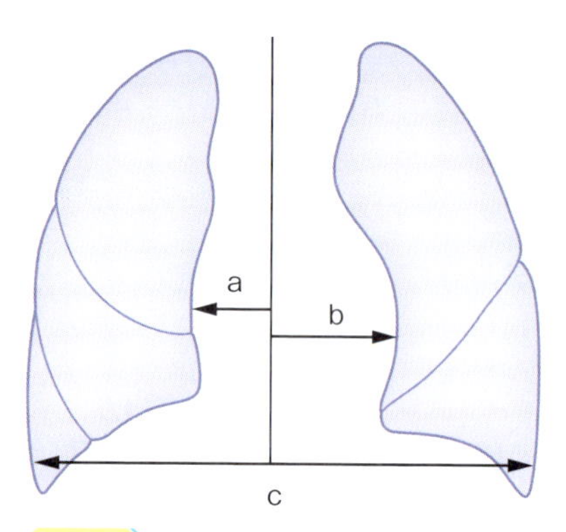

図1-2 心胸郭比(CTR)

CTR＝c/（a＋b）
心臓の最大横径(a＋b)
胸郭最大内径(c)

(落合慈之監：循環器疾患ビジュアルブック第2版，p.33，学研メディカル秀潤社，2017)

❷呼吸機能(スパイロメトリ)

スパイロメータという測定機器を用いて，呼気量と吸気量を測定し，肺活量や肺の弾力性を調べる(図1-3)．測定項目は，肺活量(VC)，%肺活量(%VC)，努力性肺活量(FVC)，1秒量($FEV_{1.0}$)，1秒率($FEV_{1.0}$%)などで，換気障害の有無を評価する(図1-4)．なかでも，%肺活量や1秒率は，換気障害の重症度と型(図1-5)の分類に重要である．

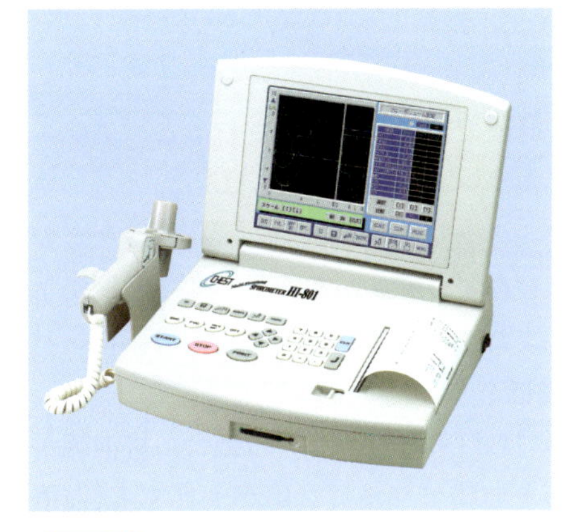

図1-3 スパイロメータ

(写真提供：チェスト株式会社)

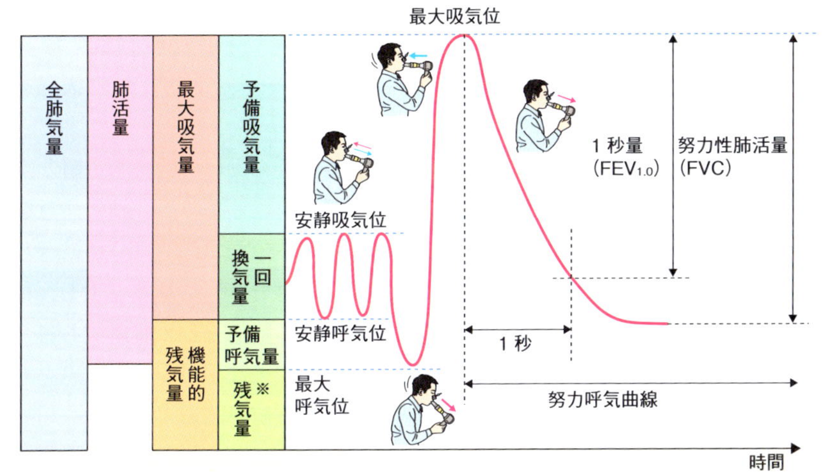

※スパイロメトリでは残気量は測定できない．したがって，全肺気量，機能的残気量も求められない

肺活量(VC)：最大呼気位から最大吸気位までゆっくりと吸気した場合の肺に入るガスの量．
%肺活量(%VC)：対標準肺活量．基準値(性・年齢・身長)に対する割合．
努力性肺活量(FVC)：最大吸気位から最大努力で呼出させた場合の最大呼気位までの肺気量の変化．
1秒量($FEV_{1.0}$)：努力呼気開始から1秒間の呼出肺気量．
1秒率($FEV_{1.0}$%)：努力肺活量に占める1秒量の割合．
(落合慈之監：呼吸器疾患ビジュアルブック，p.44，学研メディカル秀潤社，2011)

図1-4 スパイログラム(肺気量分画)

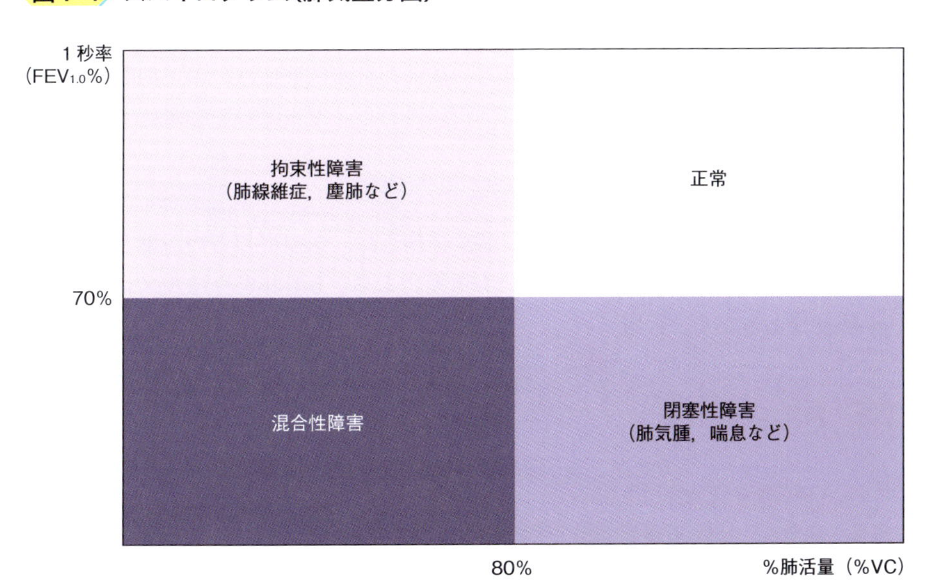

図1-5 換気障害の分類

❸ 肝機能

肝炎や肝硬変で肝臓が傷害されると，アラニンアミノトランスフェラーゼ(ALT)，アスパラギン酸アミノトランスフェラーゼ(AST)などの肝細胞に存在する酵素が逸脱し，血中濃度が上昇する．また，肝機能障害により血清総タンパク(TP)は低下する．

肝細胞におけるビリルビンの抱合，排泄能が低下すると血清ビリルビン値が上昇する(血清ビリルビン値は重要な肝機能の指標である)．

❹ 腎機能

腎臓には，身体に不要な窒素代謝産物や余分な電解質を尿中に排泄する働きがある．したがって腎機能が低下すると，窒素代謝産物であるクレアチニンや血中尿素窒素(BUN)の排泄が障害され，血中濃度が上昇する．

また，腎不全では，カリウム(K)が上昇するが，多くの場合，利尿薬の投与により低下する．

1. クレアチニン・クリアランス(CCr)

クレアチニンはクレアチンが分解された際に生じる老廃物で，腎臓で濾過され尿中に排泄されるCCrは，尿中のクレアチニンと血中のクレアチニンから算出した値で，腎臓の濾過機能(糸球体濾過値：1分間に糸球体から濾過される血漿量＝GFR)を反映する．CCrの値が低い場合，腎炎などの腎障害があると考えられる．

2. eGFR

eGFRは推算糸球体濾過量を表す．血清クレアチニン値，性別，年齢によって算出できる．算出方法や検査方法が簡便であるため，最近はCCrよりもeGFRのほうが多く用いられるようになってきた．eGFR≧90が正常値である．

腎臓には，身体に不要な窒素代謝産物や余分な電解質を尿中に排泄する働きがある．したがって，腎機能が低下すると，窒素代謝産物であるクレアチニンや血中尿素窒素(BUN)の排泄が障害され，血中濃度が上昇する．

また腎不全では，カリウム(K)が上昇するが，多くの場合，利尿薬の投与により低下する．

❺ 内分泌機能

特に糖尿病を合併している場合，術前から術中や術後を通して血糖コントロールを良好に保つことが重要である．そのため，血糖値やHbA1cで現在の治療やコントロールの状況を把握する．

血糖値は食事の影響を受け，随時測定値と空腹時測定値では値が異なるため，評価に注意を要する．ブドウ糖とヘモグロビン(Hb)が結合したHbA1cは，直近1～2か月の血糖を表し，長期血糖コントロールの指標として有用である．

甲状腺疾患，副腎疾患などの内分泌疾患をもつ場合，関連する検査値を確認する．

❻ 凝固機能

抗凝固薬を投与中の患者の場合，その種類によって検査結果に影響が出るため注意が必要である．術前の抗凝固薬療法の中止期間については，自施設のガイドラインを参考にする．

❼ 感染症検査

感染症検査は，医療従事者の防御という観点でも重要である．B型肝炎ウイルスはHIVよりも50～100倍も感染力が強く，医療従事者に

表1-3 特殊な術前検査

心機能	心エコー，マスターダブル(運動負荷試験)，ホルター心電図，GAG検査(冠動脈造影検査)
呼吸機能	血液ガス分析(呼吸器外科手術の術前では必須)
肝機能	ICG R15 (ICG15分停滞率)
腎機能	CCr (クレアチニンクリアランス)，eGFR (推算糸球体濾過値)

とって大きな職業上のリスクとなる.

3 特殊な術前検査

疾患や病態の評価を正確に診断するのに行うのが特殊検査である(表1-3). 費用や時間を要するため, すべての術前患者に適用されるわけではない.

❶心機能

1. 心臓超音波検査(心エコー検査)

心筋虚血や弁膜症が疑われるときに行う.

2. ホルター心電図

心電図を24時間持続的に測定する検査. 安静時心電図で不整脈があり, かつ動悸や息切れなどの症状がある場合に実施し, 手術前の治療の必要性を判断する.

❷呼吸機能

1. 血液ガス分析

動脈血液中の酸素分圧, 二酸化炭素分圧, pH, 酸素飽和度, 重炭酸イオン濃度から, 酸塩基平衡異常や低酸素血症を評価する. また, 呼吸器外科手術などで肺を切除する場合には, 術前術後と比較検討するための指標として必要である.

❸肝機能(ICG R15〔ICG15分停滞率〕)

インドシアニングリーン(ジアグノグリーン®)を静注し15分後に採血を行い, その血清中の色素停滞率を測定する. インドシアニングリーンは, 血中で血清タンパクと結合して肝臓に運ばれるが, 肝臓に予備能力が十分にある場合は, 代謝されずに胆汁中に排泄される. 肝予備能を反映し, 肝切除範囲の決定や術後経過の予測に役立つ.

引用・参考文献

1) 下間正隆：エキスパートナースMOOK 36　まんがで見る術前・術後ケアのポイント. 照林社, 2000
2) 日本麻酔科学会・周術期管理チームプロジェクト編：周術期管理チームテキスト第3版. 日本麻酔科学会, 2016
3) 福田真佐美：より良い手術看護を提供するための術前・術後訪問. 手術看護エキスパート7(6)：2-7, 2014
4) 松本恵：新人手術室ナースのためのDAM. 手術看護エキスパート 9(3)：51-55, 2015
5) 落合慈之監：循環器疾患ビジュアルブック第2版, p33, 学研メディカル秀潤社, 2017
6) 落合慈之監：呼吸器疾患ビジュアルブック, p44, 学研メディカル秀潤社, 2011

2 術前アセスメント

1 はじめに

術前のアセスメントでは，検査結果やカルテからの情報，患者からの情報，麻酔科医からの情報などをもとに，心身両面にわたる患者の全身状態を把握する．術中や術後に起こりうる合併症のリスクを予測し，患者が手術や麻酔に耐えられるように身体的・精神的状態を整え，よりよい状態で手術に臨めるようにすることが重要である．

2 情報収集

術前の情報収集では，短時間で効率的に質の高い情報を得なければならない．スタッフ間のレベルの差が生じないようにするためにも，手術室内で統一された情報収集用紙を用いるとよい（図2-1）．

術前の情報収集には，電子カルテからの情報収集，術前訪問時の患者からの情報収集，麻酔科医の術前診断からの情報収集がある．

❶電子カルテからの情報収集

電子カルテからは，以下の主な情報を収集する．

〈情報収集の主な項目と確認ポイント〉

①基本情報
氏名，性別，身長・体重，血液型．

②現病歴
病名，現在の主症状．

③予定術式
再建方法，複数箇所の手術の場合はどの部位から手術を開始しどのように進んでいくか．

④手術部位
手術部位に左右があるか．
→手術部位に左右がある場合は，部位によって部屋の配置の調整が必要となる．

⑤手術体位

⑥既往歴
過去に手術歴や慢性疾患の持病はないか．
→とくに注意が必要な既往歴として，高血圧・虚血性心疾患・喘息・慢性閉塞性肺疾患（COPD：chronic obstructive pulmonary disease）・透析の有無，糖尿病・麻痺を伴う脳神経疾患を確認する．

⑦手術や疾患に対する理解力，受け止め具合

⑧インフォームド・コンセントの内容・未告知などの問題の有無

⑨身体的障害
視力・聴力・麻痺・言語障害，人工関節などによる関節可動域の障害，乳がん手術でのリンパ節郭清後など．

⑩現在服用している薬剤
とくに抗凝固薬．院内ガイドラインに基づいて中止しているか．

⑪感染症の有無

⑫アレルギーの有無
食べ物や薬剤・消毒薬・ラテックス製品などによるアレルギーの有無，アナフィラキシーショックの既往．

⑬検査データ
術前の採血データ，心電図・呼吸機能などの生理検査データ，胸部X線・内視鏡検査結果などの画像診断結果．

⑭手術当日の器械などのオーダー内容
→事前に準備しておくことで，円滑な手術進行と不必要な部屋の出入りを防ぐ．

❷術前訪問時の患者からの情報収集

術前訪問時には，患者から以下の主な情報を収集する．

〈情報収集の主な項目と確認ポイント〉

①患者の表情や患者からの質問内容

②身体的障害

麻痺や関節可動域の障害程度など.

→電子カルテ上では得られない患者の状態を観察する.

③アレルギーの有無

テープかぶれしやすいかなどについて確認する.

→調整可能な範囲で，テープの選択や皮膚保護剤，皮膚被膜剤の準備を行うために確認する.

④皮膚の状態

傷やけがはないか. ほかにも褥瘡，潰瘍，乾燥，浮腫などの有無を確認する.

→術前からあるものなのか，手術体位によって発生したものなのかを把握するために確認する.

⑤手術経験の有無

手術経験がある場合，前回手術時に不快な思いをしなかったか.

⑥今回の手術に対する要望

→手術室看護師が調整できる範囲での要望を確認する(着衣，温度調整，BGMなど).

⑦病棟看護師からの患者情報

→病棟看護師は患者と長時間接しているため，たとえば認知症の程度や緊張や不安の程度などの情報が得られると参考になる.

術前訪問で新たに得られた患者情報については，主治医や病棟看護師にフィードバックし情報の共有を図る.

術前訪問の目的や方法の詳細については，第2章「5.術前訪問」(p.65)を参照.

❸麻酔科医の術前診察からの情報収集

麻酔科医が術前診察で得た情報を収集することによって，麻酔導入時に挿管困難やマスク換気困難となりうる危険因子はないかを確認することができる.

麻酔科医からは，麻酔科術前診察の用紙(図

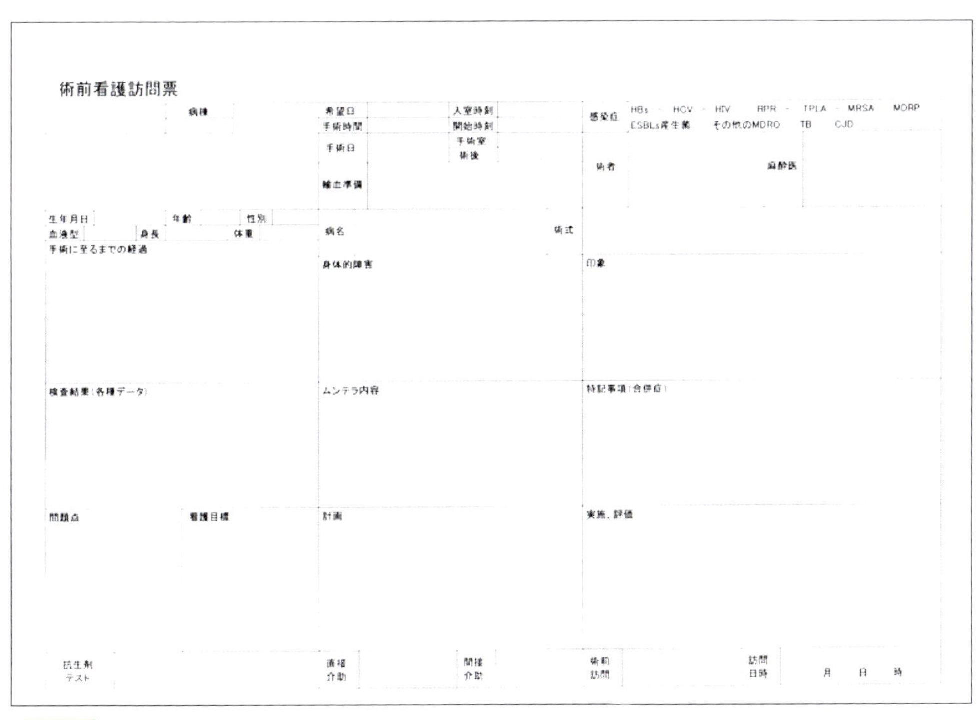

術前看護訪問票

病棟
希望日　入室時刻
手術時間　開始時刻
手術日　手術室
術後
輸血準備
感染症　HBs - HCV - HIV　RPR - TPLA - MRSA　MORP
ESBLs産生菌　その他のMDRO　TB　CJD
術者　麻酔医
生年月日　年齢　性別
血液型　身長　体重
手術に至るまでの経過
病名　術式
身体的障害
印象
検査結果(各種データ)
ムンテラ内容
特記事項(合併症)
問題点　看護目標
計画
実施，評価
抗生剤テスト　直接介助　間接介助　術前訪問　訪問日時　月　日　時

図2-1 情報収集用紙の例

2-2)などを参考にして，以下の主な情報を収集する．

〈情報収集の主な項目と確認ポイント〉

- ・気道通過性の評価
- ・基礎疾患の有無
- ・降圧薬，抗凝固薬などの服用の有無
- ・アレルギーの有無
- ・会話に不自由はないか
- ・妊娠の有無

これらの情報を把握しておくことで，気道確保器具を事前に準備しておくことが可能となる．以下に，麻酔導入時の代表的な危険因子をあげる．

〈麻酔導入時の代表的な危険因子〉

①気道確保困難の既往
②肥満
③睡眠時無呼吸
④開口障害(上下歯列の隙間が2横指以下)
⑤Mallampati(マランパチ)分類Ⅲ以上(図2-3)
⑥頸椎可動域制限(とくに頸椎症手術症例)
⑦小顎症

3 身体面のアセスメント

手術には，皮膚損傷，大量出血，低体温，臓器損傷などの手術に伴うさまざまな身体面のリスクがある．リスクを減少させるためには，術前の情報収集と身体面のアセスメントが重要になる．アセスメントから危険因子を導き出し，それぞれに予防策を講じることが求められる．

❶皮膚損傷(褥瘡発生)の可能性

患者は術中，長時間同一体位を強いられることになる．そのため，皮膚損傷(褥瘡発生)の危険因子を把握し，予防策を講じる必要がある．

〈危険因子〉

①術前の栄養状態が悪い，皮膚が乾燥している，骨が突出している場合
②長時間にわたる手術

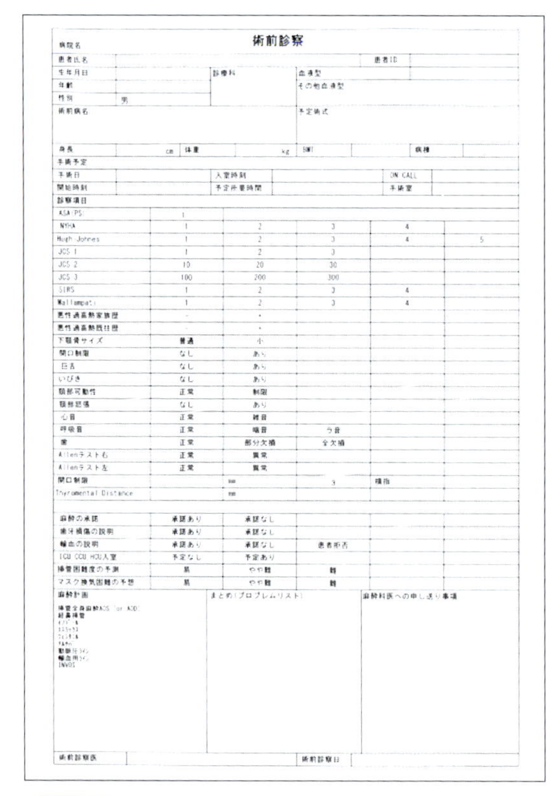

病院名

術前診察

患者氏名			患者ID	
生年月日		診療科	血液型	
年齢			その他血液型	
性別	男			
術前病名			予定術式	

身長	cm	体重	kg	BMI		病棟	

手術予定

手術日		入室時刻		ON CALL	
開始時刻		予定所要時間		手術室	

診察項目

ASA(PS)	1				
NYHA	1	2	3	4	
Hugh Johnes	1	2	3	4	5
JCS 1	1	2	3		
JCS 2	10	20	30		
JCS 3	100	200	300		
SIRS	1	2	3	4	
Mallampati	1	2	3	4	
悪性過高熱家族歴	-	+			
悪性過高熱既往歴	-	+			
下顎骨サイズ	普通	小			
開口制限	なし	あり			
巨舌	なし	あり			
いびき	なし	あり			
頸部可動性	正常	制限			
頸部腫瘤	なし	あり			
心音	正常	雑音			
呼吸音	正常	喘音	ラ音		
歯	正常	部分欠損	全欠損		
Allenテスト右	正常	異常			
Allenテスト左	正常	異常			
開口制限		mm	3	横指	
Thyromental Distance		mm			
麻酔の承諾	承諾あり	承諾なし			
歯牙損傷の説明	承諾あり	承諾なし			
輸血の説明	承諾あり	承諾なし	患者拒否		
ICU CCU HCU入室	予定なし	予定あり			
挿管困難度の予測	易	やや難	難		
マスク換気困難の予想	易	やや難	難		

麻酔計画	まとめ(プロブレムリスト)	麻酔科医への申し送り事項
挿管全身麻酔ACS (or ACD) 経鼻挿管 動脈圧ライン 輸血用ライン INVOS		

術前診察医		術前診察日	

図2-2 麻酔科術前診察の用紙の例

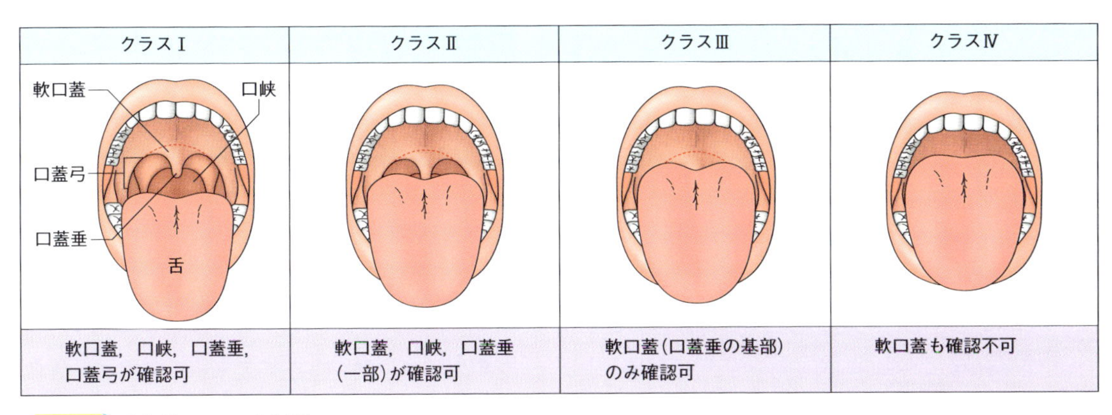

図2-3 Mallampati分類
（石松伸一監：ビジュアルプラクティス気管挿管，p50，学研メディカル秀潤社，2013）

〈予防策〉
- 皮膚保護剤を塗布する．
- 術中モニタのコードや点滴ラインが肌に直接触れないよう，ガーゼやテープを活用し皮膚を保護する．
- 体圧分散マットやポジショニングピローを駆使し，除圧を行う（図2-4）．また，手術進行状況を考慮して，2～3時間ごとに背抜きを行う．

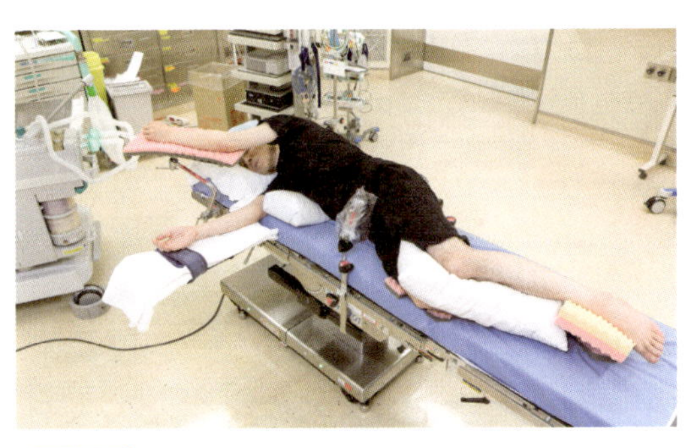

図2-4 ポジショニングピローによる除圧

❷大量出血の可能性（緊急手術を除く）

緊急手術を除く手術において，大量出血の可能性がある危険因子には以下のような場合がある．

〈危険因子〉
①再手術による癒着が強い
②長時間にわたる手術
③凝固機能の異常
④太い血管の操作を含む手術
⑤低置胎盤/前置胎盤症例の帝王切開

〈予防策〉
- 大量出血の可能性がある手術に際しては，緊急時にすみやかな輸血への対応ができるように機材などの準備をし，患者の血液型を確認しておく．また，事前に医師から輸血の必要性やリスクなどを患者・家族に説明してもらい，輸血同意書に患者（あるいは家族）の署名を得ておく（図2-5）．患者が抗凝固薬などを使用している場合は，医師により一時的な休薬や薬剤変更を指示してもらうことも必要である．

❸低体温の可能性

低体温をまねく可能性のある危険因子には，以下のような場合がある．

〈危険因子〉
①保温や加温する部位が少ない
②著しいるいそう
③手術室の環境

〈予防策〉
- プレウォーミングを徹底する．
- アンダーブランケットを使用する（図2-6）．術創が大きい
- 加温した輸液を使用する，術野以外の加温を開始する．

❹身体損傷の可能性

身体損傷をまねく可能性のある危険因子に

患者控

輸血同意書

1　あなたにとって、輸血療法など特定生物由来製品による治療が必要になると思われる理由

（　　　　　　　　　　　　　　　　）

2　使用する予定の製剤、または使用の可能性がある製剤及び使用量

- □ 赤血球製剤（　　　）
- □ 血小板製剤（　　　）
- □ 新鮮凍結血漿（　　　）
- □ アルブミン製剤（　　　）
- □ 免疫グロブリン製剤（　　　）
- □ 血液凝固因子製剤（　　　）
  → （　　　　　）
- □ 組織接着剤（　　　）
- □ ハプトグロビン製剤（　　　）
- □ アンチトロンビンIII製剤（　　　）
- □ その他（　　　）
  → （　　　　　）

3　自己血輸血について

□使用予定日（手術予定日）	□種類	□予定採血量
平成　年　月　日	貯血式	mL

4　医師が説明した項目

- □ 輸血療法の必要性
- □ 使用する血液製剤の種類と使用量
- □ 自己血輸血について
- □ 輸血に伴う危険性
- □ 輸血に伴う副作用、感染症
- □ 救済制度の概要と給付の条件
- □ 感染症の検査と血液検体の保存
- □ 血液製剤投与記録の保管と遡及調査時の使用
- □ その他　輸血療法の注意点

私は、輸血療法など特定生物由来製品による治療に関しまして、患者様に、その内容、必要性、安全性、危険性などを説明しました。

平成　年　月　日

NTT東日本関東病院　　　科　医師（署名）　　　　印

NTT東日本関東病院院長　殿

私は、上記の輸血療法など特定生物由来製品による治療法に関し、説明を受け十分に理解し、これらの治療を受けることに同意します。また、合併症や副作用が生じた場合には、それに対する処置、治療を受けることに関しても同意します。

平成　年　月　日

同意者　本人氏名（署名）　　　　印

ご本人が署名できないときは代諾者の署名をお願いします。

ご家族などの氏名（署名）　　　　印

（患者さんとの関係：　　　　　）

図2-5 輸血同意書

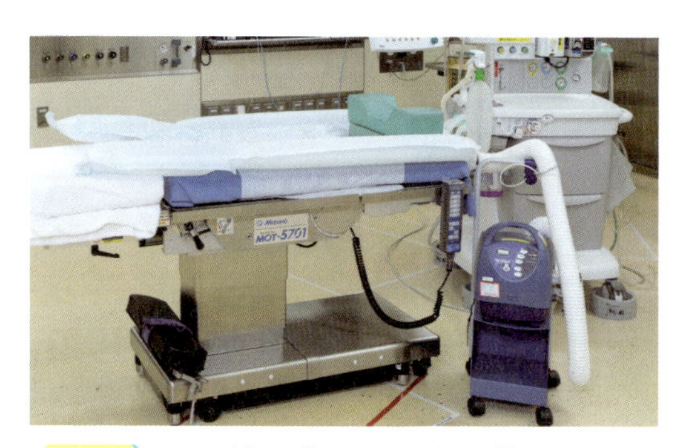

図2-6 アンダーブランケットの使用

は，以下のような場合がある．

〈危険因子〉

特殊な手術体位や術中のベッドローテーションによる身体圧迫（神経圧迫）

〈予防策〉

- 事前にシミュレーションしておく．
- 手術当日，理学療法士や皮膚・排泄ケア認定看護師（WOCN）とともに，アドバイスを受けながら体位をとる（他職種との連携）．
- 適切な体位固定器具を選択する（側臥位支持器，除圧式固定具，抱き枕など）．

4 心理面のアセスメント

患者は，手術を受けるにあたって大きな不安を抱えている．とくになんらかの障害を抱えている場合は，その不安は増大する．事前の情報収集や術前訪問での面接などから，患者の心理面のアセスメントを行い，少しでも患者の不安を和らげるための工夫をすることが必要となる．

❶聴覚障害がある場合

- 麻酔導入まで補聴器を装着しておくなどの配慮を行う．
- 補聴器は，貴重品として管理を行う．
- 筆談用のホワイトボードを用意する．
- 局所麻酔用コミュニケーションボードを使用する．

❷視覚障害がある場合

- 眼鏡を装着したまま入室するなどの配慮を行う．

❸日本語が話せない，聞き取れない場合

- 日本語以外のコミュニケーションボードを作成・活用する（図2-7）．
- 麻酔導入まで通訳が同席できるよう調整する．
- 通訳用アプリを使用する．
- 英語応対可能なスタッフを担当させる．
- よく使う例文については，あらかじめ例文集を作成しておく．

❹手術に対する不安が強い場合，パニック障害がある場合

- 手術当日に担当する看護師が必ず術前訪問を行う．手術室の中に「顔見知りのスタッフがいる」ことが，手術当日の患者の強みになる．いつでもそばにいるということを伝える．
- 麻酔導入の際に声をかけたり，手を握ったりするなどのタッチングは効果があるため，実行する．

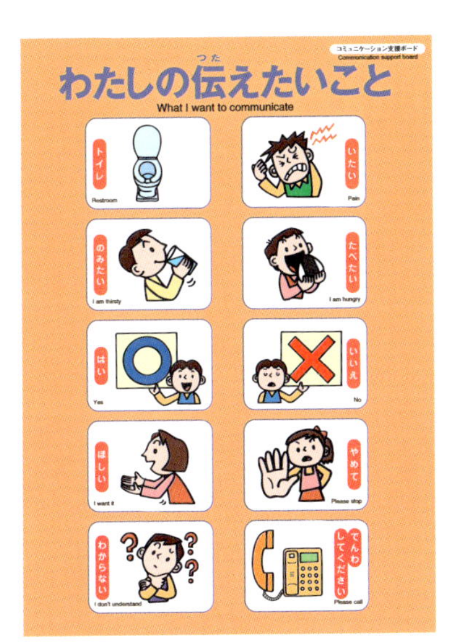

図2-7 日本語以外のコミュニケーションボード

(明治安田こころの健康財団：コミュニケーション支援ボード〔2003年オリジナル汎用板〕. http://www.my-kokoro.jp/communication-board/ ［2019年2月15日検索］)

・麻酔覚醒時に体動が大きくなることがあるため，抑制帯などの患者の安全確保を確実に行う.

⑤未告知の場合

最近は，患者の知る権利の尊重やインフォームド・コンセントが自明のこととなり，患者自身が病名を告知されていないというケースはほとんどない. しかし，まれに家族の希望により，患者だけに告知がなされていない場合がある.

そのような場合は，以下の点に配慮する.

・術前訪問の際，不用意に病名を口に出さない.
・手術や病名の説明を求められたら，主治医に相談するよう患者に伝える.
・家族の同席のもと術前訪問を行う. もしくは，家族にのみ情報収集を行い，患者本人には挨拶だけにとどめる.
・手術終了後，リカバリー中など患者の意識が清明でない状態での不用意な発言は，患者に聞こえている可能性があるため，慎む.

引用・参考文献

1) 日本麻酔科学会・周術期管理チーム委員会編：一般的な患者の評価. 周術期管理チームテキスト. 第3版. p333-349. 日本麻酔科学会. 2016
2) 福田真佐美：より良い手術看護を提供するための術前・術後訪問. 手術看護エキスパート 7(6)：2-7. 2014
3) 松本恵ほか：新人手術室ナースのためのDAM. 手術看護エキスパート 9(3)：51-65. 2016
4) 倉橋順子ほか：術前訪問の目的とすすめ方. はじめての手術看護. p14-18. メディカ出版. 2009

3 併存疾患をもつ患者の術前評価とケア

1 はじめに

併存疾患は，周術期のトラブルや術後合併症，予後などにも影響を与えるため，術前の評価とケアが必要になる．併存疾患をもつ患者に手術を行う際には，事前に収集した患者情報・各種検査結果などから，術中や術後のトラブル・合併症を予測したケアを行う．

ここでは，とくに注意が必要と考えられる併存疾患として，血液疾患，膠原病，呼吸器疾患，循環器疾患，腎不全，糖尿病を取り上げ，その術前評価とケアのポイントを述べる．

2 血液疾患をもつ患者の術前評価とケア

❶血液疾患と周術期管理

血液疾患とは，血液を構成する成分の量や質の異常に伴い，出血や感染症などを引き起こす病態の総称である．血液疾患には，たとえば白血病に代表される白血球増加症，再生不良性貧血などの汎血球減少症，放射線治療の副作用などで起こる白血球減少症などがある．

手術室のスタッフとして，患者が手術による出血に耐えうるのかどうかを考え，とくに貧血患者や血小板減少症の患者には注意を払わなければならない．

❷情報収集

併存疾患として血液疾患をもつ患者の手術の際には，疾患ごとに血液検査データなど，以下のような情報を収集する(表3-1)．

〈貧血患者〉

①血液検査データ

ヘモグロビン濃度(Hb)，ヘマトクリット値(Ht)，赤血球数(RBC)，平均赤血球容積(MCV: mean corpuscular volume)，平均赤血球血色素量(MCH:mean corpuscular hemoglobin)，平均赤血球血色素濃度(MCHC：mean corpuscular hemoglobin concentration)など．

②身体所見

顔色，口唇，眼瞼結膜のチアノーゼや末梢冷感，めまいや頭痛，起立性低血圧の有無など．

③既往歴

狭心症や心筋梗塞をはじめとする虚血性心疾患など．

〈出血傾向にある患者〉

①血液検査データ

血小板数(PLT)，RBC，白血球数(WBC)，Hb，Ht，出血時間，プロトロンビン時間(PT：prothrombin time)，プロトロンビン時間国際標準比(PT-INR：prothrombin time–international normalized ratio)，活性化部分トロンボプラスチン時間(APTT：activated partial thromboplastin time)，フィブリノゲン，フィブリノゲン分解産物(FDP：fibrinogen degradation products)，D-ダイマーなど．

②薬剤

抗凝固薬，抗血小板薬，非ステロイド抗炎症薬(NSAIDs)の服用歴と休薬の状況．

③既往歴

肝・腎疾患の有無，出血の程度，部位，出血持続時間など．

④身体所見

紫斑，皮下血腫，鼻出血，歯肉出血などの出血の有無．

❸貧血の患者

1. 貧血とそのリスク

赤血球は，その内部のヘモグロビンに酸素を結合させ，全身の細胞に酸素を運搬している．

表3-1 主な血液データの基準値

	検査項目	単位	基準値
一般血液検査	RBC	μL	男性 $4.31〜5.60\times10^{6}$
			女性 $3.85〜4.98\times10^{6}$
	Hb	g/dL	男性 13.5〜16.9
			女性 11.0〜14.8
	Hct	%	男性 40.6〜49.9
			女性 34.7〜44.4
	Plt	μL	$15.8〜35.3\times10^{4}$
	WBC	μL	3,300〜8,600
血液生化学検査	TP	g/dL	6.5〜8.2
	ALB	g/dL	3.8〜5.1
	ALT	U/L	5〜40
	AST	U/L	10〜38
	LDH	U/L	100〜215
	γ-GTP	U/L	男性 13〜64
			女性 9〜32
	CK	U/L	36〜216
	Cr	mg/dL	男性 0.56〜1.23
			女性 0.44〜0.83
	BUN	mg/dL	8.0〜21.0
	Na	mmol/L	137〜146
	K	mmol/L	3.5〜4.9
	Cl	mmol/L	98〜109
	血糖	mg/dL	60〜109
凝固検査	PT	%	70〜130
	PT-INR		0.90〜1.10
	APTT	秒	25〜39
	FDP	μg/mL	10以下
	Dダイマー	μg/mL	1.0以下

貧血患者では，術前から少ない赤血球が術中出血によってさらに減少し，組織の酸素不足になること，すなわち低酸素血症が問題となる．既往歴に狭心症や心筋梗塞などの虚血性心疾患を有している場合は，循環器合併症へ移行するリスクもある．

2. ケアのポイント

まず，貧血の程度を評価する．評価方法は，検査所見だけではなく外観や触知によって得られるものもあるため，術前訪問を有効活用する．さらに，術中の血液検査データや酸素飽和度(SO_2：oxygen saturation)といった数値を理解しておくことが重要である．術直後の循環器合併症の超早期発見なども重要である．

貧血を評価する採血データは，Hb以外にも多数ある．脱水があると貧血が隠れてしまい，HbやHtがデータ上，正常値を示すことがある．その際，ほかの指標も理解しておくと貧血の把握に有用である．

また，貧血に伴うめまいや起立性低血圧などの自覚症状がある場合，手術室への移送手段を考えなければならない．近年は，患者の権利を尊重し，手術室への歩行入室が増加しているが，患者の状態をアセスメントし，ストレッチャーなどでの移送を選択することで患者の安全を守らなければならない．

虚血性心疾患の既往歴がある場合は，要注意である．貧血に対する許容範囲が狭いうえに，術中出血により酸素運搬能が低下し，術後の循環器合併症を起こしやすくなる．術式や貧血の程度によっては輸血が必要になるため，術前に輸血の確保があるのかを確認し，術中もこまめに出血量を計測する．

麻酔からの覚醒時や術直後は，バイタルサインが変化しやすい状態であるため，術中の出血や補液に伴って貧血の程度が変化し酸素運搬能が低下していることも考えられる．そのため，虚血性心疾患などの循環器合併症を容易に起こしかねない．

麻酔覚醒後の循環器症状の観察を注意深く行い，移送も慎重に行うべきである．

〈観察ポイント・評価ポイント〉

- 術前訪問の際，顔色，口唇，眼瞼結膜のチアノーゼや末梢冷感を観察する．
- Hb，Ht，RBC，MCV，MCH，MCHCなどの採血データを確認する．
- 狭心症や心筋梗塞などの虚血性心疾患の既往歴を確認する．
- めまいや起立性低血圧，息切れなどがある場合は，ストレッチャー搬送を考慮する．

3. 主な術中・術後合併症

虚血性心疾患の既往歴がある患者は術中に低酸素症になりやすいため，とくに注意が必要である．

❹出血傾向のある患者

1. 出血傾向とそのリスク

出血傾向があるとは，わずかな外力で，または誘因がなくても容易に出血し，かつ止血しにくい状態のことをさす．出血傾向となる要因としては大きく分けて，「疾患によるもの」と「薬剤の使用によるもの」とがある．

疾患によるものには，肝疾患，先天性血小板減少症や特発性血小板減少性紫斑病（ITP：idiopathic thrombocytopenic purpura）があげられる．薬剤の使用によるものには，抗凝固薬や抗血小板薬の服用があげられる．

出血傾向があると，凝固能が低下し，術中出血が増加して，それによって循環不全を引き起こしたりDIC（播種性血管内凝固症候群）になったりするなどのリスクがある．

2. 肝疾患による出血傾向のある患者

凝固因子のほとんどは肝臓でつくられている．肝炎や肝硬変などの肝機能障害がある場合，凝固因子が不足し出血傾向となる．止血能が低下し，大量出血に伴う循環不全に陥るおそれがあるので，大量出血への対策を立てておくことが重要である．

〈観察ポイント〉

・PT，PT–INRの値．

・フィブリノゲンの値．

・輸血の確保があるか．

3. 血小板異常による出血傾向のある患者

先天性血小板異常（減少）やITPに対しては，術直前に血小板輸血を行う場合がある．

以前は，輸血製剤に含まれる白血球が発熱や急性肺障害，サイトメガロウイルス感染症を引き起こすと考えられていたため，血小板輸血を行う際は必ず専用の白血球除去フィルタつきの輸血セットを使用しなければならなかった．しかし，2004年以降，製剤段階で白血球数を定められた基準以下に低減できるようになり，現在では白血球除去フィルタつき輸血セットの使用は推奨されていない[1)]．

〈観察ポイント・評価ポイント〉

・PTの延長があるか．

・APTTの延長があるか．

・PLT，RBC，WBC，Hb，Htの値．

・術前に血小板輸血を行ったか．

4. 薬剤の使用による出血傾向がある患者

脳梗塞や心房細動の既往歴がある場合，血栓を生じさせないよう抗血栓薬（抗凝固薬や抗血小板薬）を服用している．

抗血栓薬については手術などの観血的処置に際して，その作用時間を考慮して，施設ごとに休薬期間を設けていることが多い．術前に，ガイドラインに基づいて抗血栓薬を内服している術前患者が確実に休薬できているかどうかを確認する必要がある．また，抗血栓薬を休薬したことにより，患者は血栓が生じやすくなるため，術前と術後を比較して既往症の程度の変化を観察することが重要となる．高齢化に伴い，近年，これらの疾患を抱えて手術を受ける患者が少なくないため注意が必要である．

〈観察ポイント〉

・PT，PT–INR，APTT，出血時間の値．

・休薬の状況はどうか．

　a. 抗凝固薬（ワルファリン）服用患者→手術の３～５日前に休薬し，PT–INRを1.5以下とする．

　b. 抗血小板薬（アスピリン）服用患者→手術の7日前に休薬する．

　c. 抗血小板薬（シロスタゾール）服用患者→手術の3日前に休薬する．

・術前，術後を比較して麻痺症状の出現や悪化，脳梗塞症状の有無．

・術前，術後を比較して心電図上に虚血性の変化はないか，胸部症状はないか，心筋梗塞症状の有無．

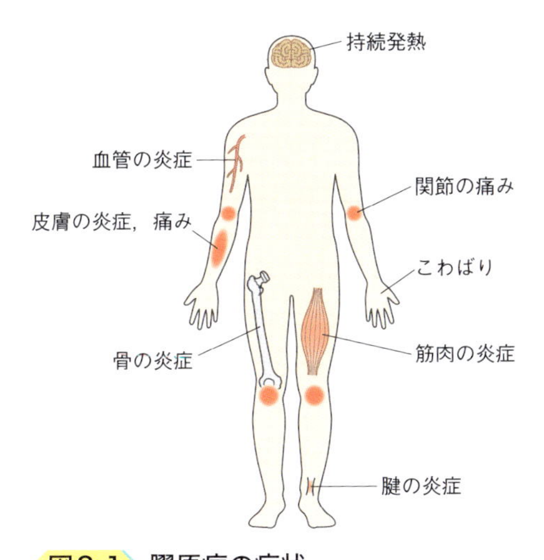

図3-1 膠原病の症状

3 膠原病をもつ患者の術前評価とケア

❶膠原病と周術期管理

膠原病とは，関節リウマチ，全身性エリテマトーデス(SLE)，強皮症，皮膚筋炎などの皮膚や血管，筋肉，骨，腱に炎症が起こる病気の総称である．全身に炎症が起こるため，関節や皮膚の痛みやこわばり，持続する発熱などの症状が出る(図3-1)．原因は不明であり，治療はほとんどが対症療法となる．

代表的な治療薬剤として，ステロイドと免疫抑制薬があげられる．膠原病を既往歴にもつ患者の手術を担当する際は，これらの薬剤が及ぼす患者への影響は何か，全身の炎症やこわばりが麻酔導入時や手術進行時にどのような影響を与えるかを考えなければならない．

❷情報収集

併存疾患として膠原病をもつ患者の手術の際には，以下のような情報を収集する．

①血液検査データ

Hb，アルブミン(Alb)，総タンパク(TP：total protein)，総コレステロール(TC：total cholesterol)，血清鉄(sFe：serum iron)など．

②身体所見

関節可動域，骨突出の有無，麻痺の型，拘縮や変形の程度，皮膚潰瘍の有無など．

③薬剤

ステロイド，免疫抑制薬，抗凝固薬，NSAIDsなど使用薬剤と休薬状況．

❸ステロイドとは

1. ステロイドの特徴

膠原病の治療に使われるステロイドには，「抗炎症作用」と「免疫抑制」という2つの大きな作用がある．症状の重症度や進行程度によって，ステロイドの用法や投与期間が異なる．ステロイドを大量に服用している場合，自己の免疫機構が抑制され，患者は易感染状態にある可能性がある．

一方，長期にステロイドを服用している患者は，自ら副腎皮質ホルモン(ステロイド)を分泌する能力が低下するため副腎が萎縮していることがある．副腎には，手術などのストレスを受けた際，副腎皮質ホルモン(ステロイド)を放出し，身体のバランスを保つという役割がある．副腎が萎縮し正常に機能しないということによって，術前や術中，どのようなことに注意しなければならないかを事前に知っておく必要がある．

2. ステロイド服用による影響

副腎の萎縮により，副腎不全となった場合，術中循環障害を起こして致命的となる可能性もある．そのため，術前にステロイドをどのくらいの量・期間，使用しているのかを確認し評価する．また，手術直前にステロイドの補充を行う急性期補充療法(ステロイドカバー)を行うかどうかを確認する．

術中，副腎不全に陥った場合は迅速な対応が求められるため，どのように治療が進行するか知っておく必要がある．

〈観察ポイントとケア〉

- ステロイドの服用量，服用期間(多い・長いは注意)．

・術直前のステロイドカバーの実施．
・手術室内のステロイド製剤の種類の把握．
・副腎不全の治療（ショックバイタル）の確認をしておく．
　a.即効性のステロイドの投与．
　b.補液を行い，循環保持と電解質補正を行う．血中ホルモン測定の結果は待たずに，早期にステロイド投与が必須となる．

④膠原病の患者

1. 膠原病とそのリスク

膠原病の中でも関節リウマチ患者が最も多く，手術を受ける患者が合併している可能性の高い疾患である．

関節リウマチ患者は関節症状があるため，体位の制約がかかる場合が多く，骨折リスクも高い．したがって，術中の体位や気道確保に注意を要する．術前訪問時には関節症状がある部位や可動域を把握し，どのような体位をとるとよいかを検討する．

1）体位

慢性関節リウマチ患者は，関節が拘縮していることがある．しかし，全身麻酔下で筋弛緩薬を使用すると，意識があるときよりも可動域が広がることが予想される．このとき，無理に関節を動かしてしまうと術後疼痛の原因となりうる．長期のステロイド剤の服用により骨粗鬆症を合併していることもあるため，最悪の場合骨折させてしまうおそれがある．

術者が手術体位を重視するあまり患者の可動域を軽視してしまわないよう，手術室看護師は患者の代弁者となって身体保護を行う．また，皮膚の炎症がある患者は，炎症を繰り返している部分がびらん，出血しやすい状態にある．術中体位による摩擦や覆布固定用のテープをはがす際は十分注意する．

〈観察ポイント・評価ポイント〉
・術前の関節拘縮の程度，関節可動域，疼痛の有無，手術体位がとれるか．
・術前の皮膚状態，びらんや潰瘍の有無．
・皮膚保護剤，体圧分散効果のあるマットレス（テンピュール®やソフトナース®）の使用．
・テープ類はやさしくはがす．

2）気道確保

頸椎可動域に制限がある場合は挿管が困難となるため，術前の確認が必要となる．

〈観察ポイント・評価ポイント〉
・頸椎可動域はどのくらいか．
・挿管方法について事前に麻酔科医と相談しておく．
・意識下挿管やビデオ喉頭鏡（エアウェイスコープ®やグライドスコープ®）の準備をしておく．

2. 主な合併症とそのケア

膠原病患者は，その病態や症状，治療の影響によって術中のリスクを抱え，さまざまな合併症が生じる可能性がある．術後合併症が起こさないよう，手術のリスクを評価し，それに基づき適切な処置を行うことが重要である．

以下に，膠原病患者に生じうる主な合併症別に，注意点，観察ポイント，評価ポイントなどを述べる．

1）呼吸器合併症

長期ステロイド服用による免疫抑制で，易感染状態となる．気道感染時に麻酔を行うと，肺炎や無気肺などの呼吸器合併症を起こしやすくなるため，術前に感染状態でないことを確認する．

〈観察ポイント・評価ポイント〉
・採血データでの炎症所見
　WBC増加，C反応性タンパク（CRP：C-reactive protein）上昇．
・胸部X線写真での炎症所見
　シルエットサイン陽性；心臓や横隔膜など臓器の境界が不明瞭になっていないか．

2）腎障害

腎障害が，全身性エリテマトーデス（SLE：systemic lupus erythematosus），強皮症，関節リウマチやシェーグレン症候群でみられることがある．膠原病患者は長期にNSAIDsを使用していることも多く，腎障害をきたしている場合がある．

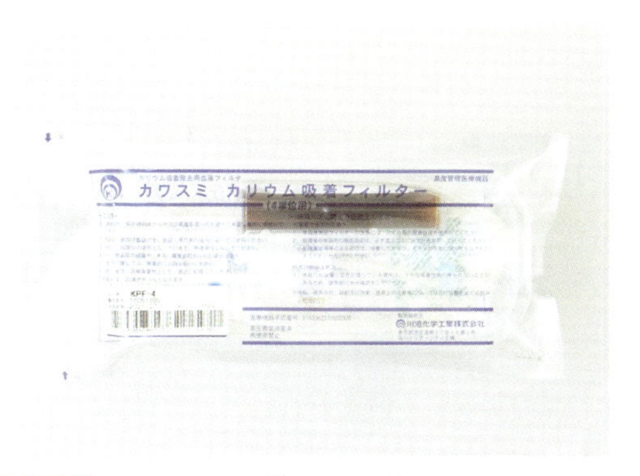

図3-2 カリウム吸着フィルタ

〈観察ポイント・評価ポイント〉
・術前の尿量.
・血液検査データ.
血中尿素窒素(BUN：blood urea nitrogen), クレアチニン(Cr), ナトリウム(Na), カリウム(K), クロール(Cl).
・術中の尿量.
時間尿でどれくらい出ているか.

3)凝固の障害

全身の慢性的な炎症があることで, 貧血をきたしていることがある. 出血が予想される術式や, 長時間手術などでは輸血が必要になるかもしれない. さらに術中に輸血をしたことで, 思わぬ血中カリウム上昇をきたすことがあるため, カリウム吸着フィルタ(図3-2)を準備しておくことも大切である.

また, 主にSLEでは血栓が産生されやすくなることがあるので血栓症に注意する.

〈観察ポイント・評価ポイント〉
・術前の貧血状態(Hb, MCV, Ht).
・術式によっては輸血の確保はあるか.
・カリウム吸着フィルタの準備はあるか.

4 呼吸器系疾患をもつ患者の術前評価とケア

❶呼吸器疾患と周術期管理

呼吸器疾患のなかでもとくに周術期への影響が大きいものとして, 慢性閉塞性肺疾患(COPD：chronic obstructive pulmonary disease), 気管支喘息, 急性上気道炎などの併存疾患があげられる.

麻酔には呼吸機能の術前評価が重要となるため, 術前の呼吸機能評価とそれに基づく適切な管理が, 術後合併症の予防や離床促進にもつながる.

❷情報収集

合併症として呼吸器系疾患をもつ患者の手術の際には, 以下のような情報を収集する.

①現病歴
②既往歴
③喫煙歴
1日あたりの本数・喫煙年数, 最近の上気道症状.
④気管支喘息発作の有無
発作の引き金・発作の頻度・最終発作・使用薬剤など.
⑤胸部X線検査
⑥病棟での経皮的酸素飽和度(SpO_2)記録
⑦呼吸機能検査
→肺換気障害を評価する(p.33図1-7参照).
⑧動脈血ガス分析
⑨血液検査
⑩ヒュー・ジョーンズ(Hugh-Jones)分類(表3-2)
→呼吸機能評価に有用.
⑪修正MRC (Medical Research Council)の息切れスケール質問票(表3-3)
⑫内服薬の内容

❸慢性閉塞性肺疾患(COPD)の患者

1. COPDとそのリスク

COPDとは従来, 慢性気管支炎や肺気腫とよばれていた病気の総称であり, 喫煙歴のある患者が多い. 気流閉塞(1秒量の低下)・肺の過膨張により, 労作時の呼吸困難や慢性的な咳・喀痰などの症状があり, 喘鳴がみられることもある.

また合併して, 虚血性心疾患・不整脈がみら

表3-2 ヒュー・ジョーンズ(Hugh-Jones)分類

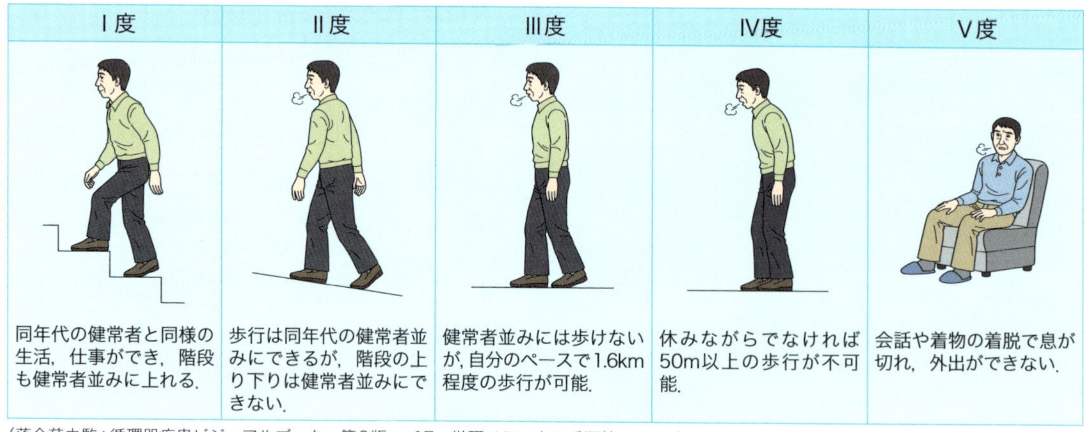

I度	II度	III度	IV度	V度
同年代の健常者と同様の生活，仕事ができ，階段も健常者並みに上れる.	歩行は同年代の健常者並みにできるが，階段の上り下りは健常者並みにできない.	健常者並みには歩けないが, 自分のペースで1.6km程度の歩行が可能.	休みながらでなければ50m以上の歩行が不可能.	会話や着物の着脱で息が切れ，外出ができない.

(落合慈之監：循環器疾患ビジュアルブック，第2版，p17，学研メディカル秀潤社，2017)

表3-3 修正MRC息切れスケール質問票(日本COPD対策推進会議編)

グレード分類	あてはまるものにチェックしてください(1つだけ)	
0	激しい運動をしたときだけ息切れがある.	□
1	平坦な道を早足で歩く，あるいはゆるやかな上り坂を歩くときに息切れがある.	□
2	息切れがあるので，同年代の人よりも平坦な道を歩くのが遅い，あるいは平坦な道を自分のペースで歩いているとき，息切れのために立ち止まることがある.	□
3	平坦な道を約100m，あるいは数分歩くと息切れのために立ち止まる.	□
4	息切れがひどく家から出られない，あるいは衣服の着替えをするときにも息切れがある.	□

呼吸リハビリテーションの保険適用については，旧MRCのグレード2以上，すなわち上記修正MRCのグレード1以上となる.

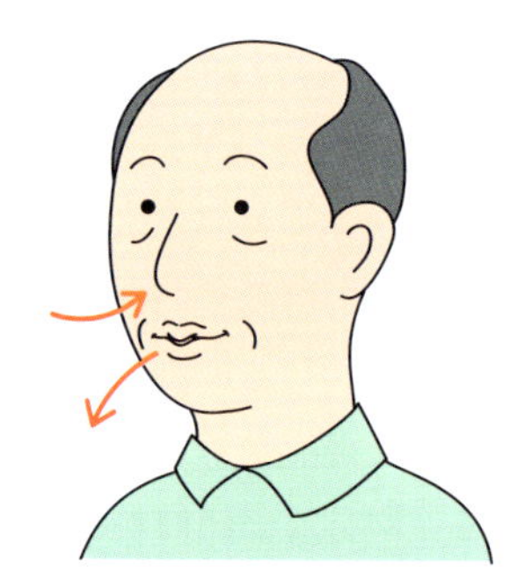

鼻から息を吸い，口をすぼめながらゆっくりと吐き出す呼吸法．呼気は吸気の2～5倍の長さがよいとされる.

図3-3 口すぼめ呼吸

(東京訪問看護ステーション協議会編：在宅看護ビジュアルナーシング，p110，学研メディカル秀潤社，2016)

れることが多い．肺気腫の場合は肺胞が脆弱化しており，気道内圧上昇による気胸・皮下気腫を起こす危険性がある.

COPDの特徴としては，呼気が終了しないうちに末梢の気道や閉塞肺胞内に呼気が取り残されるエアトラッピング(空気とらえ込み)を起こしやすいことがある．また，呼吸中枢機能でも慢性的なCO_2の蓄積に順応しており，CO_2が上昇しても換気量が抑制されてしまうことによって麻酔薬などによる呼吸抑制が強く現れやすい.

2. ケアのポイント

・喫煙は，気道の過敏性の亢進や分泌物増加などで肺合併症を引き起こす危険性がある．機能や症状が改善されるには本来4～6週間の禁煙期間が必要であるが，酸素供給は2日間の禁煙でも改善するといわれている[2]．術前に，禁煙ができているかを確認することも重要である.

・Hugh-Jones分類や修正MRC息切れスケール質問票などを用いて，周術期・術後の呼吸予備能力や術後のリスク評価を行う．また，低酸素血症，高二酸化炭素血症による頻脈・不整脈をきたすことがあるので，心電図変化も含めて観察をする．
・肺の過膨張で横隔膜が平坦となり，呼吸の仕事量が増大することから，呼気時の気道閉塞を防ぐために口すぼめ呼吸（図3-3）などの説明を行う．
・患者は手術に対する不安などによって精神的に不安定になりやすいため，患者の状態に合わせて傾聴をしながら説明をしていく．
・前述のように麻酔，鎮痛薬による呼吸抑制が現れやすいため，麻酔覚醒時にはとくに注意する．

❹気管支喘息疾患の患者

1. 気管支喘息とそのリスク

気管支喘息は気道の炎症やさまざまな刺激に対する気道過敏性を特徴とするため，手術や麻酔・挿管などによるストレスから喘息の急性増悪となりやすい．

また，喘息の中には，NSAIDsで誘発されるアスピリン喘息（NSAIDs過敏喘息）といわれるものがあるため，解熱鎮痛薬の使用には注意が必要である．

必要な術前準備（吸入治療など）に関して，呼吸器内科にコンサルトされていることを確認する．

2. ケアのポイント

・喫煙者では喫煙歴を確認し，禁煙がなされていないときはその必要性を説明し，禁煙を促すことが重要である．
・周術期のさまざまな処置により喘息発作や気管支攣縮が起こってしまった場合に使用できるよう，手術室入室時に常用の気管支拡張薬が準備されていることを確認をする．
・喘息発作を誘発させてしまう薬剤は使用しないよう，あらかじめ確認をしておく．
・主な禁忌薬剤には，バルビツール酸系薬剤（ラボナール®，イソゾール®），モルヒネ塩酸塩，ネオスチグミン硫酸塩がある．NSAIDsには，インドメタシン（インダシン®），ロキソプロフェンナトリウム水和物（ロキソニン®），ジクロフェナクナトリウム（ボルタレン®），フルルビプロフェンアキセチル（ロピオン®）などの薬剤がある．

5 循環器疾患をもつ患者の術前評価とケア

❶循環器疾患と周術期管理

虚血性心疾患の増加に伴い，虚血性心疾患を有している患者の手術が増え，周術期の心血管系の評価と管理が重要となっている．また，周術期には麻酔薬の効果による循環抑制や出血などに伴う大きな循環変動がみられるため，患者のリスクを適切に判断し対策をとる必要がある．

❷情報収集

併存疾患として循環器系疾患をもつ患者の手術の際には，以下のような情報を収集する．

①現病歴
②既往歴
③血液検査
④心電図検査
⑤胸部X線検査
⑥心臓超音波検査
⑦心臓カテーテル検査
⑧負荷心電図検査
⑨薬物療法の有無
⑩NYHA（New York Heart Association）分類（表3-4）による日常生活の運動耐性の評価
⑪ ASA（American Society of Anesthesiologists）全身状態分類（表3-5）による術前状態の評価
⑫日常の血圧値（日内変動）
⑬患者の胸部症状など
⑭フォレスター（Forrester）分類（血行動態分類）（図3-4）による血行動態の評価

表3-4 NYHA分類

I度	心疾患はあるが，日常の活動では疲れ，動悸，呼吸困難，または狭心発作を起こさない．
II度	安静時は無症状だが，日常の活動で疲れ，動悸，呼吸困難，または狭心発作を起こす．
III度	安静時は無症状だが，軽度の日常の活動で疲れ，動悸，呼吸困難，または狭心発作を起こす．
IV度	安静時にも心不全または狭心症状があり，軽度の活動で症状が悪化する．

表3-5 ASA全身状態分類

クラス I	健常患者
クラス II	軽度の全身疾患をもつ 中等度肥満，高齢，食事制限の糖尿病，軽症高血圧，慢性肺疾患
クラス III	活動を妨げる高度の全身疾患をもつ 病的肥満，高度に制限される心疾患，狭心症，陳旧性心筋梗塞，インスリン依存性糖尿病，中等度～高度の肺疾患
クラス IV	ほとんど寝たきりの，生命を脅かす全身疾患をもつ 心不全を伴う器質的心疾患，不安定狭心症，難治性不整脈，高度の肺・腎・肝・内分泌疾患
クラス V	手術なしでは24時間も生存しない瀕死の状態 ショックを伴う大動脈瘤破裂，高度の肺梗塞，脳圧亢進を伴う頭部外傷

❸高血圧の患者

1. 高血圧とそのリスク

近年の高齢化に伴い，高血圧患者は増加している．高血圧患者は動脈硬化が進行していることがあり，また，麻酔薬による循環抑制や術中の出血で，術中に血圧変動を起こしやすい．

脳・心臓・腎臓・肝臓などの主要臓器には，血圧の変動があっても一定の血流を保つ自動調節機能があるが，高血圧患者の場合は血圧が高めに機能するよう自己調節されることから，低血圧になった際に臓器の血流が低下してしまうため注意が必要である．

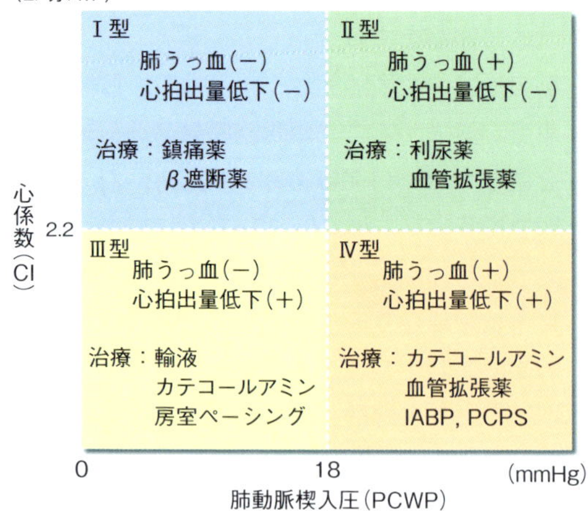

図3-4 フォレスター（Forrester）分類に基づく治療法の選択

内頸動脈狭窄症の患者の場合，脳灌流圧を保つため脳血管が拡張しており，自動調節機能が欠如している場合があるので注意が必要である．また，糖尿病・脳血管疾患の急性期は，自動調節機能が障害されている．

高血圧の患者は，循環が不安定になりやすい．また，病歴が長期にわたる場合は，左心室肥大・虚血性心疾患を患っていることがあるので，総合的な心機能評価も必要である．

喫煙している患者は，ニコチンがカテコールアミンを増やすことから，術中高血圧となり脳出血などの合併症を引き起こす可能性もある．

2. 高血圧患者の服用薬

高血圧患者は，カルシウム拮抗薬・アンジオテンシンII受容体拮抗薬(ARB)・アンジオテンシン変換酵素阻害薬(ACE阻害薬)・β遮断薬・α遮断薬・冠拡張薬・利尿薬などを服用している．

ARB・ACE阻害薬を手術当日まで服用すると，術中に重篤な血圧低下を起こす頻度が増加し低カリウム血症を起こしやすくなるため，手術当日は中止する必要がある．

血圧コントロールが不良な患者の場合，手術によってβ遮断薬を突然中断することにより高血圧や心筋虚血などのリバウンド現象を起こすことがあるので，手術当日まで服用が必要である．

3. ケアのポイント

- リバウンド高血圧を起こしやすいCa拮抗薬・β遮断薬などの降圧剤の服用の有無を確認する．
- 術前の血圧が十分にコントロールされているのかなど，平常時の血圧値(日内変動)を把握する必要がある．
- 内服薬の種類に応じて，手術当日の服薬・休薬を確認する．
- 異常時は12誘導心電図での波形で確認する．
- 喫煙歴(1日あたりの本数・喫煙年数)，禁煙状況を確認する．
- 手術に対する不安や緊張は高血圧増悪につながるため，精神的なケアも重要である．

❹虚血性心疾患・弁膜症疾患の患者

1. 虚血性心疾患・弁膜症患者とそのリスク

- 虚血性心疾患を有する患者は，周術期心筋梗塞(PMI：perioperate myocardial infraction)のリスクが高くなる．
- 心筋梗塞の既往がある場合，周術期に再梗塞を起こす危険性がある．
- 弁膜症のなかでも重症大動脈狭窄症(AS：aortic stenosis)は，手術に大きなリスクがある．術前検査で重症度の把握をすることが重要である(表3-6)．
- 左室駆出率(EF)が40％以下であると，周術期に合併症が起こる可能性が高くなる[3)]．

2. ケアのポイント

- 入院生活のストレス・手術・麻酔・脱水・貧血・出血・疼痛などから高血圧や頻脈となり，酸素消費量の増大・供給量の低下を引き起こすことがある．
- 12誘導心電図が有用である．術前の心電図波形と虚血時の心電図波形の特徴を知っておく必要がある．
- 心臓カテーテル検査(心臓機能評価＝AHA〔American Heart Association〕の冠動脈区域分類〔図3-5〕，心臓の形態と冠状動脈狭窄・閉塞部位と程度＝狭心症のCCS〔Canadian Cardiovascular Society〕分類〔表3-7〕，冠血流状態・側副血行路の発達度の評価＝TIMI〔Thrombolysis in Myocardial Infarction〕分類〔表3-8〕など)の確認，経皮的冠動脈形成術(PCI：percutaneous coronary intervention)の有無を確認する．
- 心臓超音波検査における収縮力＝EFやフランク・スターリング(Frank-Starling)曲線(図3-6)，左室造影における左室壁運動の視覚的評価法(図3-7)などの確認をする．
- 麻酔導入時，十分な動脈圧と前負荷，体血管抵抗を維持する．洞調律を保つことが重要であるため，モニタでバイタルサインの確認を行う．

表3-6 大動脈弁狭窄症の重症度評価

	軽度	中等度	高度
連続波ドプラ法による最高血流速度(m/s)	＜3.0	3.0〜4.0	≧4.0
簡易ベルヌイ式による収縮期平均圧較差(mmHg)	＜25	25〜40	≧40
弁口面積(cm^2)	＞1.5	1.0〜1.5	≦1.0
弁口面積係数(cm^2/m^2)	−	−	＜0.6

❺不整脈の患者

1. 不整脈とそのリスク

不整脈の原因として，加齢，高血圧，虚血性心疾患，弁膜症などの疾患がある．

心房細動は，塞栓症のリスクがあるため，ワルファリンカリウムの抗凝固療法を行っていることがあり，周術期の出血性合併症のリスクが高まる．周術期に向けてヘパリン持続点滴に変更し，抗凝固のコントロールを行っていることもある．

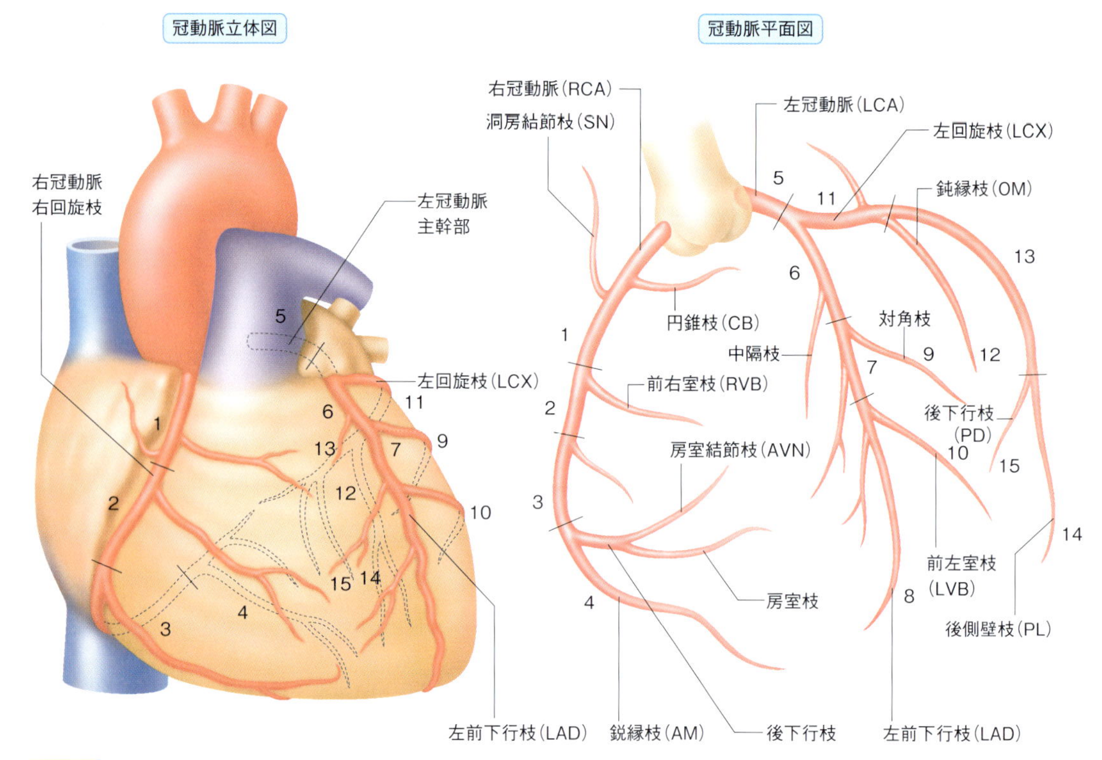

図3-5 AHAの冠動脈区域分類

(落合慈之監：循環器疾患ビジュアルブック，p132，学研メディカル秀潤社，2010)

表3-7 狭心症のCCS分類

Ⅰ度	日常の身体活動(歩行，階段を上るなど)では発作は起こらない．しかし，仕事やレクリエーションにおいて激しく，あるいは急速に，もしくは長時間動くと狭心症状が起こる．
Ⅱ度	日常の活動においてわずかに制限がある．急ぎ足での歩行もしくは階段の上昇時，坂道を上るとき，食後・寒気の中・強風の中・感情的ストレスがあるとき・起床後数時間以内の歩行あるいは階段の上昇など．また，平地を2ブロック以上歩くときや，普通の階段を平常のスピードで1階分以上上るときなどにも発作が起こる．
Ⅲ度	日常の身体活動に著しい制限がある．平地を1～2ブロック歩行する，普通の階段を平常のスピードで1階分上るときなどに発作が起こる．
Ⅳ度	日常のどのような身体活動においても不快感がある．狭心症状が安静時にもある．

(Campeau Lucien: Grading of angina pectoris. Circulation 54: 522-523, 1976, Canadian Cardiovascular Society: Guidelines and Position Statements Library. Angina pectoris, a CCS Grading Scale. https://www.ccs.ca/images/Guidelines/Guidelines_POS_Library/Ang_Gui_1976.pdf〔2019年2月15日検索〕をもとに作成)

2. ケアのポイント

・術前心電図から上室性，心室性，ブロック，致死的不整脈，頻脈，徐脈などの不整脈の種類を確認をする．

・致死的不整脈に移行しやすい不整脈には，あらかじめ除細動器の準備を行う．

・不整脈の既往に加え，心拍出量が低下している患者の場合は心不全を起こしやすいため，心機能と水分バランスの確認をしておく必要がある．

・抗凝固薬の種類，投与量，休薬時間，血液データ(PT-INR，APTT)などの確認を行う．

→抗凝固療法を行っている患者は，脊髄くも膜下麻酔・硬膜外麻酔施行による脊椎硬膜外血腫・くも膜下血腫の危険性があるため，休薬期間の確認が必要である．

表3-8 TIMIリスクスコア

①年齢(65歳以上)
②3つ以上の冠危険因子(家族歴，高血圧，高脂血症，糖尿病，喫煙)
③既知の有意な(>50%)冠動脈狭窄
④心電図における0.5mm以上のST偏位の存在
⑤24時間以内に2回以上の狭心症状の存在
⑥7日間以内のアスピリンの服用
⑦心筋障害マーカーの上昇
該当するリスクの数を加算する

(Antman EM, et al: The TIMI risk score for unstable angina/non-ST elevation MI: A method for prognostication and therapeutic decision making. JAMA 284 (7) : 835-842, 2000.)

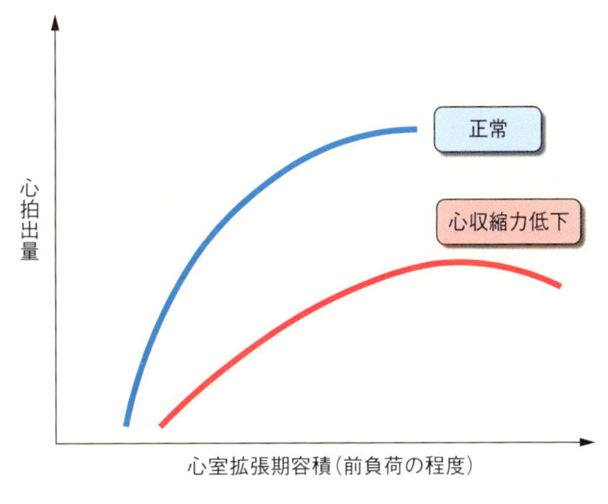

図3-6 Frank-Starling曲線

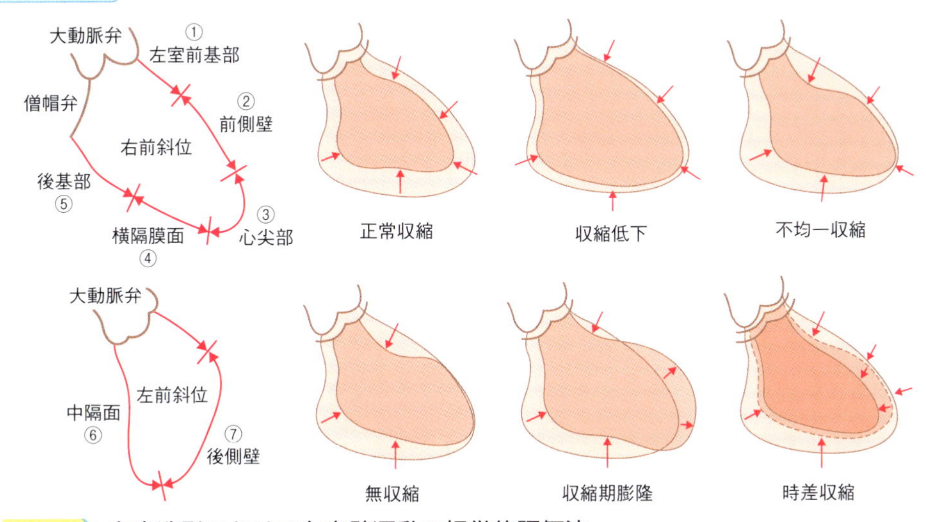

図3-7 左室造影における左室壁運動の視覚的評価法
(福島理文ほか：心臓カテーテル検査．月刊ナーシング 28 (12)：159，2008を改変)

→周術期での塞栓症発症の確認は難しいが，SpO_2，血圧のモニタなど可能なかぎり確認をする．

6 腎不全疾患をもつ患者の術前評価とケア

❶腎不全と周術期管理

腎不全には，急性腎不全(ARF：acute renal failure)と慢性腎疾患(CKD：chronic kidney disease)がある．腎不全をもつ患者の術前評価では，まず急性腎不全なのか慢性腎疾患なのかを確認する．

〈急性腎不全〉
- 障害の部位により，腎前性・腎性・腎後性に分類される．
- 急激に糸球体濾過率(GFR：glomerular filtration rate)が低下した病態で，Cr濃度の上昇・乏尿が起こる．

〈慢性腎不全[4]〉

・タンパク尿，画像診断，血液，病理で腎障害の存在が明らかである．
・GFR＜60 mL/分/1.73m²（正常値：約125mL/分）
・上記のいずれか，または両方が3か月以上持続する状態．

腎不全疾患患者が手術を受ける際には，全身麻酔による腎血流量・GFRなどの腎機能の一時的抑制と，手術による交感神経や腎循環・出血の影響を受けるので注意が必要である．

❷情報収集

①現病歴
②既往歴
③血液検査（表3-9）
・Cr，尿酸（UA：uric acid），血中尿素窒素（BUN）：GFRを反映する．CCrの測定が大変なので推算GFRが広く用いられている．
・クレアチニンクリアランス（CCr：creacinine clearance）：正確な腎機能評価．
・K値．

④尿検査（表3-9）
尿比重，尿浸透圧：腎臓の尿濃縮力．

❸腎不全の患者

1. 腎不全とそのリスク

腎臓には，腎血流を保つための自動調節機能がある．しかし，急性腎不全や重症敗血症，人工心肺使用時などでは自動調節機能が障害される．腎血流を保つことは，腎保護につながるため重要である．

また，腎臓には電解質・酸塩基平衡の維持機能がある．しかし腎不全により電解質・酸塩基平衡の補正が不十分となり，腎臓からのカリウム（K）の排泄障害が起こり，高K血症のため心電図の異常が認められることがある．

腎臓には水分維持機能があり，術前・周術期の脱水，麻酔による相対的循環血液量の不足，周術期の出血などにより腎血流量が低下すると，尿量の低下をきたす．

慢性腎疾患患者は尿の濃縮力が低下し，尿比重1.010前後，尿浸透圧280 mOsm/kg前後に固定，等張尿となる．GFR（eGFR）が約15以下では人工透析を考慮する．また，過度な輸液では体内に水分が貯留し，肺水腫・心不全など起こす危険性があるため，周術期尿量の目標を2mL/kg/時として輸液管理を行う．

また，腎機能障害の患者は，周術期の輸液・電解質・輸血・薬剤管理に問題を生じやすい．

2. ケアのポイント

・Kが7mEq/L以上になると致死的不整脈の危険性が高くなるため，血中Kの値を確認するとともに術中不整脈の有無の確認をする．
・虚血性心疾患などの合併症発生の危険があるため，術前の12誘導心電図の波形の確認と心電図モニタの記録を残し，術中と比較できるようにしておくとよい．
・腎不全の輸液・輸血管理ではKを含まないものを選択する必要があるため，輸液の種類の確認を行う．同時に，輸血投与時はカリウム吸着フィルタを使用する可能性があるので，事前に準備をしておくとよい．
・腎機能の障害の程度を知っておくことが重要である（表3-10）．

表3-9 腎機能評価検査

	検査	正常値
血液生化学検査	BUN	8.0～20.0mg/dL
	Cr	男性：0.8～1.3mg/dL 女性：0.6～1.0mg/dL （加齢に伴い低下する）
	UA	男性：3.0～7.0mg/dL 女性：2.5～6.0mg/dL
尿検査	尿比重	1.015～1.030
	尿浸透圧	200～850mOsm/kg

（落合慈之監：腎・泌尿器疾患ビジュアルブック第2版．p.77，82，学研メディカル秀潤社，2017をもとに作成）

表3-10 CKDの重症度分類

原疾患		蛋白尿区分		A1	A2	A3
糖尿病		尿アルブミン定量 (mg/日) 尿アルブミン/Cr比 (mg/gCr)		正常	微量アルブミン尿	顕性アルブミン尿
				30未満	30～299	300以上
高血圧，腎炎， 多発性嚢胞腎， 移植腎，不明， その他		尿蛋白定量 (g/日) 尿蛋白/Cr比 (g/gCr)		正常	軽度蛋白尿	高度蛋白尿
				0.15未満	0.15～0.49	0.50以上
GFR区分 (mL/分/ 1.73m^2)	G1	正常または 高値	≧90			
	G2	正常または 軽度低下	60～89			
	G3a	軽度～ 中等度低下	45～59			
	G3b	中等度～ 高度低下	30～44			
	G4	高度低下	15～29			
	G5	末期腎不全 (ESKD)	＜15			

重症度は原疾患・GFR 区分・蛋白尿区分を合わせたステージにより評価する．CKD の重症度は死亡，末期腎不全，心血管死亡発症のリスクを緑 のステージを基準に，黄 ，オレンジ ，赤 の順にステージが上昇するほどリスクは上昇する．(KDIGO CKD guideline 2012を日本人用に改変)

(日本腎臓学会編：CKD診療ガイド2012，p3，東京医学社，2012)

7 糖尿病をもつ患者の術前評価とケア

❶糖尿病と周術期管理

糖尿病は最も多い生活習慣病であり，インスリン依存性糖尿病(1型糖尿病，IDDM：insulin dependent diabetes mellitus)とインスリン非依存性糖尿病(2型糖尿病，NIDDM：non-insulin dependent diabetes mellitus)がある．

糖尿病患者は長期間にわたり血管が高血糖にさらされている状態のため，動脈硬化を伴っている．そのため三大合併症である糖尿病性腎症，糖尿病性網膜症，糖尿病性神経障害のほかに心血管障害を合併していることが多い，特に糖尿病性神経障害と虚血性心疾患を合併している患者は胸痛発生時，痛みを感じにくく発見が遅れる危険性がある．

糖尿病をもっている患者は，感染症や創傷治癒遅延をはじめとする周術期合併症を引き起こしやすい(表3-11)．そのため，グリコヘモグロビン(HbA1c)などで術前評価を行い，十分にコントロールしておく必要がある．

❷情報収集

併存疾患として糖尿病をもつ患者の手術の際には，以下のような情報を収集する．

①現病歴

②既往歴

③血液検査

血糖値，HbA1c，フルクトサミン，グリコアルブミン値(GA：glycated albumin)など．

→合併症に合わせて項目を確認する．

④尿検査

比重，尿糖，尿ケトン体，尿タンパク．

表3-11 周術期に高血糖が引き起こすおそれのある病態

・糖尿病ケトアシドーシス，高浸透圧高血糖症候群
・脳梗塞や心筋梗塞などの血管イベント
・肺炎，尿路感染症，敗血症などの重症感染症
・全身性炎症反応性症候群(SIRS)
・創傷治癒遅延，縫合不全
・急性腎不全や多臓器不全　　　　　　　　など

表3-12 術前血糖コントロール目標

・空腹時血糖値：80～140mg/dL
・食後(随時)血糖値：200mg/dL以下
・尿中ケトン体：陰性
・低血糖を避ける

(Furnary AP et al: Effect of hyperglycemia and continuous intravenous insulin infusions on outcomes of cardiac surgical procedures: the Portland Diabetic Project, Endocr Pract 10 (Suppl 2)：21-33，2004より改変)

⑤合併症の有無
⑥治療歴
　食事・運動・薬物療法など．

❸糖尿病の患者

1. 糖尿病とそのリスク

糖尿病の患者は自律神経障害が伴っていると，硬膜外麻酔などでは低血圧をきたしやすい．また，消化管の運動障害による胃内容物停滞をきたしやすい．

高血糖は，好中球やマクロファージなどの白血球機能を低下させ，感染症の罹患率を高める[5]．とくに，HbA1c（過去1～2か月間の血糖値を反映）のNGSP（national glycohemoglobin standardization program)値，フルクトサミン(過去2週間の平均的な血糖値を反映：基準値205～280μmol/L)，グリコアルブミン値(検査時の過去1か月，とくに直近2週間の平均の血糖値を反映：基準値11～16%)を確認する．HbA1cの値が高い患者の場合，術後合併症のリスクが高くなるため，術前に心機能・腎機能・脳血管などの検査が必要である．

長期にわたり高血糖にさらされた血糖値を急激に低下させることはリスクとなる．周術期は，麻酔や手術の侵襲により，耐糖能正常な患者でもインスリンの分泌低下やインスリン拮抗ホルモン(カテコールアミン，コルチゾール，グルカゴンなど)の分泌亢進などで高血糖になることがある(外科的糖尿病状態)．また，術前は絶食により低血糖の危険性がある．

2. ケアのポイント

・虚血性心疾患を合併している可能性があるため，心電図波形にも注意する．
・末梢循環障害(足背動脈の触知状態・皮膚の色調)，神経障害の有無を確認する．
・血圧の変化に注意する．
・挿管時，誤嚥のリスクが高まるため注意して観察する．
・挿管困難が予測されるため，器材類の準備をする．
・易感染状態のため，術前の細菌感染の有無を確認し，術中ライン類や創部などの感染予防と滅菌物の取り扱いに注意する．
・糖尿病存在の評価のため，検査値を確認しておく．
・糖尿病患者は，術前から血糖コントロールをより厳重に行わなければならないため，術前の血糖コントロール状況を確認しておく(表3-12)．
・低血糖症状(頻脈・発汗・動悸・ふるえなど)の有無を確認する．

引用・参考文献

1) 厚生労働省医薬食品局長通知『血小板製剤の使用適正化の推進及び「輸血療法の実施に関する指針」の一部改正について』(平成16年9月17日付薬食発第0917005号)
http://www.mhlw.go.jp/shingi/2009/02/dl/s0210-8w_0002.pdf (2019年2月15日検索)
2) 湊　弘之ほか：麻酔科医・看護師がみる呼吸器系疾患をもつ患者のアセスメントポイント．オペナーシング 27(7)：29-37，2012
3) 村井律子：循環器・血管系疾患．オペナーシング 30(7)：38，2015
4) 日本腎臓学会編：CKD診療ガイド2012，p3，東京医学社，2012
https://www.jsn.or.jp/guideline/pdf/CKDguide2012.pdf (2019年2月15日検索)
5) 日本麻酔科学会・周術期管理チーム委員会編：内分泌および代謝機能障害患者の術前評価．周術期管理チームテキスト，第3版，p376，日本麻酔科学会，2016
6) 日本麻酔科学会・周術期管理チーム委員会編：周術期管理チームテキスト，第3版，p264-267，356-380，387-400，539-540，576，日本麻酔科学会，2016
7) 峯上奈緒子編：39種類の基礎疾患・身体的特徴「なに知る？どこ看る？」速習チェック．オペナーシング 30(7)：25-54，64-68，2015
8) 小畑敬信：貧血患者のハイリスク．オペナーシング 28(9)：55-56，2013
9) NTT東日本関東病院：抗血栓薬内服休止に関する院内ガイドライン．
10) 小畑敬信：関節リウマチ・麻痺のある患者のハイリスク．オペナーシング，28 (9)：53-54，2013
11) 安江真澄：慢性閉塞性肺疾患患者のハイリスク．オペナーシング 28(9)：36，2013
12) 落合慈之監：呼吸器疾患ビジュアルブック，p175，学研メディカル秀潤社，2011
13) 安江真澄：気管支喘息患者のハイリスク．オペナーシング 28 (9)：38-40，2013
14) 安江真澄：高血圧患者のハイリスク．オペナーシング 28(9)：30-31，2013
15) 落合慈之監：腎・泌尿器疾患ビジュアルブック第2版，p72，82，2017
16) 赤眞絵美：慢性腎不全患者のハイリスク．オペナーシング 28 (9)：23，2013
17) 日比喜子：代謝系合併症．オペナーシング 30(10)：52, 2015
18) 江木盛時：糖尿病患者の周術期管理．日本臨床麻酔学会誌 32 (7)：842-847，2012
19) 仲宗根ありさ：糖尿病をもつ患者の術前評価．オペナーシング 28(2)：87-90，2013
20) 赤眞絵美：糖尿病患者のハイリスク．オペナーシング 28(9)：14-16，2013
21) 平野　勉監：糖尿病看護ビジュアルナーシング，p106-107，学研メディカル秀潤社，2015

Memo

4 高齢患者，小児患者，肥満患者の術前評価とケア

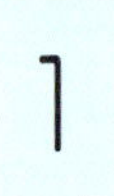

高齢患者の術前評価とケア

社会の高齢化に伴う高齢者(世界保健機関〔world health organization：WHO〕の定義では65歳以上)人口の増加と，麻酔や従来に比べて身体的負担の少ない術式，術前術後管理の進歩などが相まって，高齢者の手術が増加している．一般的に高齢者は，健康状態・臓器予備力・認知機能が低下しており，併存疾患の合併率も高く手術ストレスに対する適応力が減少している．

生活歴や病歴などによる個人差が大きく，年齢そのものよりも術前の機能的健康状態，臓器機能と予備力，併存疾患の状況などが術後転機に大きく影響する．周術期合併症の頻度は，年齢よりも術前併存疾患の数と関連するといわれており，とくに循環器系と呼吸器系の併存疾患が問題となる(表4-1)．そのため，術前の機能評価が重要である．

❶高齢者の術前評価のチェックポイント

高齢者の術前評価の主なチェックポイントは，以下のとおりである．

①日常の活動度，可動域制限の有無
②脳血管障害の既往の有無
③認知機能障害の有無
④高血圧の有無
⑤虚血性心疾患の合併の有無
⑥心不全の既往の有無・感染症(とくに肺炎)の有無
⑦嚥下障害，誤嚥の有無
⑧術前の栄養状態，BMI (body mass index)
⑨褥瘡の有無と部位

表4-1 高齢者の主な術前合併症

循環器系	高血圧，不整脈，虚血性心疾患
呼吸器系	慢性閉塞性肺疾患(COPD)，呼吸機能の低下，血液ガス異常
中枢神経系	脳血管障害
内分泌・代謝系	糖尿病
血液	貧血

❷加齢に伴う生理的変化と動態への影響

高齢者は，加齢に伴う生理的変化が手術に与える影響が大きい．そのため，主な生理的変化とその動態への影響を理解し，それに伴う手術への影響を考慮して評価を行うことが重要となる．

1. 中枢神経系

〈生理的変化〉

脳血流量の減少，脳代謝の低下，脳酸素消費量の減少，神経細胞数の減少，神経伝達速度の低下など

〈影響〉

脳血流量の減少により低酸素症に対する呼吸中枢反応が抑制され，組織への酸素運搬放出が障害される．また，全身の筋肉量の減少と合わせて基礎代謝率が低下し，術中低体温になりやすく，術後シバリングによる熱産生が起こりやすい．合わせて心仕事量が増加し，不整脈も生じやすい．

2. 循環器系

〈生理的変化〉

心拍出量の減少，収縮期血圧の上昇，末梢血管抵抗の低下，左室負荷の低下，心室コンプライアンスの低下，予備能の低下，左室収縮力の低下，駆出率の低下など．

〈影響〉

心機能の低下があると，麻酔や手術などの侵

襲時に十分な代償反応が得られず，循環不全に陥りやすい．また，刺激伝導系の変性や心筋障害により，不整脈，刺激伝導障害などの心電図異常の出現率が高い．

これらの影響によって，とくに重要臓器(脳，心臓，腎臓，肝臓など)での血流低下，低酸素状態が続けば，臓器機能が障害され重篤な合併症をきたすことになる．圧受容体反射が減弱するため，循環血液量の増減，体位変換，麻酔深度の変化や区域麻酔による交感神経遮断によって，低血圧が起こりやすい．

3. 呼吸器系

〈生理的変化〉

肺コンプライアンスの低下，肺活量の減少，PaO_2の減少，機能的残気量の減少，最大分時換気量の減少，1秒率の低下，呼吸筋弱化，ガス拡散能力の低下など．

〈影響〉

呼吸機能の低下は肺下部の無気肺をきたしやすく，肺胞でのガス交換が低下する．そのうえ，気道反射の低下から排痰能が下がり，誤嚥と術後肺炎のリスクが高まる．

4. 肝機能・腎機能

〈生理的変化〉

・肝機能：肝実質の減少，肝血流量の減少，タンパク合成能の低下，肝酵素活性の低下．
・腎機能：糸球体数の減少，腎血流量の減少，糸球体濾過(ろか)量の減少，濃縮能の低下，尿細管分泌の低下など．

〈影響〉

高齢者では通常，肝の薬物代謝が低下し，解毒時間は延長する．糸球体濾過量は若年層の60%まで減少し，腎代謝性薬物の効果が増大延長する．そのため，麻酔薬や筋弛緩薬の効果が遷延することがあるので，投薬量を減量する．

5. 認知機能

〈生理的変化〉

術前の認知症や脳血管障害の有無，身体機能の低下など．

〈影響〉

術後認知機能障害のリスクが高くなる．

6. 身体状況

〈生理的変化〉

術前の栄養状態の低下，極端なるい痩または肥満，可動域の制限など．

〈影響〉

術前の栄養状態の低下，極端なるい痩または肥満は，褥瘡発生のリスクファクターとなる．また，加齢や過去の障害による可動域の制限がある場合，手術体位の確保が困難になることもある．

無理なく体位が確保できる可動域を有しているか，可動域制限のある場合は補助具の使用は可能か，それでも困難な場合は別の体位でも手術施行は可能かどうか，術者や理学療法士を交えて検討する必要がある．

❸麻酔に関する注意点

高齢者は予備力や適応力が低下し，術後合併症のリスクも高いため，周術期ケアが重要である．また，若年者に比べて併存疾患や術前併用薬を高い確率でもち合わせているため，加齢による生理的変化によって麻酔薬の用量も変化する．加齢に伴う変化やリスクを十分に検討し，安全な麻酔管理・手術の実施が重要となる．

1. 全身麻酔

・高齢者では元来，鎮静薬や静脈麻酔薬による中枢神経・呼吸抑制が起こりやすく，薬物の代謝遅延，作用遷延が生じやすい．高脂溶性のフェンタニルは必要量が減少し，モルヒネは活性代謝産物が腎から排泄されるため，腎機能の低下した高齢者では作用が遷延しやすい．
・高齢者は心拍出量の減少，循環時間延長のためチオペンタールの作用発現が遅く，血圧低下や心拍出量の減少も著しい．吸入麻酔薬も最小肺胞濃度(MAC：minimum alveolar

表4-2 BIS値の意味

BIS値	状態
100	完全覚醒
80～90	覚醒の可能性あり
70～80	強い侵害刺激に反応
60～70	浅麻酔，健忘
40～60	中等度麻酔，意識なし
<40	深い麻酔状態
0	平坦脳波

BIS値に影響する因子
1．電気メス(単極・双極)から発生するノイズにより，BIS値が上昇
2．眼球運動，けいれん，シバリングなどで生じる筋電位(electrogram：EMG)で，BIS値が上昇
3．亜酸化窒素，ケタミンなどでは大きな数値が表示される可能性がある

(野村　実編[讃岐美智義]：周術期管理ナビゲーション．p158，医学書院，2014)

concentration)が減少し，組織への溶解度が上昇するため作用が遷延しやすい．

・肝または腎排泄型の筋弛緩薬(ベクロニウムやロクロニウムなど)の作用時間は，高齢者では延長する．

このように全身麻酔で使用される多くの鎮静薬・静脈麻酔薬・筋弛緩薬で，代謝遅延，効果の遷延がみられるため，高齢者の場合はとくにBISモニタや筋弛緩モニタなどで患者の鎮静度を確認して投与量を調節することが必要である(表4-2)．

2. 脊椎麻酔・硬膜外麻酔

・脊椎の変形や，可動域の制限による穿刺困難，合併疾患での使用薬剤(抗凝固薬など)により併存となることがある．

・脊椎麻酔では交感神経遮断のために急激な血圧低下をきたすので，補液により十分な循環血液量を保ち，穿刺直後は頻回(1回/2分)に血圧を測定し，昇圧薬の準備をしておく．

・硬膜外麻酔でも交感神経遮断が生じるが，速度は脊椎麻酔より緩徐である．局所麻酔薬は一般に若年者より少量で有効であるため，使用量に注意する．

2 小児の術前評価とケア

小児は身体的，生理的に発達の途上にあり，新生児から思春期の患者まで年齢ごとに麻酔管理も異なるため，疾患だけでなく，患児の年齢における解剖・生理学上の特徴を理解することが重要である．

また，小児の場合は基本的に，術前に親(保護者)への問診と説明が必要となる．患児が意思疎通可能な年齢の場合は，不安を与えない程度に麻酔導入までの流れなどを説明する．

❶小児の術前評価のチェックポイント

小児の術前評価の主なチェックポイントは，以下のとおりである．

①出生時の異常の有無
在胎週数，出生時体重，帝王切開の有無，帝王切開であればその理由など．

②発達遅延の有無，頭のすわり，歩行開始時期，成長曲線による評価など

③顎の大きさ，咽頭の発赤・アデノイド肥大の有無など
→挿管困難の指標となる．

④動揺歯の有無
→挿管時の歯牙損傷のリスクを予測できる．乳歯の生え変わりの時期は，とくに注意となる．

⑤既往歴
・遺伝子疾患の有無
ダウン症，小顎，骨格異常など．
・心疾患の有無
先天性心疾患，川崎病など．
・呼吸器疾患，喘息の有無
最終発作，発作の頻度，常用薬なども含む．
・アレルギーの有無
食物，薬など．
→乳児などでは発症前のアレルギー素因が判明することもある．
・複数回手術の既往
精神的フォローの必要性，局所麻酔アレル

ギーの有無，ラテックスアレルギーの有無，悪性高熱との関連など．

・神経疾患の有無
てんかん，熱性痙攣，水頭症，二分脊椎，脳性麻痺，抗痙攣薬投与など．

・血液疾患の有無

⑥感染症の有無

・急性上気道炎の有無(咳嗽，有色の鼻汁，咽頭や扁桃腺の発赤や腫脹，呼吸音)
→風邪の引きはじめや治りかけに麻酔や手術を受けると，周術期の呼吸器合併症(喉頭痙攣，気管支痙攣，無気肺，肺炎など)の頻度が高まる．

・伝染性疾患(耳下腺炎，麻疹，水痘，手足口病など)に対する接触および罹患の有無
→接触後は潜伏期間中，罹患後は全身状態と免疫能が回復するまでの４週間は，全身麻酔は避ける．

⑦熱発の有無
→自律神経が十分に発達していない小児では，環境の変化で体温が変動する(一般的に平熱は成人より高い)．そのため，発熱だけでの評価はせず，上記の症状の有無と合わせて評価する．

⑧嘔吐・下痢の有無
→上記の症状と合わせて評価する．

⑨予防接種の有無
→一般的に生ワクチン接種後４週間，不活化ワクチン接種後２週間は免疫能が低下するため，全身麻酔を受けるべきではない．

❷小児患者の生理学的特徴

小児は，成人の縮小版ではなく，年齢区分によって生理的特性は大きく異なるので，発達過程を考慮して対応することが重要である．小児の体温・呼吸・脈拍・血圧などは個人差が大きく，安定していない．例えば，正常体温は一般に成人よりも高く，突然の発熱もまれではない．また，呼吸数は成人より多く，その変動幅も大きい，などの特徴がある．

このようなことから，小児の特殊性を考慮した評価が求められる．

❸麻酔に関する注意点

小児の術前評価は麻酔を前提としている．患者の未熟性や先天性疾患の有無などによりリスクが異なり，成人よりも麻酔のリスクが大きいためとくに注意が必要である．

1. 全身麻酔

小児の全身麻酔では，成人とは回路，バッグ，チューブサイズなどが異なるため，注意が必要である(表4-3)

多くの患児にとって，親から離れて手術室にいるだけでも多大なストレスになる．入室後は，できるだけすみやかに麻酔導入を行うことが望ましい．

意思疎通が困難，不安・恐怖が強く処置への拒否感が強いなどの理由により覚醒状態でのルート確保が困難で，末梢ラインを確保されて

表4-3 小児の気管チューブサイズ

	気管内挿管チューブサイズ(mm)	経口挿管固定の長さ(cm)
新生児	2.5～3.0	9～10
1～5か月	3.0～3.5	10
6か月～1歳	3.5～4.0	11
1歳	4.0～4.5	12
2～3歳	4.5～5.0	13
4～5歳	5.0～5.5	15
6～7歳	5.5～6.0	16
8歳	6.0～6.0カフ付	17

いない患児は，吸入麻酔薬による緩徐導入(slow induction)を行う．マスク換気下に意識が消失したら末梢ラインを確保し，必要に応じて筋弛緩薬，静脈麻酔薬を投与する．

吸入麻酔薬のセボフルランは特有のにおいがあるため，患児に拒否されることがある．術前診察のときに患児の好きな香りを聞いておき，マスクにエッセンスで香りをつけておくなどの工夫が必要である．

小児では，体重あたりの体表面積が大きいこと，体温調節機能が未熟であることなどから放射による熱喪失が大きく，体温が環境温度に左右されやすい．熱喪失を最小限に防ぐため，①室温を27～28℃に上げる，②入室前から手術台を温めておく，③露出を最小限にするよう術野以外はタオルや保温シートでおおう，などの対策する．

一方，小児ではうつ熱による高体温も生じやすいため，術中は体温モニタを観察して被覆材や環境温の調整を行う．

抜管は，従命反応がないことが多いため自発呼吸，咳嗽反射，体動の出現を確認してから行う．

小児では，麻酔覚醒時に「覚醒時興奮」とよばれる興奮状態となることがある(第6章「2. 術後合併症予防とケア⑤術後せん妄」〔p.181〕を参照)．狭い手術台の上での激しい体動は，転落やドレーン・カテーテル抜去の危険を伴う．安全確保のため抑制や鎮静が必要となるが，過度な抑制は患児にとってトラウマともなりうるストレスのため，覚醒後はすみやかに転落の危険の少ない病棟ベッドに移し，転落防止柵を上げて抑制を最小限にする．

リカバリールームに入室する頃合いをみて，家族を呼んでおくなどの工夫をする．

2. 脊椎麻酔・硬膜外麻酔

患者と意思の疎通がはかれない，患者の協力が得られない場合は禁忌となるため，小児への使用は避けたほうがよい．

❹患児・親(保護者)への説明

患児が意思疎通可能な年齢の場合は，過度な不安を与えないように麻酔導入までの流れなどを説明する．麻酔を受けることを受け入れている患児・家族への説明はもちろんのこと，低年齢・発達の遅れがあるなどのため意思疎通が難しい患児の場合は，家族に対して麻酔とそのリスクの説明を行い，同意を得る必要がある．また，術後の鎮痛やICU管理などについての説明も必要である．

多くの患児は麻酔を行われることや家族と離れることへの不安を抱いているが，家族の麻酔に対する理解と不安の軽減が得られると患児にもよい効果が期待できることもあるため，十分な説明が大切である．

3 肥満患者の術前評価とケア

「肥満」とは，身体に脂肪が過剰に蓄積された状態のことである．肥満であるかどうかは体脂肪量によるが，体脂肪量を測る簡便な方法がないため，指標としてBMIが世界的に広く用いられている．

WHOによる肥満の判定基準はBMI 30以上が肥満であるが，日本ではBMI 25以上を肥満としている．これは日本肥満学会が定義した基準で，日本人はBMI 25を超えたあたりから耐糖能障害，脂質異常症，高血圧，脳卒中，冠動脈疾患といった合併症の発症頻度が高まる．

❶肥満患者の術前評価のチェックポイント

肥満患者の術前の主なチェックポイントは，以下のとおりである．

①肥満度の評価
　→BMI≧35で重症加算となる「病的肥満」，BMI≧25で「肥満」と評価する(表4-4)．
②高血圧の合併の有無
　→肥満患者の50～60％にみられる．

表4-4 肥満度分類

BMI	判定
18.5以下	低体重
18.5～25未満	普通体重
25～30未満	肥満(1度)
30～35未満	肥満(2度)
35～40未満※	肥満(3度)
40以上※	肥満(4度)

※病的肥満

③糖尿病の合併の有無
→非肥満患者に比べ，合併率が3～4倍と高い．
④虚血性心疾患の合併の有無
→BMI≧25でリスクが増大する．
⑤肝障害の合併の有無
→肥満患者の90％に脂肪肝などの組織学的異常がみられる．
⑥睡眠時無呼吸症候群の有無
→患者本人は自覚がないこともあるため，家族への問診も重要となる．
⑦肥満低換気症候群の有無
⑧閉塞性・拘束性呼吸障害の合併の有無
→呼吸機能検査(スパイロメトリ)で確認する．
⑨気道確保困難・挿管困難の可能性
→非肥満患者に比べ，挿管困難率が6～7倍と高い．
⑩深部静脈血栓・肺塞栓症のリスク
→非肥満患者に比べ，リスクが2倍と高い．エコー・D-ダイマー検査で確認する．
⑪術前術後の抗凝固療法の予定のチェック
⑫逆流性食道炎の合併の有無
⑬術中の体位

❷手術による肥満患者の生理的特徴

肥満患者は，非肥満患者に比べて生理的特徴が手術に与える影響が大きく合併症などのリスクが高いため，とくに注意が必要である．そのため，主な生理的特徴と手術によるリスクを理解し評価を行うことが重要となる．

1. 循環器系

〈生理的特徴と注意点〉

・酸素消費量の増加に伴う循環血液量の低下，心拍出量の増加．
・左室機能の低下．
・代謝需要の増加による酸素消費量の増加，二酸化炭素産生量の増加．
・高血圧，高脂血症，加齢と相まった虚血性心疾患・心不全のリスクが高い．
・とくに睡眠時無呼吸症候群患者の肺高血圧～右室機能障害のリスクが高い．
→労作時呼吸困難，易疲労感，失神，下腿浮腫などがみられる．
→術中は，肺血管収縮で肺高血圧が悪化するため，低酸素血症，高二酸化炭素血症を避ける．
・心室性不整脈の発生頻度が高い．
・深部静脈血栓のリスクが高い．
→事前に評価をしておく．
→虚血性心疾患，肺塞栓症，心不全発生に留意する．

2. 呼吸器系

〈生理的特徴と注意点〉

・人工呼吸では気道内圧が上昇するため，胸郭コンプライアンスの低下．
・機能的残気量(FRC：functional residual capacity)の低下．
→仰臥位，全身麻酔中では容易にクロージングキャパシティ (CC：closing capacity)を下回り，末梢気道閉塞による無気肺の発生や換気血流不均等，肺内シャントの増加による低酸素血症を生じる．麻酔によりFRCは50％低下する．
・無呼吸の時間があると，代謝需要の増加とFRCの減少などにより，急速に酸素飽和度(SpO_2)の低下が生じる．
・閉塞性および拘束性換気障害の頻度が高い．
・睡眠時無呼吸症候群患者では心不全を悪化させる．

・鎮静により低換気になりやすい.
　→とくに仰臥位の場合，麻酔中から術後に低酸素血症をきたしやすい.

3. 消化器・代謝系

〈生理的特徴と注意点〉

・胃内容の増加，pHの低下.
・腹圧の上昇に伴う，食道裂孔ヘルニアや胃食道逆流の頻度が上昇する.
　→誤嚥のリスクが上昇する.
・2型糖尿病や糖尿病でなくても耐糖能障害が多くみられ，周術期の血糖コントロールにインスリンが必要になることがある.
・脂肪肝などによる肝機能異常.
　→誤嚥のリスクに留意する.
　→周術期の血糖コントロールが重要となる.

❸麻酔に関する注意点

肥満患者はマスク換気困難・挿管困難など，気道・呼吸器系のリスクが高いため，非肥満患者に比べて麻酔の施行が困難である．そのため肥満による問題点やリスクを十分に検討し，安全な麻酔管理・手術の実施が重要となる.

1. 全身麻酔

・無呼吸の間に低酸素血症になりやすい.
・挿管困難の危険性があるため，必要に応じて意識下挿管や迅速導入，そのほかの気道確保デバイスの準備，全身麻酔の回避などを考える.
・導入前に十分に酸素化をはかる．坐位や頭高位で低酸素状態までの時間を延長する.
・経口エアウェイ，気管支ファイバーセット，ミニトラックなどの特殊材料をスタンバイしておく.
・緊急時，即座にリバースできるよう薬剤の確認をし，心構えをしておく.
・呼気終末陽圧(PEEP：positive end-expiratory pressure)をかけて末梢気道の閉塞などによるSpO_2の低下を防ぐ．15cmH_2O以上のPEEPでは心拍出量が低下するため，組織への酸素供給量は低下する.
・肺高血圧があれば低酸素血症，高二酸化炭素血症を避ける.
・自重も相まって，圧迫による皮膚循環障害や神経障害をきたしやすい．とくに糖尿病合併例では注意が必要となる.
・揮発性吸入麻酔薬，麻薬，およびバルビツレートなど脂肪組織に蓄積される薬物の作用遷延が危惧されるため，完全覚醒後に抜管する.

2. 脊椎麻酔・硬膜外麻酔

・静脈怒張と脂肪による腹圧の上昇で硬膜外腔・くも膜下腔の容積が減少するため，局所麻酔薬の必要量は75～80％程度に減少する.
・肥満患者は厚い皮下脂肪組織のため棘突起が確認しにくく，技術上困難なことが多い．介助の際は，穿刺体位がずれないよう患者の体を固定する.
・穿刺針は，細すぎると腰がなく，圧に負けて挿入しづらいため，通常よりも太く長い針を用意しておく.

引用・参考文献

1）前川信博：高齢者の麻酔．麻酔科ニューマニュアル(高折益彦ほか編)，p280-286，金原出版，1995
2）日本麻酔科学会・周術期管理チーム委員会編：小児の術前評価．周術期管理チームテキスト，第3版，p406-414，日本麻酔科学会，2016
3）西川俊昭：肥満と麻酔．Anet 12(1)：20-25，2008

5 術前訪問

1 術前訪問の目的

❶目的

術前訪問とは，文字どおり手術患者を手術室看護師が直接訪問することであり，手術室看護師の大切な役割の1つである．そこでは主に，情報収集，提供する看護についての説明と同意の取得，患者の不安の軽減，患者の精神的・身体的状態の把握などが行われる．

術前訪問の目的には，以下のようなものがある．

①患者の情報収集
②患者の手術に対する不安の軽減
③手術をスムーズに開始するための患者の教育（オリエンテーションを含む）
④主治医，麻酔科医，病棟看護師との連携，情報共有
⑤個別性を考慮した手術看護計画の立案
⑥電子カルテ上では得られない患者の状態の観察
⑦キーパーソンの確認

❷メリット

患者にとって手術を受けるということは，期待とともに大きな不安や恐怖を抱くことでもある．さらに，手術や麻酔に対する知識や認識の不足があると不安や恐怖が強くなり，場合によっては血圧上昇や頻脈などの症状を呈し，麻酔導入に悪影響を与え，合併症によっては予後に影響することもある．

術前訪問では，そうした手術への悪影響を低減するためにも，患者が手術について理解できるよう，適切な情報や知識を提供することが求められる．麻酔に関して，麻酔法およびそれに伴う合併症とその対処法なども十分に説明するとともに，患者が不安を抱きがちな術後の痛みや回復，日常生活への復帰などについても説明を行う．また，訪問した看護師が手術当日もそばにいると伝えることが患者の安心感につながり，不安や恐怖を和らげる一助にもなる．

同時に，患者の状況を直接観察するなどして手術に影響を及ぼすと思われる情報を収集したり，患者の手術に対するニーズを把握したりして，看護計画の立案・実施につなげることも重要である．

最近では，多職種による「術前外来」や「入院サポートセンター」などを設置し，周術期の管理を一元化して患者指導を行う施設も増えている．

2 術前訪問の方法

術前訪問は，手術前日または手術当日の朝に，手術担当の外回り看護師が患者を訪問する．術前訪問の対象患者は，主に全身麻酔手術を受ける患者，帝王切開を受ける妊婦，全身麻酔以外でも手術への不安が強い患者など病棟看護師から術前訪問の依頼があった患者である．

❶術前訪問の手順

術前訪問は，以下の手順に沿って行う．

①電子カルテなどから患者の情報を収集しておく（詳細は第2章「2. 術前アセスメント」〔p.36〕を参照）．
②患者の入院病棟へ連絡を入れる．
・術前訪問のため，病棟を訪れることを伝える．
・患者に身体的障害があったり理解力に問題がある場合は，家族の同席が必要となるため，病棟看護師と調整する．
③患者との面談
・病室を訪問する前に身だしなみを確認する．とくに服装や靴の汚れは患者に不信感を与え

かねない．名札を着用し，責任をもって担当を名乗る．

→例）「明日の手術を担当します手術室看護師の○○○○です．ご挨拶と手術当日の説明に来ました」．

・本人確認を行う．患者間違い防止のため，患者自身にも名乗ってもらい，リストバンドを確認する．本人が名乗れない場合は，付き添いの家族と一緒に名前とリストバンドを確認する．

→例）「明日手術を受けられる○○○○さんですね」．

・「術前訪問パンフレット」（図5-1）など，視覚的な媒体を使って説明する．

→一方的な問いかけにならないよう「○○が心配なのですね」などと患者の言葉を復唱するなどして受容的に接する．オープンな態度を心がける．

④術前訪問の内容を病棟看護師に伝達する/病棟看護師から情報収集を行う．

・面談内容のなかで病棟看護師にとって必要な情報があれば伝達する．あわせて手術に対する不安や当日の服装に要望（眼鏡やかつらなどの着用，寒がりの人であれば羽織るものの調整など）について病棟看護師から情報収集を行う．

⑤手術室へ戻り，手術室スタッフと情報交換を行う．

・手術看護計画の立案，リーダーへの報告・相談を行う．

・手術体位に伴う問題点はないかを確認する．

・主治医や担当麻酔科医との情報交換（情報を補う）を行う．

・代理で行ったのであれば，当日の担当看護師に情報伝達を行う．術前訪問は原則，外回り看護師が行うため，面談内容を器械出し看護師にも伝達しておく．

❷術前訪問時の確認点

①患者の情報収集

詳細は第2章「2. 術前アセスメント」（p.36）を参照．

②患者の手術に対する不安軽減

・患者の心配や不安を傾聴し，患者の質問に答える．

・手術に対する要望を聞く．

・麻酔導入までリラックスできるように手術室でかける音楽を選択してもらう．

③手術をスムーズに開始するための患者の教育（オリエンテーションを含む）

・「術前訪問パンフレット」などを使用し，手術に対する説明を行う．

・手術や麻酔，術後の痛みや回復などに関する情報を提供する．

・麻酔体位の説明をし，実演する（とくに硬膜外麻酔併用時）．

④病棟看護師との情報共有

⑤電子カルテ上では得られない患者の状態の観察

・患者の表情や身体的障害，皮膚の状態などを確認する．

❸術前訪問時の注意点

患者との面談時には，以下の点に注意する．

・身だしなみや言葉づかい，多床病室の場合はプライバシーに配慮する．

・患者が話しやすい雰囲気をつくる．話すときは目線を合わせる．

・看護師の一方的な説明にならないようにする．

・質問はないかを確認する．

・具体的にどのような不安があるかを傾聴する．

・患者が手術経験者であれば，前回の手術で不快な点などがなかったかを確認する．

・カルテだけでは収集できない情報について確認する．

・手術に対する受け止め方を事前に把握しておく．そうすることで不用意な説明をすることなく，患者の不安軽減につなげることができる．

＿＿＿＿＿＿様

全身麻酔・硬膜外麻酔で手術を受けられる患者さんへ

—手術室で実施することをパンフレットでご案内します—

1. 患者確認をします。
　① 患者さんご本人に名前・生年月日を言っていただきます。
　　また、ネームバンドを拝見し、名前・生年月日を確認します。
　② 手術用帽子をかぶって頂き手術室に入ります。

2. 手術用ベッドに移動し手術・麻酔の準備をします。
　① 手術室に入ったらベッドに移動します。
　② 掛けものをかけ、病棟からの寝衣を脱ぎます。
　③ 腕に血圧計を巻き、胸に心電図のシールを貼ります。
　④ 点滴を入れます。(病棟で行なう場合もあります)
　⑤ 手術室のベッドは狭いので安全のため手足を固定します。
　*部屋は寒くないように設定していますが、寒い時は申し出て下さい。
　*ご希望の音楽をかけさせて頂きます。

3. 硬膜外麻酔を実施する場合。
*手術用ベッドの上で横向きの体位で麻酔をします。

4. 全身麻酔をおこないます。

麻酔については麻酔科医師より説明があり麻酔の方法を決定します。変更の可能性もあります。

5. 手術終了後、回復室で麻酔の覚めるのを待ちます。
　① 手術が終了したら回復室に移動します。
　② 回復室で30分程度、麻酔の覚醒状態、血圧や呼吸の様子をみて病室に帰ります。

上記は一つ一つ説明しながら行ないますのでご安心下さい。
また、担当の看護師がそばにおりますので、何かありましたら遠慮なく声をかけて下さい。

注意事項
・手術当日は、指輪、時計、ネックレス、ピアス、眼鏡、コンタクト、義歯、金具付かつら、ヘアピン、マニキュア、つけ爪をはずしてから手術室に入室して下さい。

手術中、体内の酸素の量を測定するための器械を指に付けます。
マニキュア・つけ爪は、正確な測定の妨げになります。また、金属類は電気メス使用時の火傷の危険性が高くなりますのではずして下さい。

・手術後、皮膚が赤くなったり痒い所が出てきた場合はすぐに病棟の看護師にお知らせ下さい。

手術部　手術担当看護師
＿＿＿＿＿＿＿＿
＿＿＿＿＿＿＿＿
＿＿＿＿＿＿＿＿

説明看護師
＿＿＿＿＿＿＿＿

更新日　平成29年度3月
責任元　手術室

術前看護訪問票　　年　月　日作成　1

病棟
希望日 / 手術時間 / 手術日 / 入室時刻 / 開始時刻 / 手術室 / 術後 / 輸血準備
感染症　HBs　HCV　HIV　RPR　TPLA　MRSA　MDRP　ESBLs産生菌　その他のMDRO　TB　CJD
術者　小島 伊知子　麻酔医
生年月日 / 年齢　歳 / 性別 / 血液型 / 身長　cm / 体重　kg
病名 / 術式
手術に至るまでの経過 / 身体的障害 / 印象
検査結果(各種データ) / ムンテラ内容 / 特記事項(合併症)
問題点 / 看護目標 / 計画 / 実施、評価
抗生剤テスト / 直接介助 / 間接介助 / 術前訪問 / 訪問日時　月　日　時

図5-1 術前訪問パンフレット

引用・参考文献

1) 日本麻酔科学会・周術期管理チーム委員会編：術前の患者評価. 周術期管理チームテキスト, 第3版, p334-339, 日本麻酔科学会, 2016
2) 福田真佐美：より良い手術看護を提供するための術前・術後訪問.手術看護エキスパート 7(6)：2–7, 2014
3) 松沼早苗ほか：手術看護. 手術医療の実践ガイドライン, 改訂版, S38-S48, 日本手術医学会, 2013
http://jaom.kenkyuukai.jp/images/sys%5Cinformation%5C20130628175742-14402E72E07753CF009AFEE109E4C8425A1013AD04D0B58A729932BC3167180C.pdf (2019年2月15日検索)
4) 倉橋順子ほか：術前訪問の目的とすすめ方. はじめての手術看護, p14-18, メディカ出版, 2009

第3章

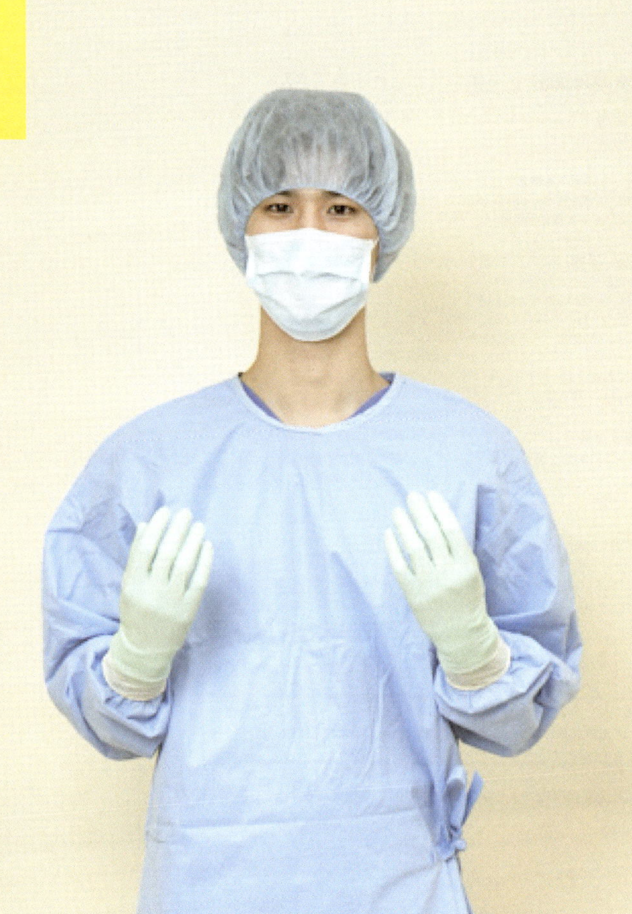

手術室のリスク管理

CONTENTS

1 手術室の環境整備

1 はじめに

手術室は，手術が安全かつ円滑に行える環境に整えられている必要がある．患者の安全を守るため，病院のなかでも最も高度な清潔度を有し，その維持が行える設備が整えられている．

また，円滑に手術を行うために，手術に必要な設備・医療機器が備えられている(図1-1)．さらに，手術中に連携を必要とする輸血部や滅菌供給部，病理部などの部署とは情報交換および物品搬送の容易な構造となっている．

2 手術室の環境

❶手術室と感染

手術室の環境における最大の特徴は，室内の清潔度を維持するための構造と設備にある．手

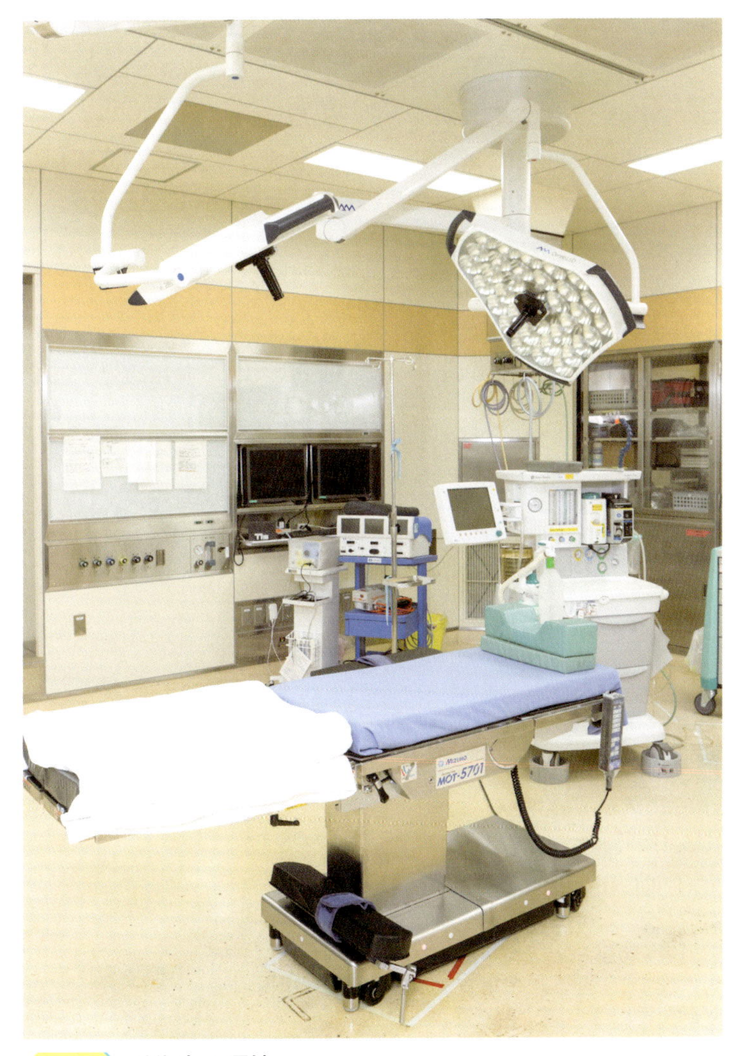

図1-1 手術室の環境

術中の患者は外界に対して無防備な状態であり，感染を防ぐためには患者を取り巻く環境の清潔度を維持しなければならない．

高い清潔度を低下させる危険因子は，病原微生物である．術野にそれらが到達する経路には，接触感染，飛沫感染，空気感染があり，手術室内では，術野に対する接触感染，飛沫感染を予防するために手術着，マスク・キャップなどを着用している．さらに室内の空気清浄度を維持し空気感染を防ぐために，換気回数，層流，室内圧，室温度などを一定に維持している．

❷空調に関する基準

手術室内の空調に関する基準は，日本医療福祉設備協会の病院空調設備の設計・管理指針「HEAS-02-2013」において規定されている(表1-1)．

手術室内の各域は，清浄度クラスにしたがって「高度清潔区域」,「清潔区域」,「準清潔区域」,「一般清潔区域」に分類される．その用途に適合する空気清浄度を維持しなければならない(表1-2)．

手術室の空気清浄度を保つための因子を，以下にあげる．

1. 換気回数

最小基準として15回/時の換気回数が必要で，うち3回以上は外気を取り入れなければならない．

2. フィルタ

HEPAフィルタもしくはそれに準じた高性能フィルタを使用する．高度清潔区域に分類されるバイオクリーン手術室ではHEPAフィルタ，一般手術室では高性能フィルタが設置されている．

3. 層流

層流には「垂直層流式」と「水平層流式」がある。一般的には垂直層流式が採用されており，

表1-1　手術室の空調

・高性能フィルタの使用(濾過率90%以上)
・換気回数：15回/時以上(うち外気3回/時以上)
・温度：通常22～26℃
・湿度50～55%
・周囲より陽圧

〈バイオクリーン手術室の場合〉
・HEPAフィルタ使用(濾過率99.97%以上)
・垂直または水平層流
・吹き出し速度：0.35m/秒(垂直)または0.45m/秒(水平)程度
・外気5回/時以上

(日本医療福祉設備協会規格・指針委員会：手術部門．病院設備設計ガイドライン(空調設備編) HEAS-02-2013，第4版，p102，日本医療福祉設備協会，2013を参考に作成)

表1-2　清浄度クラスごとの空調基準

	用途	NASA規格クラス分類	室圧
高度清潔区域 クラスⅠ	バイオクリーン手術室 易感染患者用病室	100	+++
清潔区域 クラスⅡ	一般手術室	1,000～100,000	++
準清潔区域 クラスⅢ	未熟児室，膀胱鏡・血管造影室，手術手洗いコーナー，NICU・ICU・CCU，分娩室	10,000～100,000	+
一般清潔区域 クラスⅣ	新生児室，一般病室，人工透析室，診察室，救急外来(処置・診療)，待合室，X線撮影室，内視鏡室(消化器)，理学療法室，一般検査室，材料部，手術周辺区域(回復室)，調剤室，製剤室	100,000	

〔日本医療福祉設備協会規格・指針委員会：室内環境．病院設備設計ガイドライン(空調設備編) HEAS-02-2013，第4版，p20，日本医療福祉設備協会，2013を参考に作成〕

天井から噴出した清浄空気が手術野とその周囲を包み込み，壁面の排気口から流出する．

人の出入りは層流の空気の流れを乱流にするため，注意が必要となる．

4. 室内圧

手術室内は隣接したゾーンに比較して，2.5Pa以上の高圧(陽圧)を維持する必要がある．

5. 室温度

通常，温度22～26℃，湿度50～55%に保つ．なお，空調の風速が加わると寒さを感じるため，入室時の設定温度はやや高めにするとよい．

❸清潔度を保つ手術室の構造

以上のような基準に基づき，手術室には高度な空気清浄度を保つための空調システムが整っている．しかし，空調によって得られる清浄度は，ドアの開閉，人の出入りや動作によって容易に阻害される．したがって手術室内の清浄環境を維持するためには，手術に携わるスタッフ全員がそのことを理解し，不要な出入りや動作を避けて行動することを心がけなければならない(表1-3)．

また，各清浄度区域に沿った管理を行い，それぞれが交差しないような動線で行動する必要がある．手術室の構造自体が，各区域の交差を避けるようにつくられている施設も多い(図1-2)．

表1-3 清浄度を保つための基本的なルール

- 天井の吹き出し口にHEPAフィルタなどを設置，手術台より低位に排気口設置
- 換気回数：最小で15回/時(一般手術室)
- 手術室入室人員，およびドア開閉回数の制限
- 適切な帽子・マスク・の着用
- 床・壁・換気口などの定期的な清掃，消毒
- 汚染した物品の厳格な管理

3 手術室の設備

❶医療機器の扱い

手術室では，さまざまな設備や医療機器が用いられる(図1-3)．

手術を安全で円滑に行うためには，これらの設備・医療機器が常に正常に作動することを確認しておかなければならない．日常的に使用前の作動確認を行うことはもちろん，定期的なメンテナンスを行い，機器の安全を確保しておく．

❷手術室の照明と手洗い水供給システム

手術室の重要な設備として，ほかにも照明と手洗い水供給システムがある．術野は常に同じ明るさと色調が必要であるため，術野の照明には無影灯が使用される．しかし，威圧感や圧迫感があるため，患者入室時には視野から無影灯を遠ざけておくとよい．

手洗い水供給システムでは，水の汚染を避けるため，貯水槽の供給システム管理が重要である．手洗いで使用する水は，以前は蒸留水，RO水，UF水が用いられていたが，2005年の厚生労働省の省令改正により，水道水でもよいとされている．

❸非常時の電源

災害時などで停電が起こった場合，医療機器によっては電力が途絶えると即患者の命の危険にかかわることになる．そのため，病院では自家発電によってすぐに電気供給ができるよう無停電回路が設置してある．手術室内にも一般非常電源と無停電電源があるので，使用機器に応じて接続する．

無停電電源は，停電後0.5秒以内に復旧する電源で，最大で1時間程度大型バッテリーによる電源供給を行い，自家発電装置に自動的に切り替わる．生命維持装置や無影灯，腹腔鏡装置などに使用する．

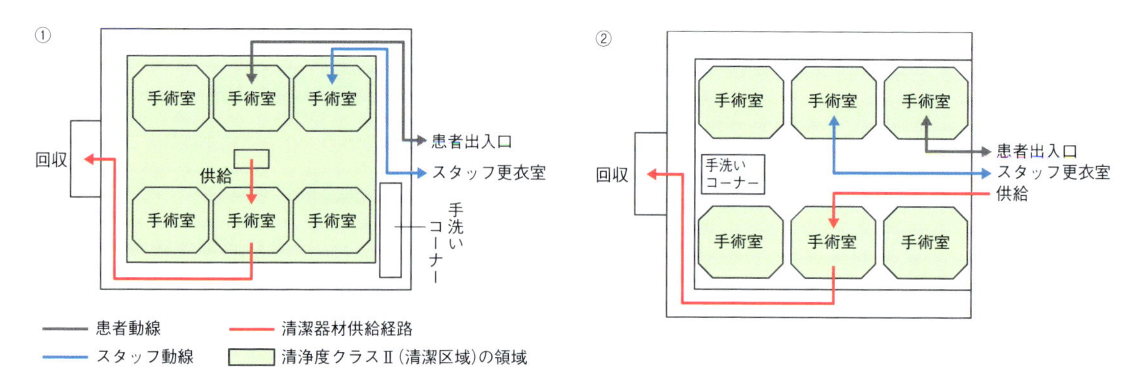

図1-2 代表的な手術室の構造

①供給ホール型

中央に清潔器材専用の供給ホールを配置し，最短動線で供給可能なレイアウト．術者や患者・および使用ずみ器材は外廊下を動線として使用する．手洗いコーナーは外周廊下に配置する．

②回収廊下型

使用ずみ器材の回収専用ルートを外周廊下に配置．中央供給ホール内に清潔器材と手術スタッフの動線を確保する．

（日本医療福祉設備協会規格・指針委員会：手術部門．病院設備設計ガイドライン〔空調設備編〕HEAS-02-2013，第4版，p87，日本医療福祉設備協会，2013）

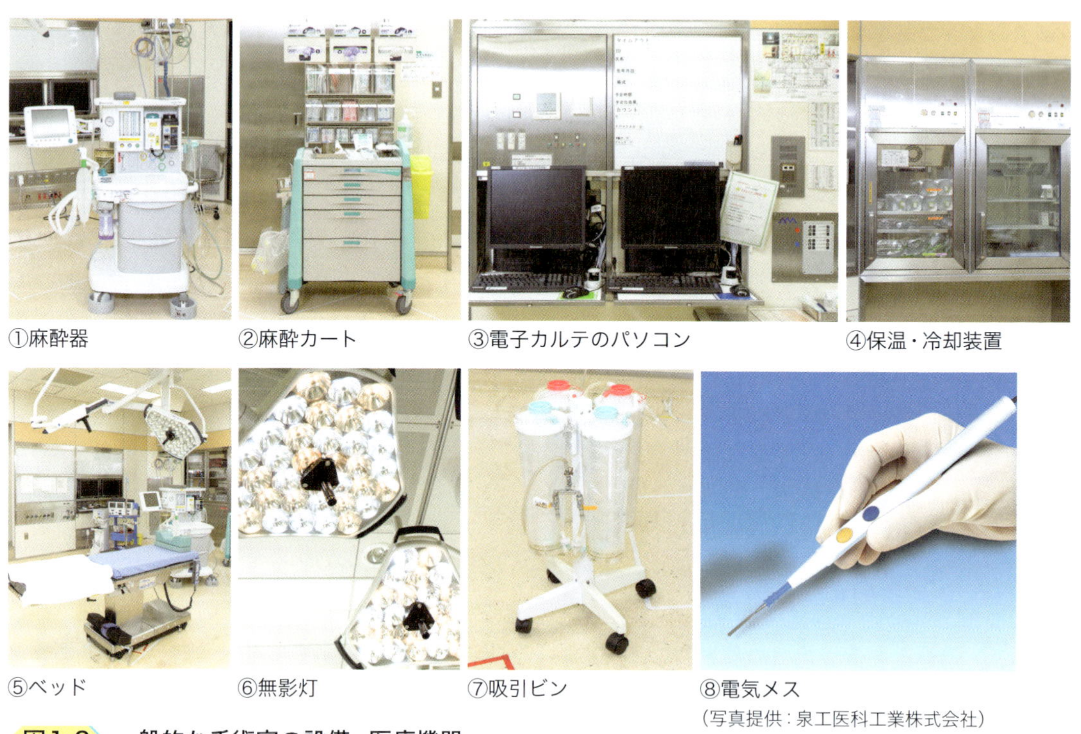

図1-3 一般的な手術室の設備・医療機器

4 物品管理

❶滅菌機器の保管

手術を安全に行うためには，適切な物品管理を行わなければならない．また，円滑に行うために必要な器械が，いつでも使用できる状態になっている必要がある．

手術に使用する滅菌器械は，必要時に即座に供給を行えるよう手術室内の滅菌物保管庫に保管されている．また，手術器械の流れがすみやかに進むよう，器械の滅菌・使用後の洗浄を行う滅菌供給部は手術室と物品搬送の容易な配置にある．

滅菌物保管庫は準清潔区域にあたり，NASA規格でクラス10,000～100,000の清浄度を維持し，適切な温度・湿度が保たれている．

滅菌物保管庫では，滅菌包装に破損がないよう管理を行う．また，保管されている滅菌器械の滅菌包装の破損の有無，有効滅菌期限，器械の紛失などの点検を定期的に行い，常に器械が使用できる状態を保っている．

なお，物品の供給，在庫，加工などの物流管理を中央化・外注化することで，物品を円滑に管理するSPD（supply processing and distribution）を採用する施設も多い．

❷物品のメンテナンス

手術室で管理する物品には，ディスポーザブル製品と，鋼製小物のように自施設で滅菌して繰り返し使用するものがある．

使用後の器械に関しては，洗浄・組み立て・滅菌をすみやかに行い，使用できない時間（未滅菌である時間）を最小限にとどめるよう努めなければならない．医療材料についても使用時に滅菌期限切れや数量の不足がないよう定期的な点検を行う必要がある．

参考文献

1）小野寺 久監：手術室の環境．ナースのためのやさしくわかる手術看護，p16-17，ナツメ社，2011
2）松岡美恵（川本利恵子ほか監）：手術室の整備．ナースのための最新術前・術後ケア，p36-38，学研メディカル秀潤社，2012
3）井谷基ほか：手術室環境の維持と周術期の感染．日本臨床麻酔学会誌 35(1)：61-66，2015
4）日本医療福祉設備協会規格・指針委員会：手術部門．病院設備設計ガイドライン（空調設備編）HEAS-02-2013，第4版，p87-102，日本医療福祉設備協会，2013

2 手術室における安全管理

1 はじめに

手術を受ける患者には，手術を安全に受けたいという願望がある．手術を行う場合は，事前にその内容や危険性について患者に十分に説明をしなければならない．また万が一，手術中に予期せぬ事態が発生した場合には，その内容や原因について患者に説明する義務がある．

2 手術室における医療事故

周術期の事故には，手術そのもののアクシデントだけではなく，手術の準備，環境整備や医療機器・器具などが原因となって起こるものもある．手術や麻酔は患者への侵襲を伴うものであり，手術室はとくに医療事故のリスクが高い空間であるといえる．

また，手術室は執刀医や麻酔科医，看護師，臨床工学技士(ME：medical engineer)など，多部門・多職種からなるスタッフがチームとなり活動する場所でもある．医療現場における事故は，人・物・行為の介在が多くなればなるほど頻度が高くなるといわれていることからも，手術室は医療事故のリスクが高い空間であるということを念頭におく必要がある．

手術室において医療の安全を確保するためには，日々の安全対策を行っていくことはもちろん，「人はミスをする」，「失敗は起こりうる」ことを前提とし，人間の限界をカバーするための事故防止への取り組みが必要であり，そのために業務を改善していくことも重要である．

世界保健機構(WHO)では，医療事故の防止を目的として，「安全な手術のためのガイドライン2009」を提示している．ここではとくに看護師がかかわる業務のなかで，重大な結果をまねいてしまう原因となる，手術部位・患者誤認，体内遺残とそれらの防止策について，WHOの手術安全チェックリストをもとに取り上げる．

3 手術部位誤認の防止

麻酔方法にかかわらず，術式に左右のあるもの，高さの違いのあるもの，および部位が複数あるものについては，事前に手術部位の皮膚にマーキングすることを原則とする．

❶皮膚へのマーキングの方法

・担当医は，患者の同意と確認のもと手術室入室前までに手術部位のマーキングを行う．
・原則，油性のフェルトペンで手術部位にマーキングを行う．
・マーキングの印は，「矢印(↑・→)」とする(図2-1)．

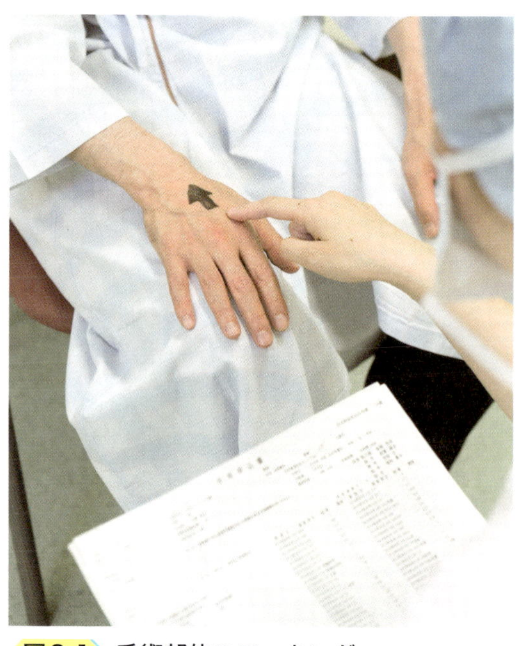

図2-1 手術部位のマーキング

❷とくに注意が必要な場合

- 眼科手術の場合：眼球に対する手術時は，治療側の額の上に消えないマーカーで行う．
- 脳神経外科手術の場合：手術出棟時は頭髪剃毛前のため，手術側の耳朶にマーキングを行う．さらに頭髪剃毛後，皮切線に最終マーキングを行う．その際は，2名以上で皮切線・耳朶のマーキングが一致しているかどうかを確認する．

4 患者の誤認防止

患者の誤認防止として，病棟にて手術室への移送前，手術部にて手術室入室前，執刀直前に患者の確認を行う．

❶手術室移送前の患者確認

- 病棟看護師は患者を移送する前に病棟にて，手術同意書を確認するとともに，患者に対して口頭で患者の手術への同意，手術部位・予定術式の確認を行う．患者による確認が困難な場合は，保護者や家族に確認を行う．
- 手術連絡票，ネームバンドなどの患者氏名と生年月日を照合し，本人であることを確認する．あわせて左右を含めた手術部位と術前にマーキングがなされているかどうかを確認し，手術連絡票に記載する（図2-2，図2-3）．

❷手術室入室前の患者確認（サインイン）

- 手術室看護師は，手術申込書・ネームバンドの患者氏名と生年月日を照合し，本人であることを確認する（図2-4）．患者は自分以外の氏名を呼ばれた場合も返事をしてしまうことがあるため，必ず本人に氏名を名乗ってもらう．
- 必要時患者本人に左右どの部位の手術なのかを言ってもらい，術前にマーキングがなされているかどうかを手術申込書と照合する．
- 手術に必要な同意書がすべてそろっており，記載に不備のないことが確認できたら患者を手術室内へ移送する．

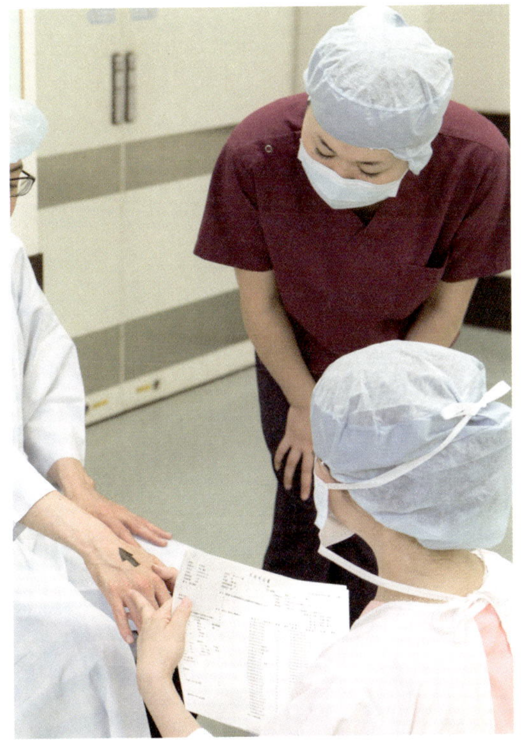

図2-2 手術部位とマーキングの照合

❸執刀直前の確認（タイムアウト）

タイムアウトとは，執刀医の責任で，執刀直前に，医師・看護師などその手術にかかわる医療スタッフがいっせいに手を止め，口頭で「患者氏名・病名・予定術式」などの最終確認を行うことをいう．これは，チームメンバーどうしの良好なコミュニケーションをはかり，患者・手術部位の誤認を防ぐための方法である．

1. タイムアウトのタイミング

タイムアウトは，執刀直前に実施する．

2. タイムアウトの方法

タイムアウトは，職種によって役割が異なる．それぞれの医療スタッフが，自分の役割を，下記の方法で短時間のうちに行う．

- すべてのスタッフが，自分の氏名と役割を紹介する．

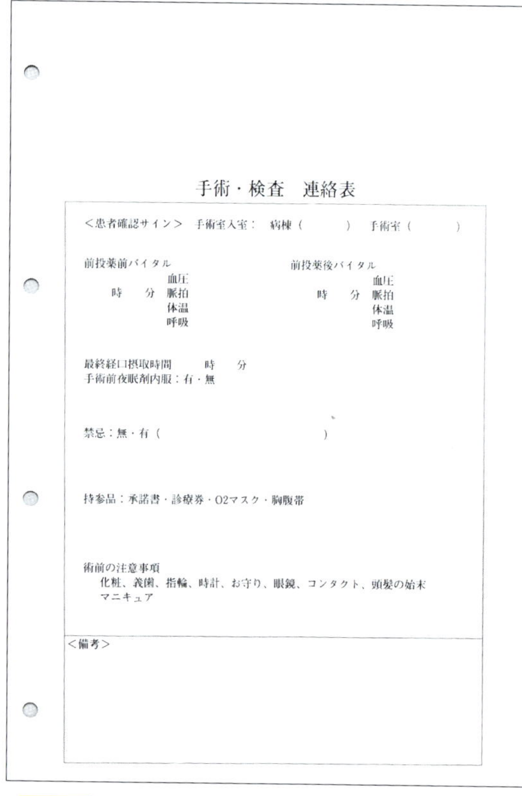

手術・検査　連絡表

<患者確認サイン>　手術室入室：　病棟（　　　）　手術室（　　　）

前投薬前バイタル
時　分　血圧 / 脈拍 / 体温 / 呼吸

前投薬後バイタル
時　分　血圧 / 脈拍 / 体温 / 呼吸

最終経口摂取時間　　時　　分
手術前夜眠剤内服：有・無

禁忌：無・有（　　　　　　　　）

持参品：承諾書・診療券・O2マスク・胸腹帯

術前の注意事項
化粧、義歯、指輪、時計、お守り、眼鏡、コンタクト、頭髪の始末
マニキュア

<備考>

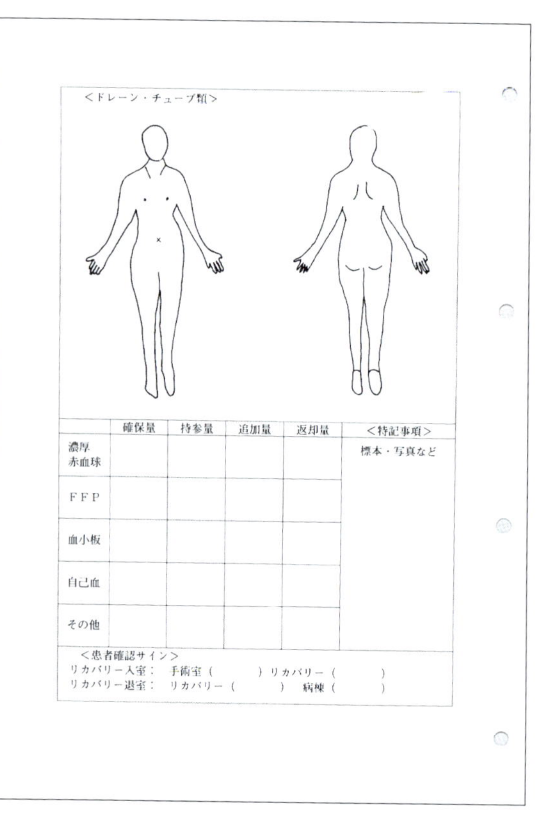

<ドレーン・チューブ類>

	確保量	持参量	追加量	返却量	<特記事項>
濃厚赤血球					標本・写真など
FFP					
血小板					
自己血					
その他					

<患者確認サイン>
リカバリー入室：　手術室（　　　）リカバリー（　　　）
リカバリー退室：　リカバリー（　　　）　病棟（　　　）

図2-3 手術連絡票の例

- 執刀医：タイムアウトの指示を出し，「患者氏名・生年月日・病名(左右を含む)・予定術式(左右を含む)・手術予定時間・予定出血量・起こる可能性のある問題点」を発声する．
- 麻酔科医：発声に合わせ，麻酔チャートで「患者氏名・生年月日・病名(左右を含む)・予定術式(左右を含む)・手術予定時間・予定出血量」を指差し確認する．
- 外回り看護師：発声に合わせ，ネームバンド・手術同意書で「患者氏名・生年月日・病名(左右を含む)・予定術式(左右を含む)・手術予定時間・予定出血量」を確認する．また，必要な画像が準備されているかを確認する．
- 器械出し看護師：発声に合わせ，必要な手術器材・インプラントなどに間違いがなく，すべて準備されているかどうかを確認する．

5　体内遺残の防止

体内遺残の対象となる異物は，術野に用いられる手術器械・器具・ガーゼ類・針・血管用テープなどを含めたすべての医療材料・機器である．体内に異物が残留する原因には，手術開始前や術中のカウントミスやカウント忘れがあげられる．

これら医療材料・機器が万が一，体内に遺残した場合，異物による感染や機能障害の原因となり，その治療や摘出のための再手術が必要となる．体内遺残を防止するためには，手術開始前・術中・手術終了後のカウントなどの予防策が必要となる．

❶体内遺残の可能性が高い手術

体内遺残の可能性が高い手術には下記のようなものがあげられ，とくに注意を必要とする．

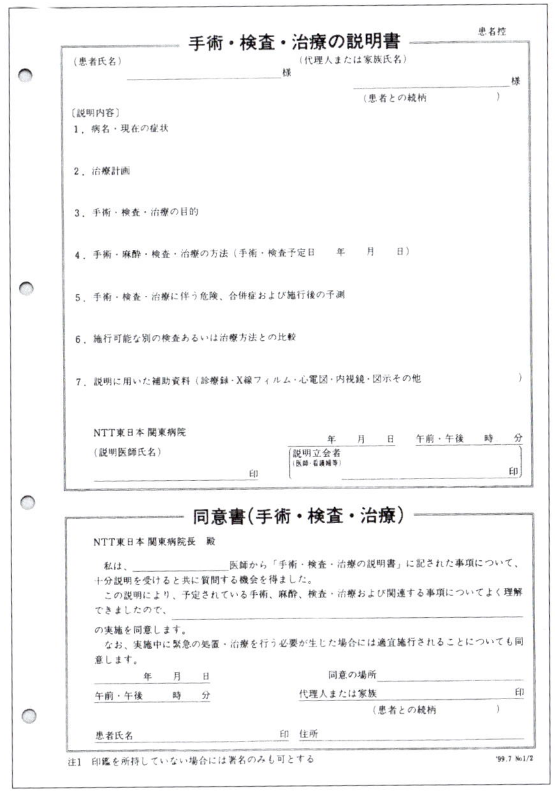

患名控

手術・検査・治療の説明書

（患者氏名）＿＿＿＿＿＿＿＿＿＿様　（代理人または家族氏名）＿＿＿＿＿＿＿＿＿＿様

（患者との続柄　　　　）

〔説明内容〕

1．病名・現在の症状

2．治療計画

3．手術・検査・治療の目的

4．手術・麻酔・検査・治療の方法（手術・検査予定日　　年　　月　　日）

5．手術・検査・治療に伴う危険、合併症および施行後の予測

6．施行可能な別の検査あるいは治療方法との比較

7．説明に用いた補助資料（診療録・X線フィルム・心電図・内視鏡・図示その他　　　　）

NTT東日本関東病院

（説明医師氏名）＿＿＿＿＿＿＿＿印

年　　月　　日　　午前・午後　　時　　分

説明立会者（医師・看護婦等）＿＿＿＿＿＿＿＿印

同意書（手術・検査・治療）

NTT東日本関東病院長　殿

私は、＿＿＿＿＿＿＿＿医師から「手術・検査・治療の説明書」に記された事項について、十分説明を受けると共に質問する機会を得ました。

この説明により、予定されている手術、麻酔、検査・治療および関連する事項についてよく理解できましたので、＿＿＿＿＿＿＿＿＿＿＿＿＿＿＿＿

の実施を同意します。

なお、実施中に緊急の処置・治療を行う必要が生じた場合には適宜施行されることについても同意します。

年　　月　　日　　　同意の場所＿＿＿＿＿＿＿＿

午前・午後　　時　　分　　　代理人または家族＿＿＿＿＿＿＿＿印

（患者との続柄　　　　）

患者氏名＿＿＿＿＿＿＿＿印　住所＿＿＿＿＿＿＿＿

注1　印鑑を所持していない場合には署名のみも可とする

'99.7 No1/2

図2-4　手術申込書の例

・長時間にわたる手術
・夜間の緊急手術
・同時に2か所以上の手術創が発生する手術
・体位変換のある手術
・緊急手術
・器械出し看護師や外回り看護師が何度も交代する手術
・術中に急変事態が起こった手術
・出血量が多い手術

❷体内遺残によるリスク

体内遺残によるリスクには，異物による局所および全身の感染，身体損傷や機能障害などがあげられる．またそれによる治療や再手術が必要になった場合は，さらに身体的・精神的・社会的負担，経済的損失などにもつながる．

❸カウント

カウントとは，手術の使用物品の数を術前に数え記録し，再度，術中または手術終了後に，使用中または使用ずみおよび未使用の物品数を数え記録し，すべての数が一致することを確認することをさす．カウントでは，術野で用いられるすべての医療材料・機材が対象となる．器械出し看護師と外回り看護師が徹底して行う．各施設でルールを作成し，遵守する．

1. カウントの方法

カウントの際は，下記の方法で行う．

・ダブルカウント（同時に2人以上で確認）で行う．
・カウントした事実をカウント用紙などの記録に残す．
　→記録する項目は，カウントした時間（図2-5①），タイミング（図2-5②），カウント実施者（図2-5③）などで，新たに医療材料・器械（図2-5④）が追加になった場合やカウントが合致していなかった場合その旨も記録

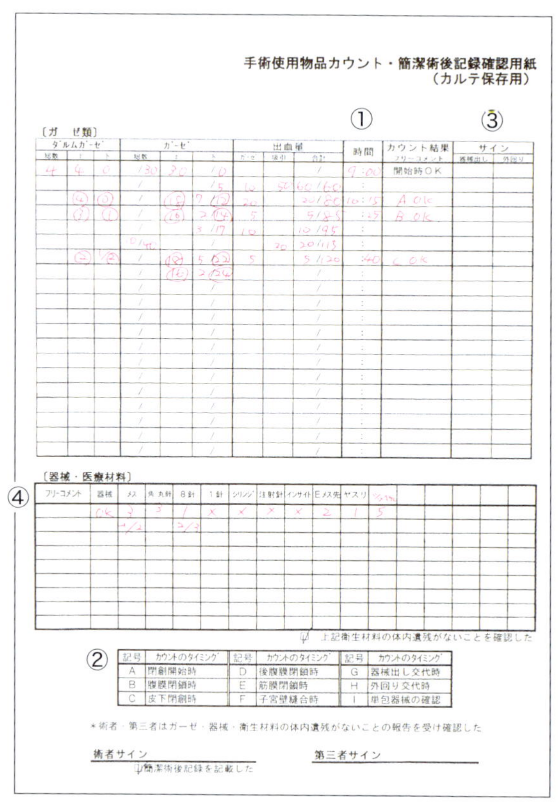

手術使用物品カウント・簡潔術後記録確認用紙
（カルテ保存用）

①　③

〔ガーゼ類〕

ダルムガーゼ			ガーゼ			出血量			時間	カウント結果	サイン	
総数	上	下	総数	上	下	ガーゼ	吸引	合計		フリーコメント	器械出し	外回り
4	4	0	/130	30	/0			/	9:00	開始時ＯＫ		
			/		/5	10	50	60/60	:			
	④	⓪	/	⑱	7/⑫	20		20/80	10:15	A OK		
	③	①	/	⑯	2/⑭	5		5/85	:25	B OK		
			/		3/17	10		10/95	:			
			10/140		/		20	20/113	:			
	②	1/②	/	⑱	5/㉒	5		5/120	:40	C OK		
			/	⑯	2/㉔			/	:			

〔器械・医療材料〕

④

フリーコメント	器械	メス	角 丸針	8針	1針	シリンジ	注射針	インサイト	Eメス先	ヤスリ	％ｼﾞｬﾙ					
	OK	3	3	1	×	×	×	×	2	1	5					
		→1/2		2/3												

☐ 上記衛生材料の体内遺残がないことを確認した

②

記号	カウントのタイミング	記号	カウントのタイミング	記号	カウントのタイミング
A	閉創開始時	D	後腹膜閉鎖時	G	器械出し交代時
B	腹膜閉鎖時	E	筋膜閉鎖時	H	外回り交代時
C	皮下閉創時	F	子宮壁縫合時	I	単包器械の確認

＊術者・第三者はガーゼ・器械・衛生材料の体内遺残がないことの報告を受け確認した

術者サイン　　　　第三者サイン

☐簡潔術後記録を記載した

図2-5　手術使用部品カウント用紙の例

する．

・術野で使用した医療材料･機材やゴミなどは，すべてのカウントの合致が確認されるまで室内に保管する．

2. カウントのタイミング

カウントは，手術開始前から手術終了後にわたって複数回行う．

・執刀前（器械展開時）
・体腔閉鎖前後（胸膜・腹膜など）
・閉創開始前後（筋層・皮下など術式に応じて）
・看護師交代時
・手術終了後

3. 器械カウント

器械類は，下記の点に留意してカウントする．

・手術前にリストに沿って確認する（図2-5）．
・術前に破損や不備がないかどうかを点検する．
・術中･術野から帰ってきた器械を点検する（持針器のチップの摩耗，ネジの脱落，ひび割れ，ばねのゆるみ，鉤のある器械の欠損）．
・器械が術野から落下した際は，種類と数をすみやかに器械出し看護師に報告し，記録する．
・単包器械を術野に追加する際は，追加器械を記録する．

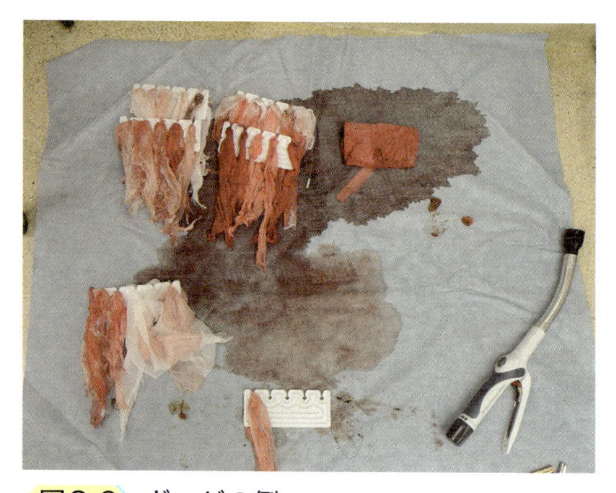

図2-6　ガーゼの例

4. ガーゼカウントのルール

ガーゼは，下記の点に留意してカウントする．

- 術野で使用するガーゼは，原則X線に映る，X線不透過のものを使用する．
- 切離・切断などせず，原型のまま使用する(図2–6)．
- 症例ごとに決められた種類のガーゼを準備する．
- 使用前のガーゼは束になっているもの(通常ガーゼ，トロックスガーゼ，柄付ガーゼ，など)を1枚ずつ離して数える．
- 使用後のガーゼを種類ごとにわけ，1枚ずつ広げて数えたうえで，ホルダーに装着する．
- 摘出された標本にガーゼが貼りついていないかどうかを確認する．
- カウントした内容について記録をとる(図2-5)．
- 一時的に体腔内にガーゼを留置する場合，術者はその旨を宣言し，外回り看護師は室内に表示する．器械出し看護師が必ず除去されたことを確認し，報告する．

5. カウント不一致の際の対応

カウントに不一致があった際には，手術を一時中断し，術野・不潔野おのおので捜索する．それでも発見できない場合は，術野の清潔を保持しつつ，X線撮影を行い，体内遺残の有無を確認する．

参考文献

1) 倉橋順子ほか：残遺防止．はじめての手術看護，p92-96，メディカ出版，2010
2) 日本麻酔科学会・周術期管理チーム委員会編：医療安全．周術期管理チームテキスト．第3版，p79-85，日本麻酔科学会，2016
3) 日本麻酔科学会：WHO安全な手術のためのガイドライン2009．日本麻酔科学会，2015
http://www.anesth.or.jp/guide/pdf/20150526guideline.pdf (2019年2月15日検索)
4) 中村裕美ほか：特集・体内遺残の徹底防止．手術看護エキスパート9(3)：2-46，2015

Memo

3 手術室における感染管理

1 はじめに

患者が安全に手術を受けられる環境を整えることは，手術室看護師の役割である．周術期において，感染防止と日々の環境整備に努めることはとくに重要視される点である．各看護師が，感染に対する正しい知識のもとで行動することが求められる．

2 感染対策

❶手術室の環境(図3-1)

手術室は感染対策のため，室外からの空気が直接入らない構造になっており，空気中の浮遊微粒子数が制御されている(第3章「1. 手術室の環境整備」〔p.69〕参照)．また，室温は22～26℃，湿度は50～55%に保持されている．

手術室内への微生物の侵入を避けるため，作業内容によって，非清潔区域，準清潔区域，清潔区域の3つの区域に分けられる．

❷標準予防策

標準予防策(スタンダードプリコーション：SP)とは，すべての人は伝播する病原体を保有しているという考えのもと，感染の有無にかかわらずすべての患者のケアに際して，普遍的に適用する予防策である．患者および周囲の環境に接触する前後には手指衛生を行い，血液・体液・粘膜などに曝露するおそれのあるときは個人防護具を用いる．これによって，患者・医療従事者双方における感染の危険性を減少させることができる．

これらに加えて，手術室では，患者を交差感染から守る対策として，使用した医療器具やリネンの適切な取り扱いや患者の入れ替え時の手指消毒を行う必要がある．

スタンダードプリコーションの具体策として，以下の点があげられる．

1. 手指衛生

手指衛生は，感染対策の基本であり感染防止にもっとも効果的である．世界保健機関(WHO)の『手指衛生ガイドライン』では，「手指衛生5つのタイミング」として，①患者に触れる前，②清潔・無菌操作の前，③体液に曝露された可能性がある場合，④患者に触れた後，⑤患者周辺の環境や物品に触れた後，をあげている[1)]．

このようなタイミングで手指衛生を行うことによって，感染を低減することができる．

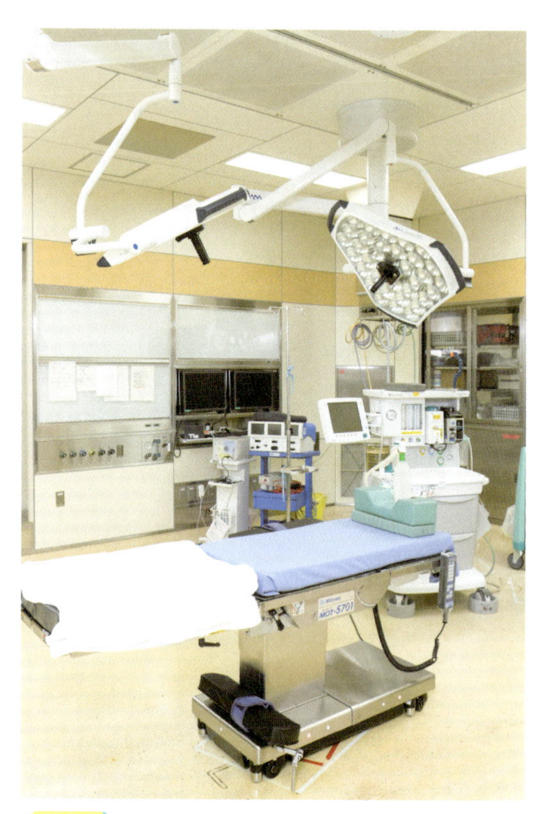

図3-1 手術室内

2. 個人防護具(PPE：personal protective equipment)の使用(図3-2)

患者の体液に触れる可能性がある場合には，手袋・マスク・ゴーグル，必要に応じてフェイスシールドやガウンなどのPPEを着用する．

3. 患者ケアに使用した器材の取り扱い

血液・体液・分泌物，排泄物などで汚染した使用ずみ器材は，環境を汚染しないように取り扱う．その場合は，PPEを着用する．

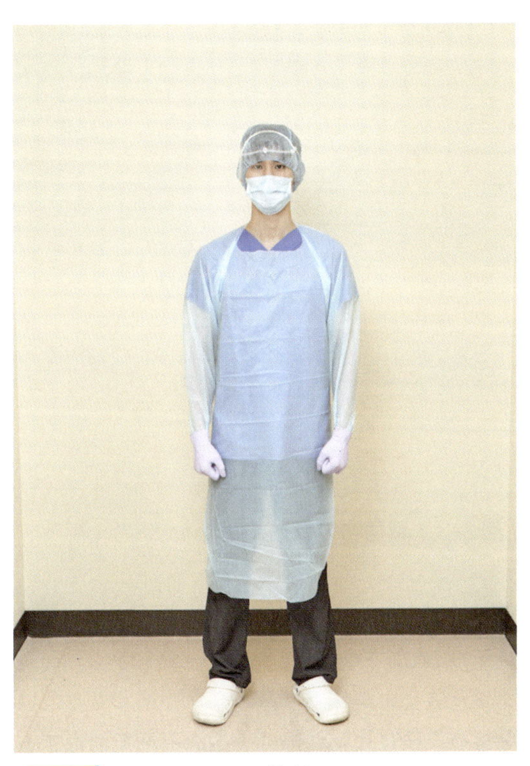

図3-2 PPEの正しい装着

4. 安全な注射手技/鋭利器材の適切な取り扱い

針刺し事故や鋭利な刃物での負傷による感染を防ぐよう注意する．リキャップは絶対にしてはならない．

❸清潔と不潔の定義

手術室では，患者・医療従事者ともに感染リスクが高くなる．病棟や外来などよりも清潔・不潔の区分を厳密にしなければならない．

清潔・不潔は以下のように定義される．

清潔：感染が成立するだけの病原微生物がいない状態

不潔：病原微生物が生存している状態

しかし，これらは目で見て確認できるものではない．手術や処置に際しては，手術部位感染(SSI：surgical site infection)を防ぐために清潔状態を維持する必要がある．清潔区域を明確にし，清潔状態を保ったまま操作することを清潔操作という．

❹滅菌・消毒とは

「無菌」とはすべての微生物だけでなく，それらが生成する生物学的汚染物質が存在しないことであり，「滅菌」とは無菌を達成するためのプロセスですべての微生物を殺菌除去することである[2](表3-1)．安全な滅菌物を提供するために，適切な滅菌工程が達成されているかを確認することが重要である．それぞれの滅菌方法に適したインジゲータを使用することで，器材が滅菌工程を正しく通過したか否かが判断できる(図3-3)．

表3-1 滅菌法

加熱滅菌	高圧蒸気滅菌，乾熱滅菌	最も安全で信頼性が高く，経済的なので，広く用いられている．金属やガラス，磁器，紙，ゴム，繊維製品などの滅菌に適している．
ガス滅菌	酸化エチレンガス滅菌	非耐熱性の合成樹脂製品や内視鏡などの滅菌に適しているが，毒性があるのでその使用はできるかぎり少なくすべきである．
照射滅菌	放射線滅菌，電子線滅菌	大規模な施設が必要で医療施設での滅菌には適さない
その他	濾過滅菌，化学滅菌剤による滅菌	過酸化水素低温ガスプラズマ，過酸化水素ガスなどの化学滅菌材は，繰り返し使用される非耐熱性の高価な機器の滅菌に用いる．

(中田精三：手術と感染防止．手術医療の実践ガイドライン，改訂版，p76，日本手術医学会，2013を参考に作成)

一方，「消毒」とは，対象物に生存する微生物の数をその対象物を使用しても害のない程度まで減らすために用いられる処置法で，必ずしも微生物をすべて殺滅・除去するものではない．

❺基本的無菌操作

無菌操作は，感染リスクが非常に高い手術室では必須の操作で，滅菌された物品や器具を無菌状態を保ちながら操作することを指し，滅菌された手術衣や手袋を着用して行う．手術室にいる病院スタッフには，患者にとって安全な環境を準備し維持する責任がある．

術前の消毒手洗いをしたスタッフは，無菌のガウンおよび手袋を着用し，無菌操作をしなければならない．

〈無菌操作の際の注意点〉

- 手洗い後，着用するガウンは胸部から無菌手術野の高さまでの前面が清潔範囲であるように配慮する．
- ガウンの袖口は不潔と考え，常に無菌手袋で覆っておく．
- 襟足・肩・腕の下の部分および手術衣の背側は，不潔域と考える．
- 覆布に手を触れることは，できるだけ少なくする．

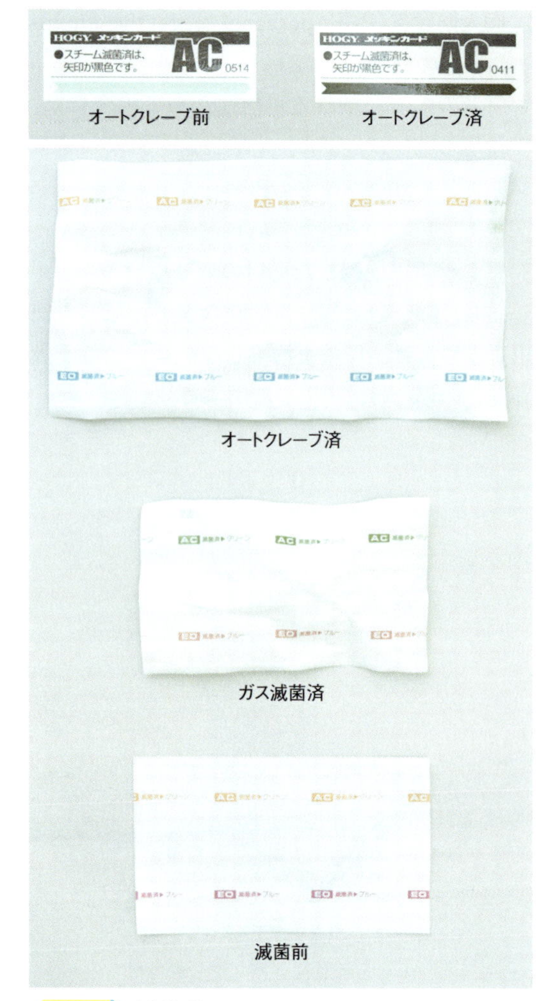

図3-3 滅菌物のラベル

❻手術時の手洗い

手術時の手指消毒は，通過菌の除去および皮膚常在菌の減少を目的に医療従事者が手術前に行う手指消毒のことで，ラビング法とスクラブ剤を用いたスクラブ法(もみ洗い法，ツーステージ法)に大別される(図3-4)．

ツーステージ法とは，スクラブ剤でもみ洗いを行った後に速乾性擦式手指消毒剤で消毒する方法をさす．

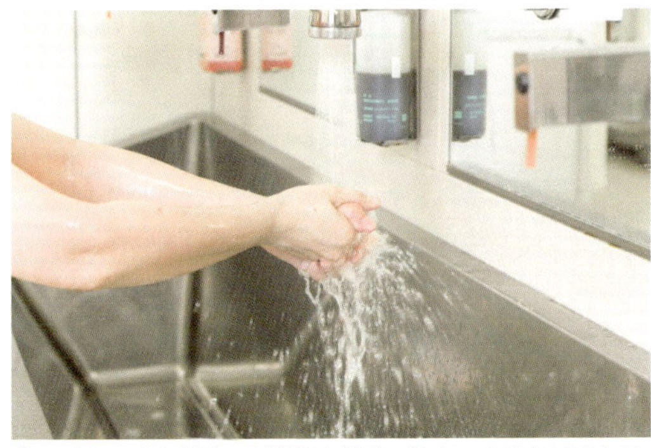

①石けんで手と前腕，肘関節上部まで洗う．水分を拭きとる

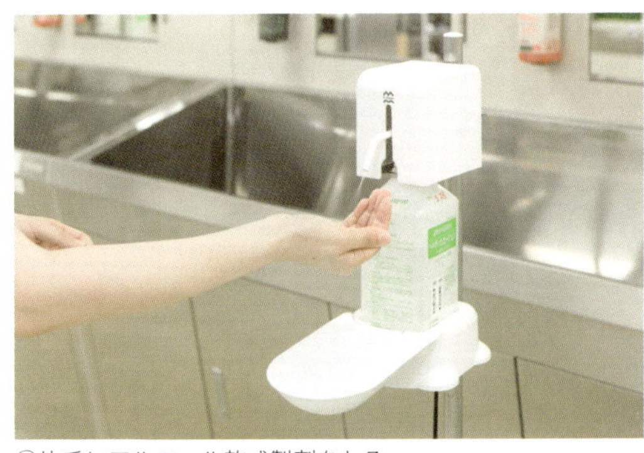

②片手にアルコール乾式製剤をとる

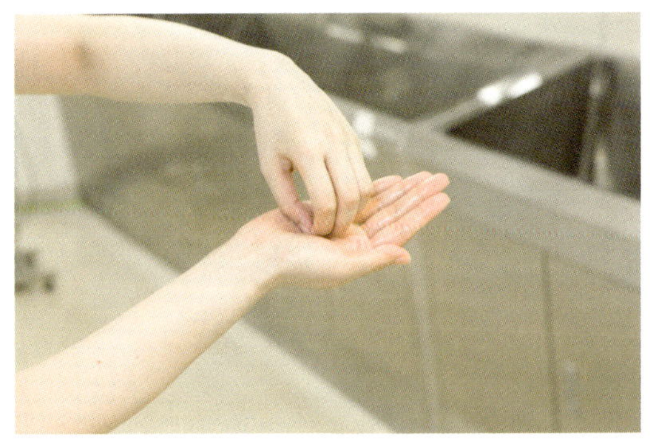

③反対側の指先と爪を浸す

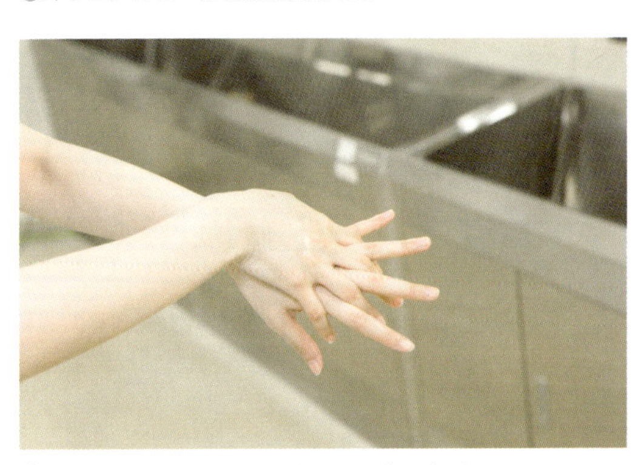

④指をからめて手のひら，手の甲に塗り広げる

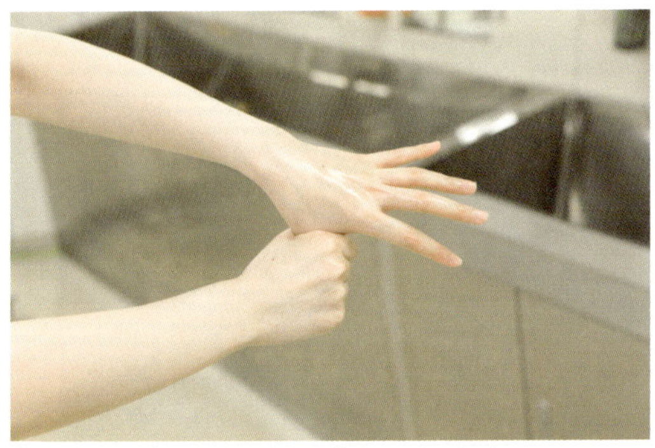

⑤指の1本1本をねじりながら指先や爪に広げる

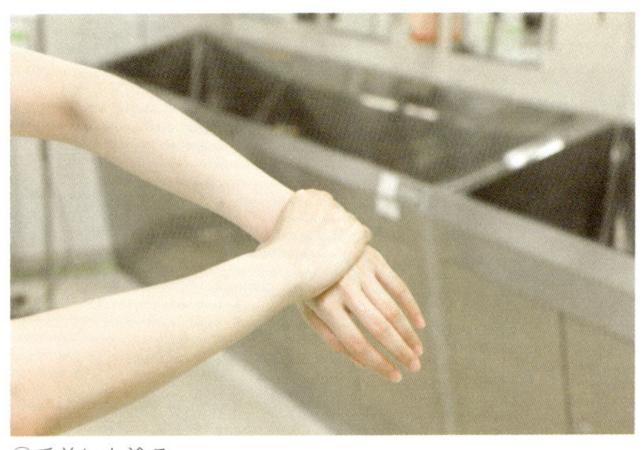

⑥手首にも塗る

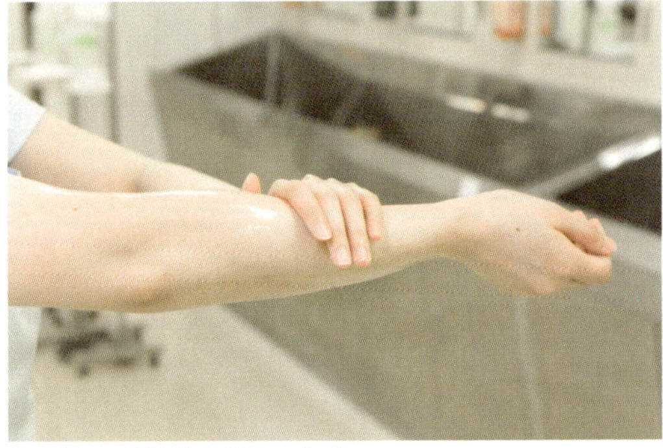

⑦手首から肘関節上部まで広げる

A：ラビング法

図3-4 手術時の手指衛生

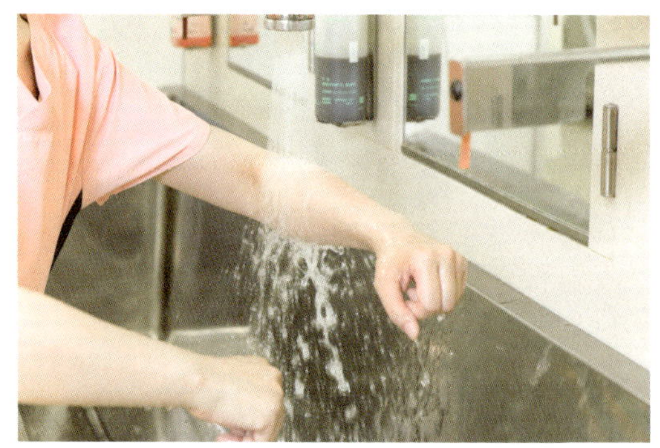

①手指と前腕を流水で洗う

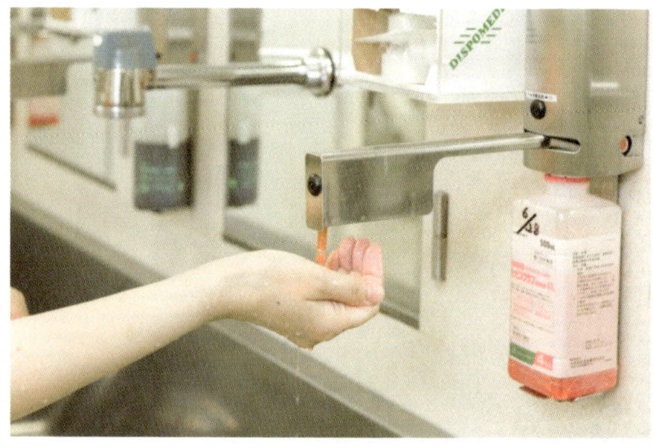

②スクラブ剤を手にとる

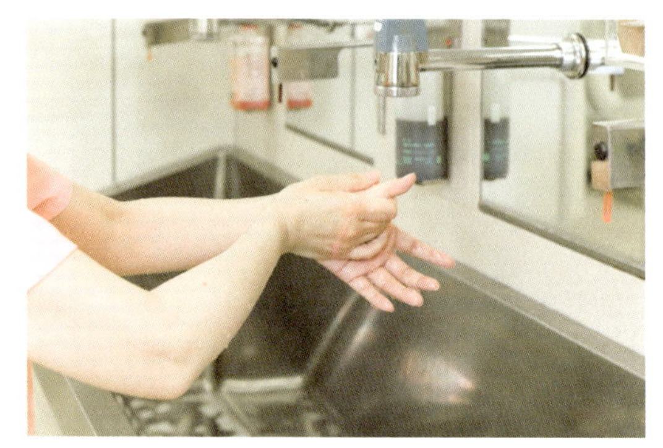

③親指をもみ洗いする

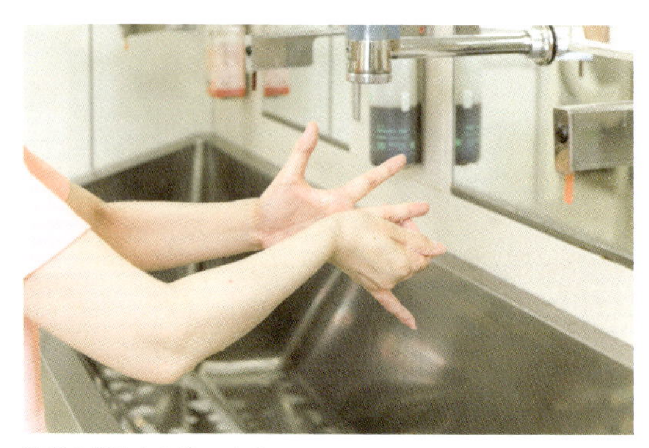

④指の間をもみ洗いする

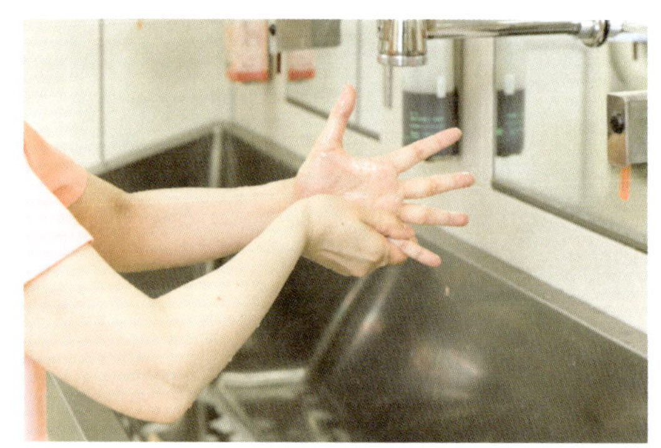

⑤手のひらをもみ洗いする

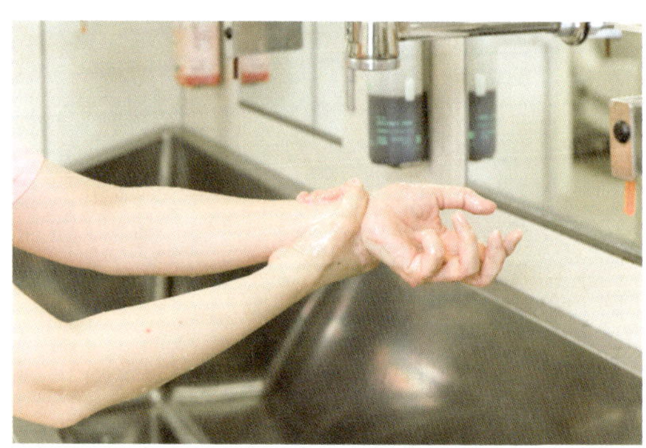

⑥手首をもみ洗いする

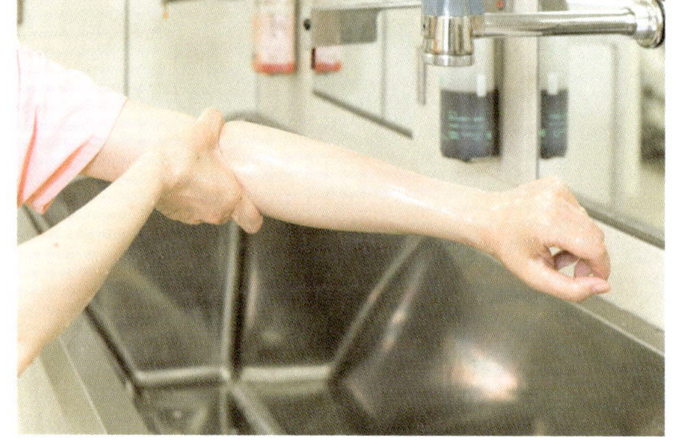

⑦肘関節上部までもみ洗いする

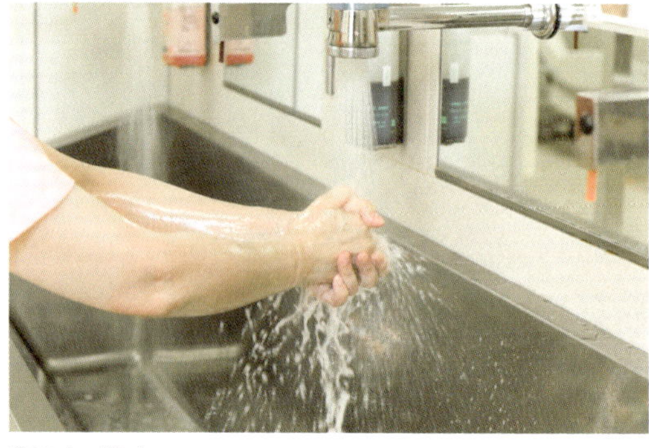

⑧流水で流す

図3-4 手術時の手指衛生(続き)

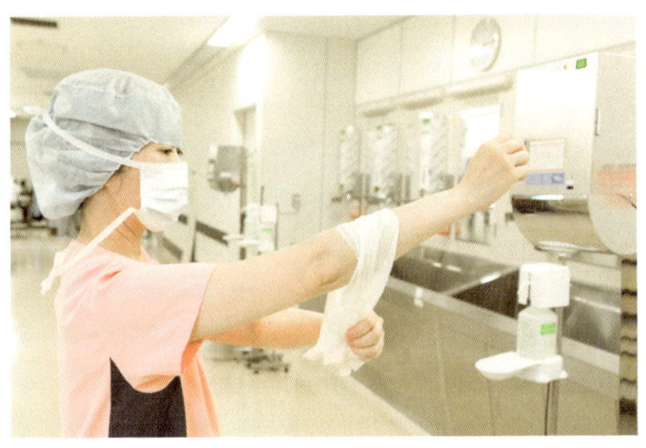
⑨水分を拭きとる

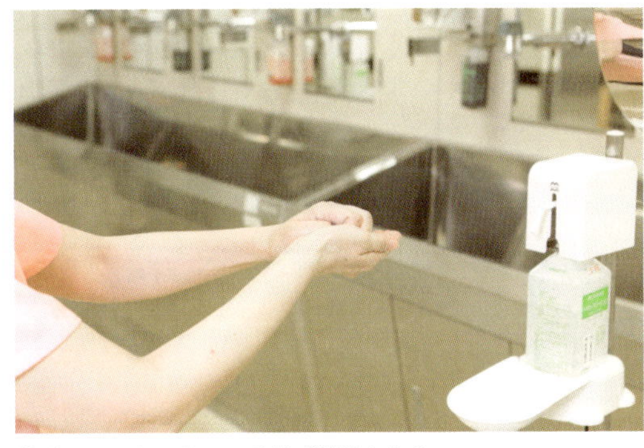
⑩手のひらにアルコール乾式製剤をとる

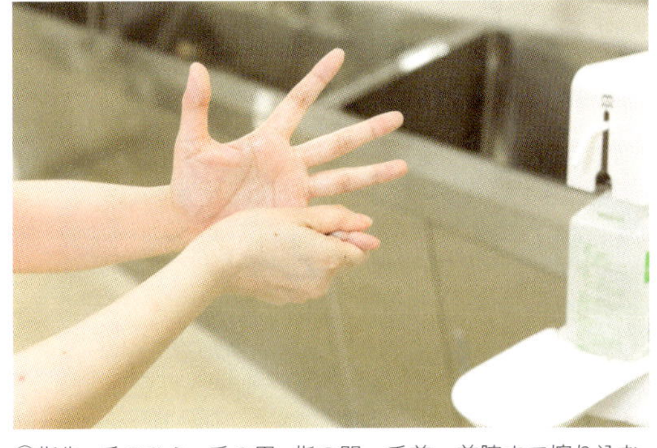
⑪指先，手のひら，手の甲，指の間，手首，前腕まで擦り込む

B：ツーステージ法

図3-4 手術時の手指衛生（続き）

❼ガウンテクニック

ガウンテクニックは，易感染状態にある患者を感染させないため，および感染源となっている患者からほかの患者や医療者への感染を防ぐために行われる．ガウンテクニックを正しい手順と方法で行うことで，感染を防ぐことが大切である（図3-5）．

一般的に病棟では未滅菌ガウンを使用するが，手術時には滅菌ガウンを使用する．その際ガウンの表側は清潔区域，自分に触れる裏側は汚染区域となる．

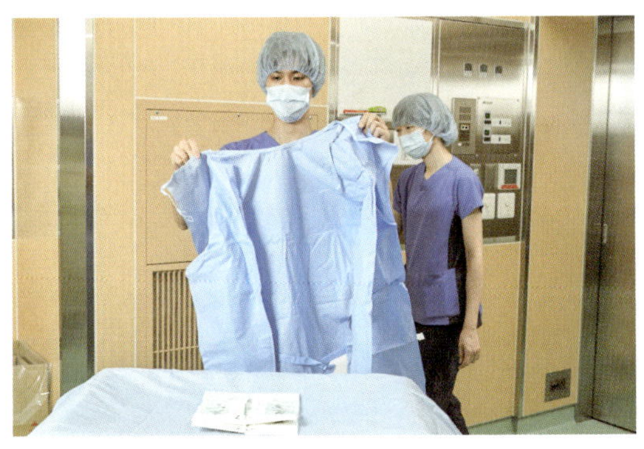
①着用するガウンを取り出し，広げる

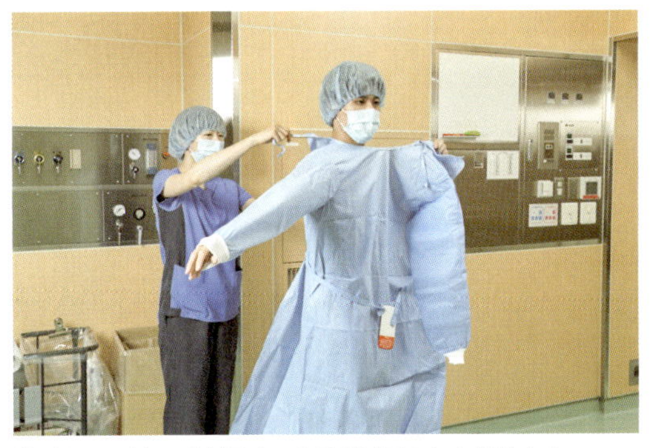
②ガウンの袖に手を通す．介助者は肩ひもを保持する

図3-5 ガウンテクニック方法・手順

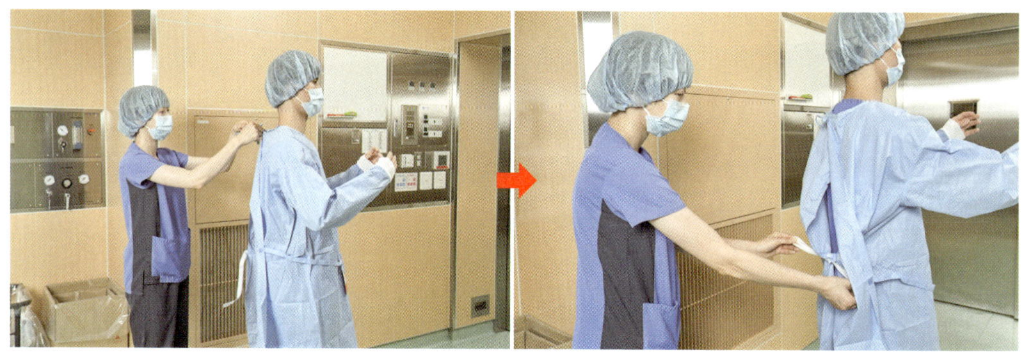

③介助者が肩ひもと腰ひもを結ぶ

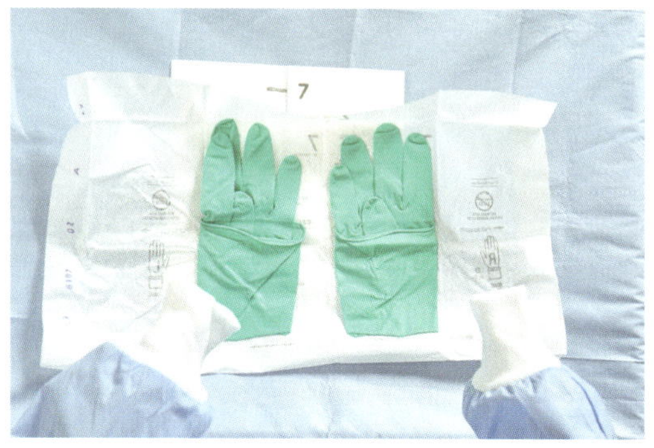

④手指をガウンの袖口に入れたまま，二重手袋の内側となるインジケーター手袋(青色や緑色)の包装を開け，左右に広げる

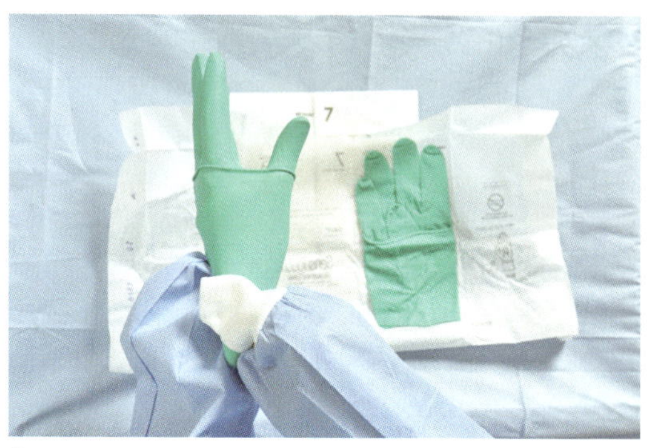

⑤手袋を持ち，ガウンの袖口を覆う位置まで装着する

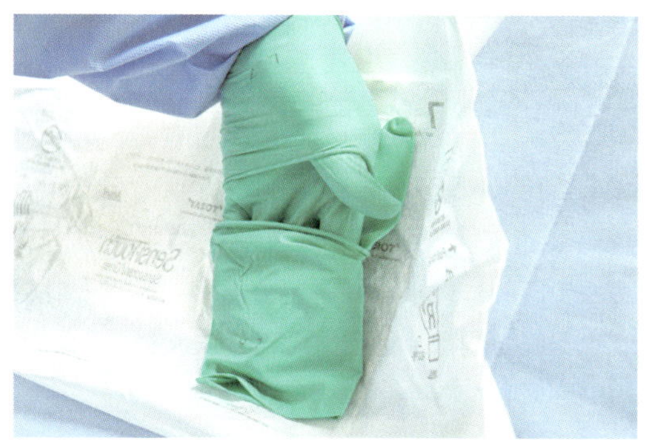

⑥折り返しの内側に手を入れて持ち，反対側も装着する

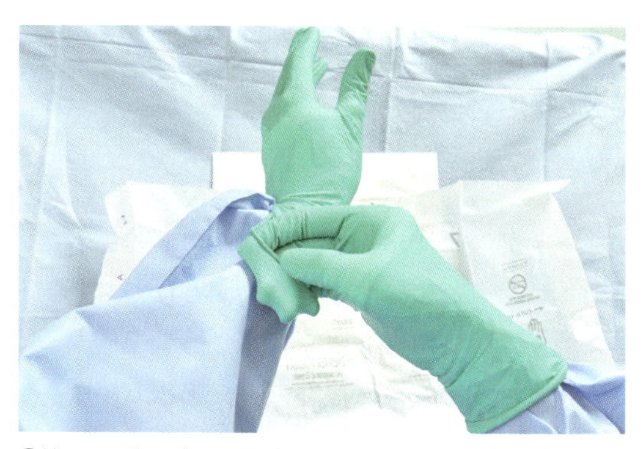

⑦袖口は不潔と考え，手袋で覆い引き伸ばす

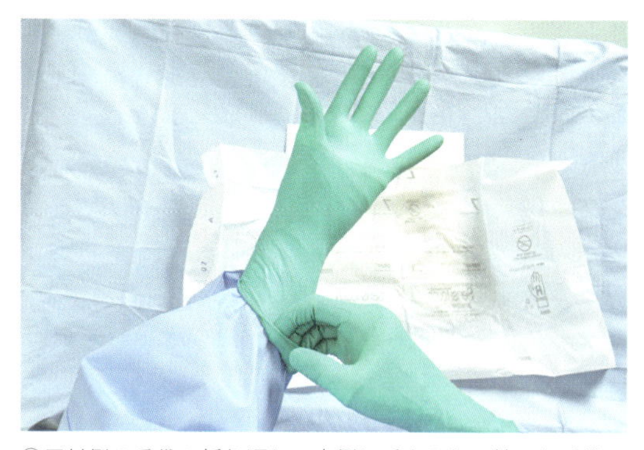

⑧反対側の手袋の折り返しの内側に手を入れ，袖口も手袋でおおい引き伸ばす

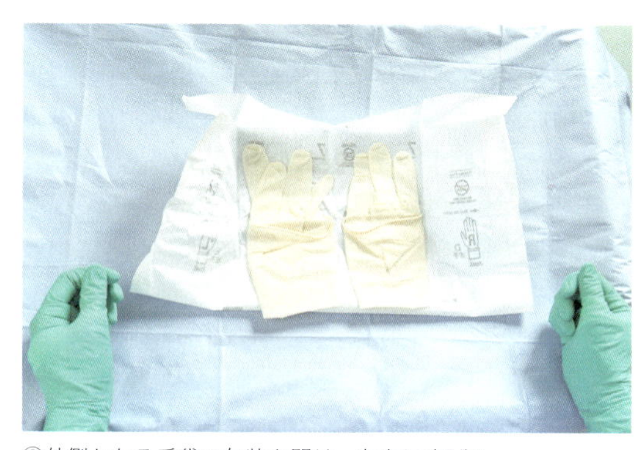

⑨外側となる手袋の包装を開け，左右に広げる

図3-5 ガウンテクニック方法・手順(続き)

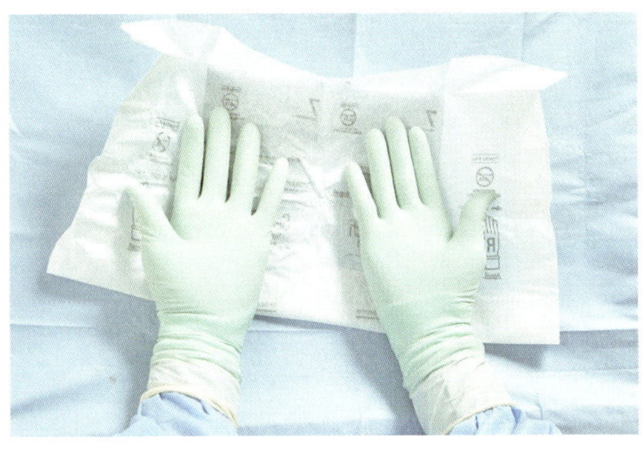

⑩同様に装着する．内側の手袋よりも長めに引きのばす

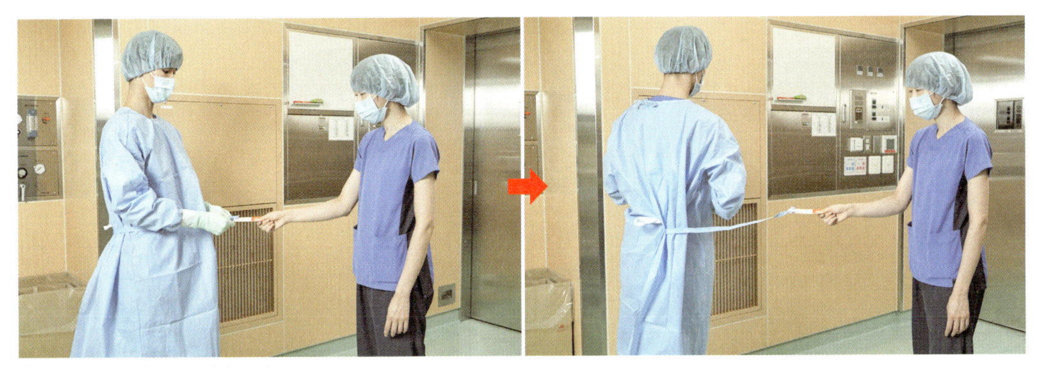

⑪ベルトホルダーを介助者に渡す

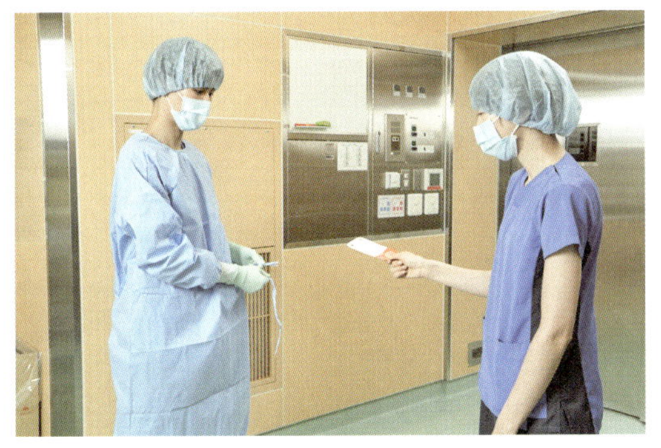

⑫ベルトホルダーからひもを外す

⑬腰ひもを結ぶ

図3-5 ガウンテクニック方法・手順(続き)

3 手術部位感染(SSI)

手術部位感染(SSI)とは，手術部位の創感染だけでなく手術操作の加わった深部臓器および体腔を含む手術後に発生する感染症で，術後30日以内(インプラント挿入術では1年以内)に発生したものを指す．SSIはその発生深度によって分類され，症状や治療法・予後に大きく関連する(図3-6)．

切開創SSIでは手術部位に膿がたまり，発熱や痛みが生じる．時間がたつと手術創は赤くなり，進行すれば傷が開いて膿が排出される．

SSIの影響要因には，術前，術中，術後にわたってさまざまな要因が考えられるため，注意を要する(表3-2，表3-3)．

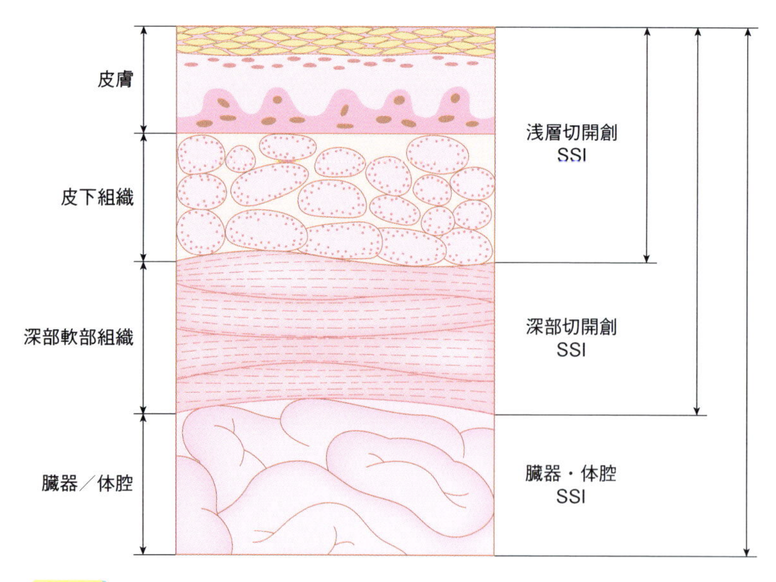

図3-6 SSIの分類

（百村伸一監：循環器ビジュアルナーシング，p188，学研メディカル秀潤社，2014）

表3-2 SSIの影響要因

<table>
<tr><td rowspan="2">術前</td><td>患者</td><td>年齢，栄養状態，肥満，喫煙状況，糖尿病，遠隔感染状況
微生物の定着，術前入院期間など</td></tr>
<tr><td>手術およびケア</td><td>皮膚準備
・除毛方法，除毛時期
・術前のシャワー方法
・皮膚消毒方法
手術時手洗い方法
予防的抗菌薬投与方法</td></tr>
<tr><td rowspan="3">術中</td><td>手術環境</td><td>手術環境の清浄度
手術器材の滅菌方法
術衣
無菌区域の状況</td></tr>
<tr><td>手術手技</td><td>止血状況
死滅組織の除去，血腫，死腔などの組織・体腔の状況
インプラント・ドレーンの留置状況</td></tr>
<tr><td colspan="2">術中の微生物汚染
手術創分類（表3-3），手術時間
・患者の管理，体温，酸素濃度</td></tr>
<tr><td>術後</td><td>ケア</td><td>手術切開部位の管理状況，ドレーンの留置期間および管理
状況，血液管理</td></tr>
</table>

表3-3 手術創分類

創クラス	定義
I. 清潔創 (clean wound)	1. 炎症のない非汚染手術創 2. 呼吸器，消化器，生殖器，尿路系に対する手術は含まれない 3. 1期的縫合創 4. 閉鎖式ドレーン挿入例 5. 非穿通性の鈍的外傷
II. 準清潔創 (clean-contaminated wound)	1. 呼吸器，消化器，生殖器，尿路系に対する手術 2. 著しい術中汚染を認めない場合が該当 3. 感染がなく，清潔操作がほぼ守られている胆道系，虫垂，膣，口腔・咽頭手術 4. 開放式ドレーン挿入例 5. 虫垂炎，胆嚢炎，絞扼性イレウス(小範囲)で，周囲組織・臓器を汚染することなく病巣を完全に摘出・切除した症例
III. 不潔創 (contaminated wound)	1. 早期の穿通性外傷(事故による新鮮な開放創) 2. 早期の開放骨折 3. 清潔操作が著しく守られていない場合(開胸心マッサージなど) 4. 術中に消化器系から大量の内容物のもれが生じた場合 5. 胃十二指腸穿孔24時間以内 6. 適切に機械的腸管処置が行われた大腸内視鏡検査での穿孔(12時間以内) 7. 急性非化膿性炎症を伴う創
IV. 汚染・感染創 (dirty-infected wound)	1. 壊死組織の残存する外傷 2. 陳旧性外傷 3. 臨床的に感染を伴う創 4. 消化管穿孔例(クラスIII，5，6以外)

(日本化学療法学会/日本外科感染症学会　術後感染予防抗菌薬適正使用に関するガイドライン作成委員会編：術後感染予防抗菌薬適切使用のための実践ガイドライン，p9，日本化学療法学会/日本外科感染症学会，2016)

4 リスク低減のための実践ポイント

周術期における感染リスク低減のための実践ポイントを，以下にあげる．

- (手術)手洗い時に過度なブラッシングはしない．
- 除毛は必要最低限とする．
- 創縁保護ドレープを用いる．
- 手術用手袋は不潔操作終了後および定期的に交換する．
- 縫合糸は絹糸を使用しない．
- ドレーンは必要時のみ留置する．留置する際は閉鎖式ドレーンを使用し，早期撤去する．
- 必要に応じて腹腔内洗浄を行い，また，生食による創洗浄を行う．
- 不潔な操作で使用した器械はほかの器械と分けて扱い，交差感染を防ぐ．創閉鎖時，汚染されていない器具に変える．
- 予防的抗菌薬投与：術式に合わせて適切なな抗菌薬を選択する．
- 患者体温管理：低体温(36℃以下)は血管の収縮，創部への酸素供給の減少，食細胞の機能障害を生じる．
- 手術室の空調管理を適切に行う．
- 手術器械の滅菌の質の保障：確実な滅菌と無菌操作の徹底を行う．

引用・参考文献

1) World Health Organization：Hand Hygiene in Outpatient and Home-based Care and Long-term Care Facilities. p13, World Health Organization, 2012
http://www.who.int/gpsc/5may/hh_guide.pdf (2019年2月15日検索)
2) 小林寛伊編：消毒・滅菌の種類と方法．消毒と滅菌のガイドライン，新版増補版，へるす出版，2015
3) 日本麻酔学会・周術期管理チーム委員会編：感染症対策．周術期管理チームテキスト，第3版，p71-78，日本麻酔科学会，2016
4) 鹿児島大学病院医療環境安全部感染制御部門：標準予防策(スタンダードプレコーション)．鹿児島大学病院感染対策マニュアル，2015.
http://www.kufm.kagoshima-u.ac.jp/~ict/yobousaku_hyoujun_keirobetsu/hyoujun.htm (2019年2月15日検索)
5) 日本医療福祉設備協会企画・指針委員会：病院設備設計ガイドライン(空調設備編) HEAS-02-2013，第4版，日本医療福祉設備協会，2013
6) 倉橋順子ほか：手術部位感染とは．はじめての手術看護，p113-114，メディカ出版，2009

4 手術室における災害対策

1 はじめに

災害にはさまざまなものがあり，自施設での火災や停電に加え，爆発，事故などの人為災害，またわが国では，地震や台風などの自然災害も発生しやすい．どのような災害が発生した場合でも，まずは患者やスタッフの安全確保が重要になる．そのため，手術室においても，各災害に合わせたマニュアルの作成，定期的な訓練，薬品や医療材料の備蓄が必要である．災害発生時に，手術室ではどのような対応をすべきかを日頃から考え，備えておく必要がある．

2 災害対策におけるマニュアル作成と災害対策訓練

❶マニュアル作成と災害対策訓練

マニュアルは，自施設の手術室に合った内容のものを作成することが望ましい．また，あまり厚い冊子にしてしまうと非常時に使用しにくいため，アクションカードなど具体的な指示の書かれた簡単に使用できる形態がふさわしく，誰もが手にとりやすい場所に配備することも大切である．

また手術室での災害対策訓練では，患者と職員の安全確保，医療ガスのバルブの操作法の確認，情報収集，判断と命令系統の確認などを行う．手術室では，手術中の患者をすぐに移動させることは難しいため，状況把握ののちすみやかに手術を終了し避難することになる．その際の避難経路の確認も重要である．

❷アクションカード・安全カードの活用

1. アクションカード

手術室では，ほとんどの患者が全身麻酔により意識がなく，自ら行動することができない状態にある．手術によっては，脳や心臓などにあるマイクロサイズの血管の処置をしていたり，内視鏡手術や人工心肺を使用する手術のために特殊な機器を使用していたりすることがある．そのため，災害に伴う二次的な事故が発生しやすいと考えられる．

災害発生に加え，事故発生というような事象が重なれば，パニックに陥る可能性が高まる．

そのようなときに有効なのが，アクションカードである(図4-1)．アクションカードとは，「行動の指標となる事前指示書」であり，そのカードに沿って行動することで災害時に対応すべき方向へと導いてくれる．具体的な行動が，優先順位をつけて時系列で整理されているため，パニックに陥りにくく，経験年数を問わず全員が同じ行動をとることができる．

2. 安全確認カード

手術室はそれぞれの部屋で異なる手術をしているため，災害時にリーダーが手術室全体の状況を把握しにくい．そこで，アクションカードに加えて，各部屋の状況が把握できるように安全確認カードを取り入れている病院もある(図4-2)．

安全確認カードは，アクションカードと同様に，確認する項目が時系列で羅列されており，順番にチェックした後リーダーのもとへ収集されるしくみになっている．

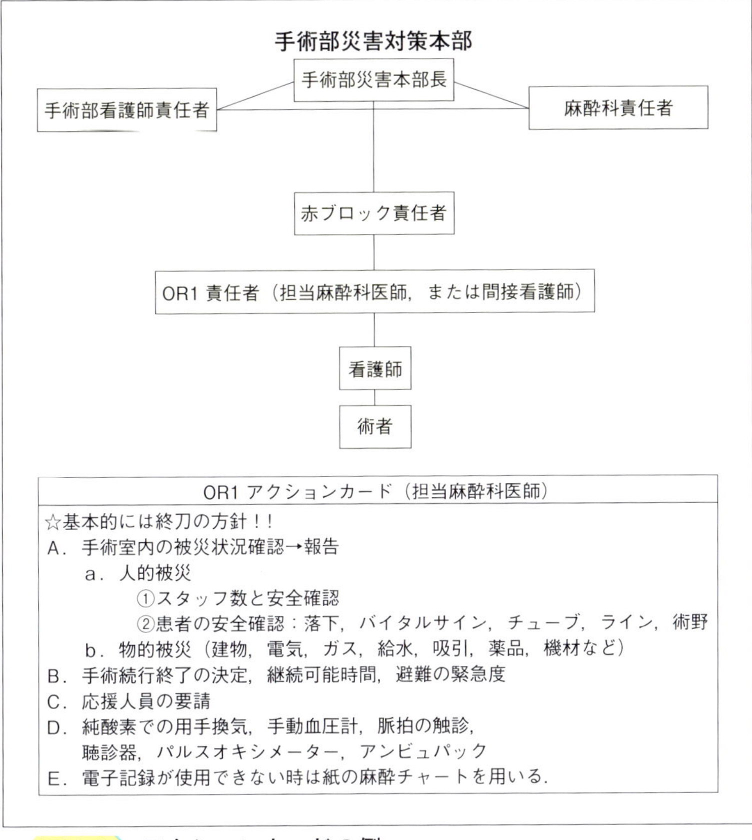

図4-1 アクションカードの例

3 災害対策の実際

手術室での災害の際，実際にどのような対策をとったらよいのか，災害別にそのポイントを紹介する．

❶地震対策

地震は予知や予測が難しい災害である．そのため建物の耐震性を確認し，日頃からマニュアルの整備，医療機器や物品の転倒・転落を防ぐ対策を講じておくことが大切である．

震度6を超えると，広域で甚大な被害が予想される．地震情報の収集をするとともに地震発生時に患者の安全を守るためにも，机の下に潜る，動かない物体につかまる，屈んで頭部を保護するなど，まずはスタッフが自らの安全を確保する必要がある．

次に，避難経路を確保する必要があるが，地震によって建物の構造がゆがんでしまう可能性もあるため，ドアは開放し自動ドアを手動に切り替える．そして，患者の被害状況や設備・備品の被害状況の確認をする．その際，安全確認カードを記載し，中央の災害対策本部に情報を伝える．

例えば，当院手術室では，ナースステーションが災害対策本部となり，災害発生時の拠点となる．各自がアクションカードをもとに行動し，収集した情報をリーダーが確認して看護長に報告し，看護長が総合的に手術室の現状を把握する流れになっている．

すぐに余震がくることも多いため，手術操作は中断する．あわてて閉創し手術を中止することはないが，余震が収まった後，閉創可能な状態まで手術を行い，すみやかに終了する．開始していない手術は，すべて中止する．

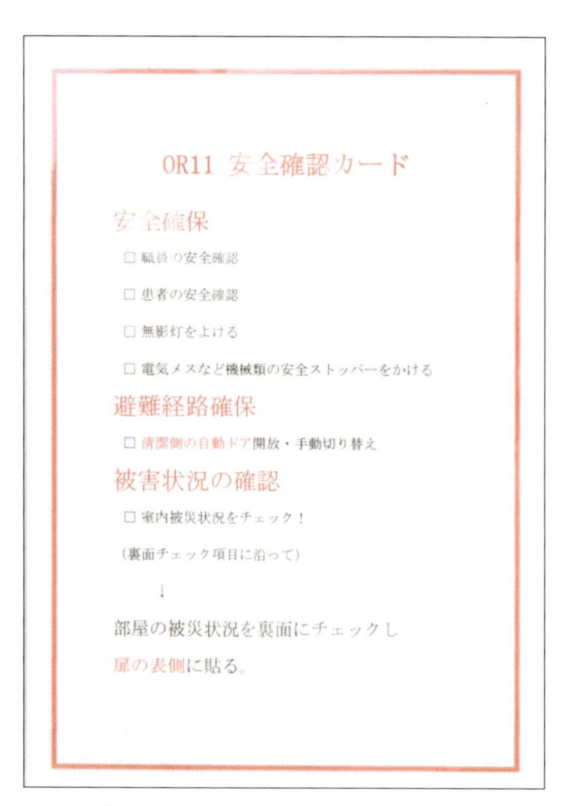
OR11 安全確認カード

安全確保

□ 職員の安全確認

□ 患者の安全確認

□ 無影灯をよける

□ 電気メスなど機械類の安全ストッパーをかける

避難経路確保

□ 清潔側の自動ドア開放・手動切り替え

被害状況の確認

□ 室内被災状況をチェック！

（裏面チェック項目に沿って）

↓

部屋の被災状況を裏面にチェックし

扉の表側に貼る。

OR11 安全確認カード

□医師名　／　／　／　／

□看護師　／　／　／

□麻酔医　／

□その他（MEや業者）　／　／　／

□患者の状況：

□手術進行状況：

□破損状況の確認

使用可能○　不能×　確認不確実△

※手術室未使用時は下のみチェックする

手術台	無影灯	モニター	麻酔器	麻酔カート
天井・壁	医療ガス	吸引	電気メス	空調
冷蔵・保温庫	電話インターホン	マイクロ	タニケット	通電療法器械

部屋の被災状況をチェックし通路側の扉に貼る。

図4-2　安全確認カードの例

❷火災対策

手術室での火災の発生源には，電気メスやレーザー，スプレー剤の使用があげられる．またドレープ類やプラスチックなどへの引火の危険性もあり，使用する医療機器や医療材料，環境などを理解し，日頃から火災予防に注意を払わなければならない．

火災が発生した際，出火を発見したスタッフは周囲へ火災発生を大声で知らせ，応援を求める．出火の知らせを把握した看護長は，一斉放送で手術室全体へ火災発生を知らせ，その後，すみやかに通報および初期消火をする．同時に進行中の手術に関してはすみやかに閉創をし，出火場所より遠い経路を通って避難する．

落ち着いてアクションカードをもとに行動し対応していけるよう，防災訓練やペーパーシミュレーションを実施するとよい．

❸停電対策

災害によって病院を含む地域で停電した場合，非常灯が点灯し，自家発電装置が稼働することで非常電源からの電源供給となる．状況をみて，手術中の場合は最短で閉創して手術を中止あるいは終了できるように，また開始していない手術はすべて中止することを考慮する必要がある．

非常用電源には，瞬時特別非常電源，特別非常電源，一般非常電源の３種類があり，医療機器の重要度によって接続する（図4-3）．手術補助装置を優先する必要があり，手動で対応できるものはコンセントからはずす．また自家発電装置には発電容量に限界があるため，平常時から接続の優先度を決めておくことが重要である．

また空調からの層流が停止するため，乱流を防ぐ必要がある．なるべくドアの開閉やスタッフの入室を減らすことが重要となる．

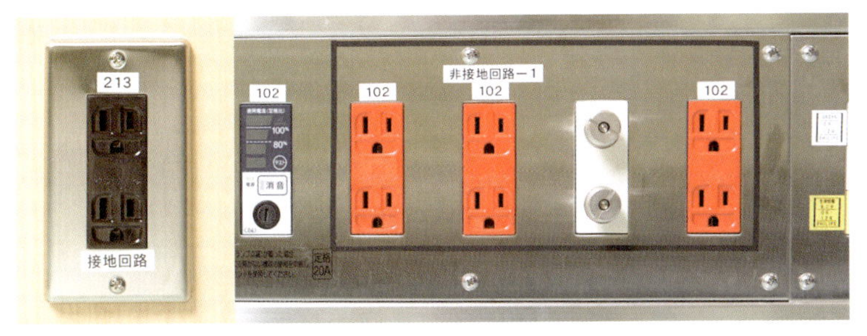

図4-3 非常用コンセント

茶色：非常用．停電後，自家発電からの電源が来るまで(約1分程度)使用できない．
赤色：無停電用．停電してもバックアップ電源で切れることなく継続して使用できる．

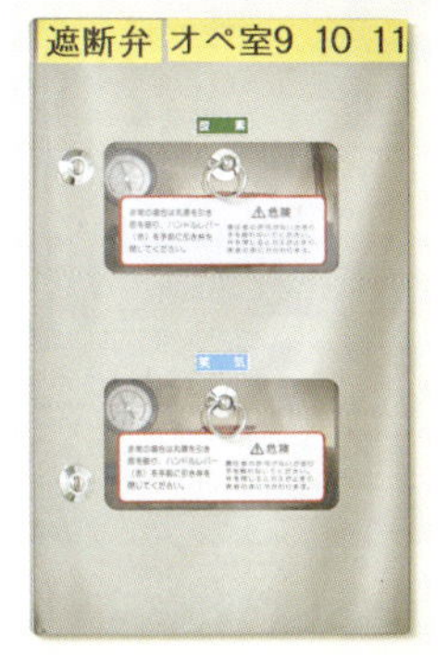

図4-4 切り替えバルブ

❹断水対策

断水の際は，手洗いや使用した器具の洗浄の清潔度に支障をきたすため，手術件数を減らすことが望ましい．やむを得ず手術を行う場合は，手洗いはアルコール製剤の擦り込みを遵守し，器具洗浄は酵素洗剤につけおきし，必要な場合は新しいコンテナを使用する必要がある．

❺医療用ガスへの対応

ボンベのコネクターが装備されている麻酔器や手術器械は，ボンベがあれば緊急時の対応が可能である．そのため，酸素，笑気，炭酸ガスのボンベを常備しておくことが望ましい．

医療用ガスには中央供給設備との切り替えバルブがあるのでその場所を確認し(図4-4)，いざというときのために医療ガスの管理部署を把握しておく．

参考文献

1) 国語技術研究センター：自然災害の多い国 日本．国土を知る/意外と知らない日本の国土，http://www.jice.or.jp/knowledge/japan/commentary09（2019年2月15日検索）
2) 中島 康：アクション・カードで減災対策，全面改訂．日総研出版，2016
3) 中島 康：アクションカードで減災対策，日総研出版，2012
4) 国立病院機構災害医療センター：災害対応マニュアル(看護部)，第3版，2008
5) 国立病院機構災害医療センター：院内災害対応BCPマニュアル，2017
6) 堀田哲夫：手術部と災害対策．手術医療の実践ガイドライン，改訂版，手術医学 34：S137-S145，2013
7) 日本麻酔科学会・周術期管理チーム委員会編：災害対策．周術期管理チームテキスト，第3版，p56-59，日本麻酔科学会，2016

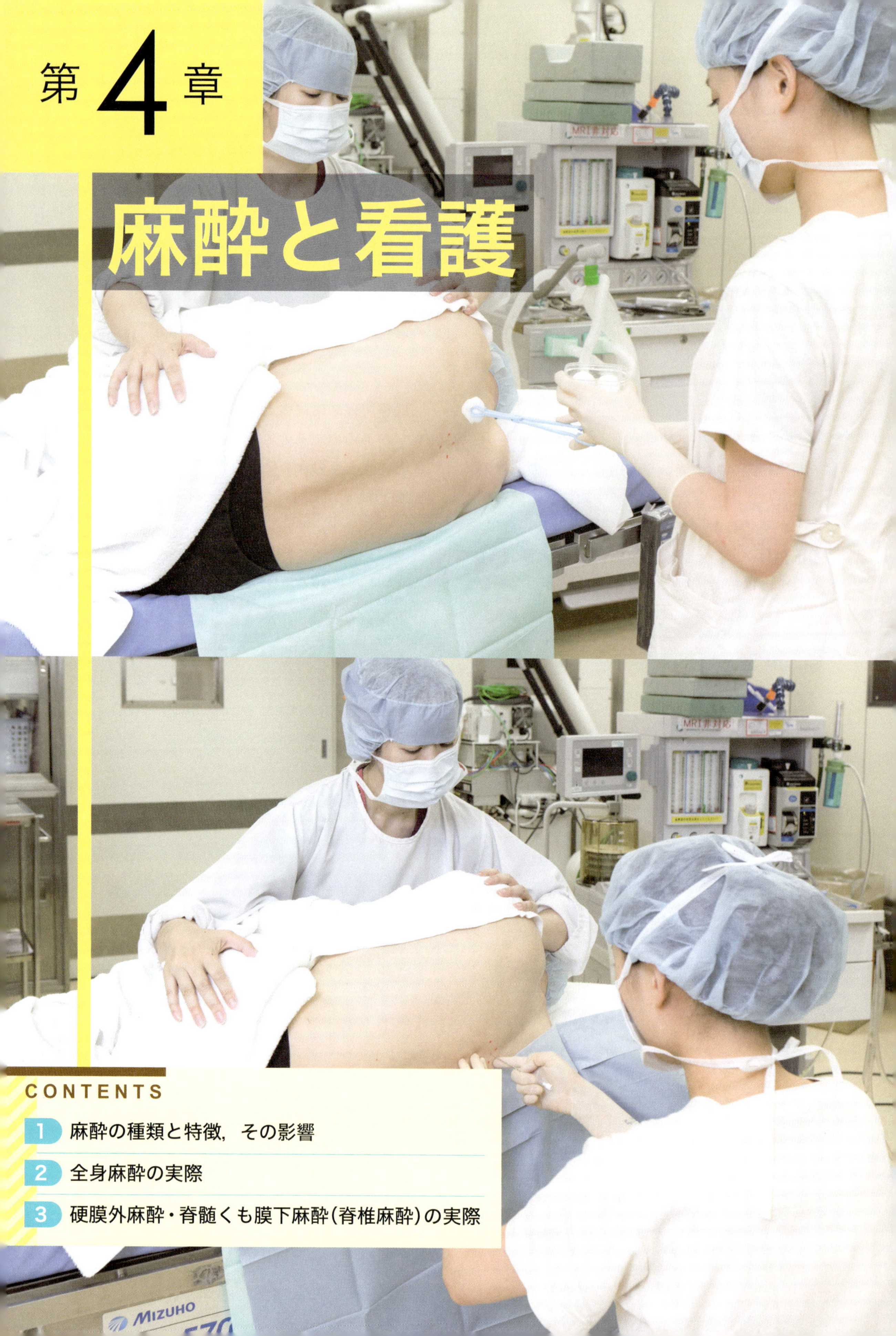

第4章

麻酔と看護

CONTENTS

1 麻酔の種類と特徴，その影響

1 全身麻酔と局所麻酔

手術室で行われる麻酔は，意識の有無や，どのような目的でどこに作用するかによって「全身麻酔」と「局所麻酔」に大別される．全身麻酔は意識の消失を伴い，中枢神経の抑制を主な目的とする一方，局所麻酔では意識は保たれ，末梢神経から中枢神経への伝達路の遮断を主な目的とする（図1-1）．

麻酔はさまざまな薬剤による薬理効果が得られた結果であり，この薬剤の使用方法，投与経路にも数種類の選択肢がある（表1-1）．

2 全身麻酔

❶全身麻酔とは

局所麻酔と比較して，全身麻酔の際立った特徴は，手術を受けている患者の意識が消失していることである．したがって，患者は全身麻酔中に痛みを感じることはない．これは麻酔薬が中枢神経に作用し，中枢神経が抑制されることによるものである．

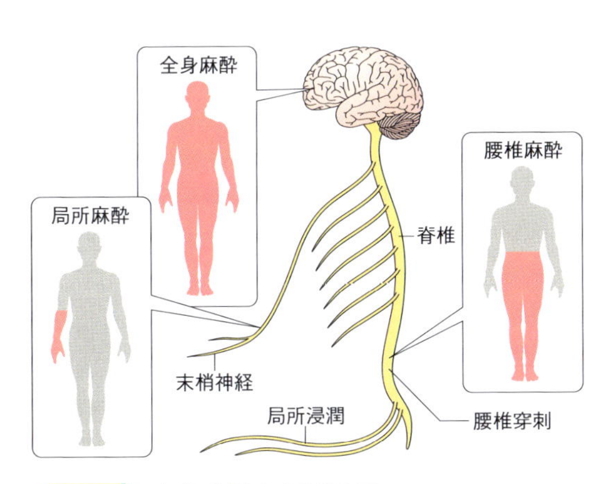

図1-1 全身麻酔と局所麻酔

全身麻酔には，1957年にGeorge Woodbrigeが提唱した全身麻酔状態を定義する条件がある．

①意識消失
②鎮痛
③筋弛緩
④反射抑制

この条件に，⑤可逆的を加え，全身麻酔を受けた患者が，「意識を消失しており，痛みを感じることなく，筋肉が緊張しておらず，有害な自律神経反射がなく，麻酔から覚めるともとの状態に戻る」という条件がすべて満たされている必要がある．

現在は，患者の状態や手術の方法に合わせ，複数の薬剤を併用して全身麻酔の条件を満たす「調節麻酔（バランス麻酔）」が一般的である（表1-2）．

表1-1 麻酔の種類

全身麻酔	吸入麻酔 静脈麻酔
局所麻酔	脊髄くも膜下麻酔 硬膜外麻酔 局所浸潤麻酔 神経ブロック（伝達麻酔） 表面麻酔

表1-2 調節麻酔の組み合わせ

作用	組み合わせる薬剤など
鎮静	吸入麻酔薬，静脈麻酔薬
鎮痛	オピオイド，硬膜外麻酔，脊髄くも膜下麻酔，神経ブロック
筋弛緩	筋弛緩薬あり，なし（自発呼吸を残す場合）

❷全身麻酔の種類

全身麻酔は，麻酔薬がどのように血中に取り込まれるかによって「吸入麻酔」と「静脈麻酔」に大別される．

吸入麻酔は，気体状の薬剤が患者の肺を経由して肺胞から血液中に取り込まれ，中枢神経に運ばれることで中枢神経を抑制し麻酔効果を発揮する．

さまざまな吸入麻酔薬間の強さを比較する際には，最小肺胞濃度(MAC：minimum alveolar concentration)が用いられる．MACが高いと，その吸入麻酔薬は高い肺胞濃度を維持することで麻酔効果が得られるということであり，本来の麻酔効果が弱いことを意味する．現在では，麻酔からの覚醒指標であるMAC-awakeとして使用されることが多い．

静脈麻酔は，液体状の薬剤を静脈から直接血中に投与することで，同じく麻酔効果を発揮するものである(表1-3)．

❸全身麻酔の影響

全身麻酔は中枢神経を抑制することで麻酔効果を得るが，それは呼吸機能，循環機能，肝機能，腎機能，内分泌機能，電解質調整機能などといった生命維持のための重要な生理的機能を抑制していることにほかならない(図1-2)．

したがって手術後，麻酔状態から常態へと移

表1-3 吸入麻酔と静脈麻酔の特徴

種類	作用	薬剤名	特徴
吸入麻酔	鎮静薬	セボフルラン	導入が迅速で気道の刺激性が低い．最もマスク導入に適した麻酔薬．副作用として代謝によって産生される無機フッ素が腎尿細管を障害する腎毒性が指摘されていたが，現在では発生報告などはない
		デスフルラン	イソフルラン同様気道の刺激性が高く，マスク導入には向いていない．セボフルランと比べて使用後の患者の覚醒時間もそれほど差がないものの，各臓器からの麻酔薬が排出される時間が速く，結果，全身が麻酔状態から回復するまでの時間が短くなる．とくに長時間手術時の覚醒の差は大きい
静脈麻酔	鎮静薬	プロポフォール	導入時に2〜2.5mg/kgの標準投与量で使用され，投与後数分で患者は就眠する．脂肪乳剤であることから大豆や卵にアレルギーがある患者への使用は注意を要する．また導入だけでなく，麻酔維持，悪性高熱症の既往および因子がある患者にも利用される．静脈内投与時に血管痛が生じる
		チアミラールナトリウム	プロポフォールと比べ投与時の血管痛がなく，すばやく導入できる．標準投与量は3〜6mg/kgである．強アルカリ性であるため血管外への漏出があると組織壊死をきたすおそれがあり，投与時に痛みがないかを確認する．また，喘息の患者に使用すると気管支痙攣を誘発することもあり，注意を要する
	鎮痛薬	フェンタニル	レミフェンタニルと比較して効果発現が遅く，持続鎮痛作用時間が長い．その反面，投与量が多いと呼吸抑制作用が強く，手術終了後から覚醒までの時間が長くなる
		レミフェンタニル	フェンタニルと比較して効果発現が速い．持続時間は短く，持続静脈投与が必須となる．代謝は肝臓・腎臓に影響しないため，肝機能・腎機能が低下した患者にも使用できる
	筋弛緩薬	ベクロニウム	投与から4〜5分で筋弛緩の効果が出現し30〜40分，効果が持続する
		ロクロニウム	投与から1分程度で筋弛緩の効果が出現し，ベクロニウム同様，30〜40分の効果が得られる

(小野寺　久監：麻酔の種類と影響．ナースのためのやさしくわかる手術看護，p59，64，ナツメ社，2011/日本麻酔科学会・周術期管理チーム委員会編：周術期管理チームテキスト，第3版，p424，513，日本麻酔科学会，2016を参考に筆者作成)

行していく段階で患者の生理的諸機能が十分に回復していかなければ，患者の生命維持に多大な影響が出ることになり，場合によってはICUなどでの管理・治療が必要となる．

3 局所麻酔

❶局所麻酔とは

局所麻酔は，全身麻酔とは違い痛みを感じないものの患者の意識はあるという大きな特徴がある．

そもそも“痛い”という感覚は，身体が痛みという刺激を受けたことでその刺激が末梢神経に伝えられ，末梢神経から中枢神経の視床へと伝達されることで感じる感覚である．局所麻酔はこの末梢神経から中枢神経への痛み刺激伝達を抑制(遮断)することで，麻酔効果を得ている．このように局所麻酔は中枢神経を直接抑制するわけではないので，全身麻酔と比べて人体への影響が少なく，簡便な麻酔方法ともいえる．

❷局所麻酔の種類

局所麻酔には，脊髄くも膜下麻酔(脊椎麻酔，腰椎麻酔)，硬膜外麻酔，局所浸潤麻酔，神経ブロック(伝達麻酔)，表面麻酔などの種類がある(表1-4)．

❸脊髄くも膜下麻酔と硬膜外麻酔

脊髄くも膜下麻酔と硬膜外麻酔は，手技的には似かよっているが，目的と神経の遮断部位に応じて使い分けられる(表1-5)．

❹局所麻酔の合併症

局所麻酔による合併症のなかで，とくに重篤なものはアナフィラキシーショックと局所麻酔薬中毒である．アナフィラキシーショックは，全身反応として喘息発作やショック症状が出現し，じん麻疹・紅斑・水疱などが皮膚症状として

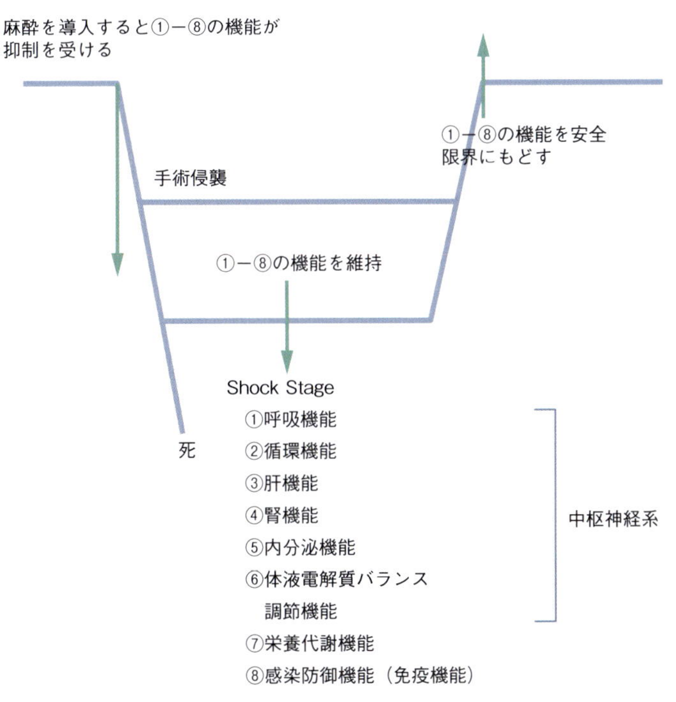

図1-2 中枢神経の抑制による生理機能への影響

(弓削孟文：全身麻酔．イラストで学ぶ麻酔看護―手術室看護にたずさわる人たちへ，p4，メディカ出版，1997)

表1-4 局所麻酔の種類と特徴

種類	特徴
脊髄くも膜下麻酔 (脊椎麻酔，腰椎麻酔)	・局所麻酔薬をくも膜下腔に注入，脊髄レベルで神経伝達をブロックする ・麻酔効果が速く，確実に得られる ・強い鎮痛作用を有し，麻酔薬の用量が少なくてすむ
硬膜外麻酔	・局所麻酔薬を硬膜外腔に注入して，脊髄レベルで神経伝達をブロックする ・持続的な投与が可能で，長時間の手術に使用できる ・術後の疼痛管理に使用できる
局所浸潤麻酔	・手術部周囲の皮下に局所麻酔薬を注入，末梢神経をブロックする ・主に小手術などで用いる
神経ブロック (伝達麻酔)	・末梢神経周辺に局所麻酔薬を注入，末梢神経束をブロックする ・硬膜外麻酔などが禁忌の場合の術後鎮痛として用いられる
表面麻酔	・粘膜表面に局所麻酔薬を塗布・噴霧して麻酔する ・一般に，即効性で表面麻酔作用が強いリドカインを用いる

(小野寺　久監：麻酔の種類と影響，ナースのためのやさしくわかる手術看護，p58-61，ナツメ社，2011を参考に筆者作成)

表1-5 脊椎くも膜下麻酔と硬膜外麻酔の違い

	脊椎くも膜下麻酔	硬膜外麻酔
穿刺部位	腰椎間(第3腰椎以下)	頸部から仙骨までの椎間
麻酔範囲	腹部以下，片側麻酔が可能	分節麻酔が可能
効果発現	速い	ゆるやか
持続時間	2～3時間	カテーテル留置によって 長時間可能
麻酔薬の使用量	少量	大量に投与

確認される．

局所麻酔薬中毒は，使用した麻酔薬の血中濃度が非常に高くなった場合に生じる．意識消失や全身痙攣，場合によっては心肺停止にいたることもあり，麻酔薬使用後の状態観察が大切である．

4 麻酔の選択

全身麻酔と局所麻酔のどちらを選択するかについては，さまざまな判断項目がある(**表1-6**)．

最も重要な判断項目として，手術時間があげられる．長時間に及ぶ手術で局所麻酔薬を使用した場合，局所麻酔薬の効果が弱まった時点で患者が苦痛を感じることになってしまう．一般に2時間を超える手術では，全身麻酔が選択されるケースが多い．

手術時間以外では，手術部位も大きな判断材料である．臍より下肢側の手術，とくに下肢の整形外科手術・下腹部の外科手術・卵巣や子宮などの婦人科手術では，脊髄くも膜下麻酔や硬膜外麻酔が選択される．また，伝達麻酔(神経ブロック)は，上肢の整形外科手術など，部位を限局した手術において選択されることが多いが，近年では脊髄くも膜下麻酔，硬膜外麻酔が禁忌の患者に対して，術後鎮痛として神経ブロックが用いられることが増えてきた．

麻酔をかける患者の状態も，重要な判断項目となる．疾患などによって血圧が著しく下がっている患者や血小板・血液凝固能が低下した患者，頭蓋内圧が亢進している患者などには脊髄くも膜下麻酔や硬膜外麻酔での局所麻酔は禁忌となるため，全身麻酔が選択される．

表1-6 麻酔方法の選択

判断項目	留意点
手術時間	2時間を超える手術では全身麻酔を選択することが多い
手術部位	①頭頸部手術→全身麻酔 ②胸部手術→全身麻酔(＋硬膜外麻酔) a.上腹部手術→全身麻酔(＋硬膜外麻酔) b.下腹部・会陰部手術→全身麻酔(＋硬膜外麻酔)または脊髄くも膜下麻酔 ③上肢のみ，下肢のみなど限局された部位の手術では，伝達麻酔(神経ブロック)が選択されることがある ④その他　帝王切開→基本的に全身麻酔を避ける
手術の緊急度	超緊急の帝王切開症例では，全身麻酔が選択されることがある
術前使用薬	・抗血小板薬使用中の患者は，脊髄くも膜下麻酔および硬膜外麻酔を避ける ・抗凝固療法・抗血栓療法実施の場合で，使用薬剤の休薬期間が守られていない場合は，脊髄くも膜下麻酔および硬膜外麻酔は避ける
患者の全身状態	頭蓋内圧亢進，出血傾向・凝固異常，穿刺部の感染が疑われる場合などは，脊髄くも膜下麻酔と硬膜外麻酔は避ける
患者の希望	どのような麻酔においても患者の同意が必要である

参考文献

1) 弓削孟文：イラストで学ぶ麻酔看護—手術室看護にたずさわる人たちへ，p4，メディカ出版，1997
2) 小野寺　久監：麻酔導入時と覚醒時の看護，ナースのためのやさしくわかる手術看護，p57-88，ナツメ社，p78–85，2011
3) 日本麻酔科学会・周術期管理チーム委員会編：周術期管理チームテキスト，第3版，p415–420，p422–431，日本麻酔科学会，2016

Memo

2 全身麻酔の実際 ①患者の気道評価

1 気道確保に関する術前評価の必要性

❶気道確保の難易度の評価

ヒトは意識がなくなると，上気道が閉塞し呼吸が途絶えることがある．いびきや睡眠時無呼吸などは，上気道が閉塞された状態である．全身麻酔による意識消失時も，同様に上気道の閉塞が起こる危険性がある．睡眠中は自発呼吸があり寝返りなどにより呼吸を再開するが，全身麻酔中の自発呼吸が消失した状態では呼吸は途絶えたままである．そのため，気道を確保し呼吸を維持する必要がある．

一般的にはマスク換気を行い，続いて気管挿管もしくは声門上器具を挿入して気道を確保する．しかし，気道確保は，いつでも簡単に行えるわけではない．全身麻酔中の自発呼吸が消失している状態で気道確保が困難になると，低酸素血症から中枢神経障害，心停止と致死的な状態に陥る危険性がある．術前に気道確保の難易度を評価して，それに備えておくことが必要である．

❷誤嚥の危険性

全身麻酔時には誤嚥を起こす危険性がある．麻酔導入後のマスク換気により，酸素が気管から肺だけでなく一部は食道から胃内へ送り込まれてしまうことがある．胃に大量の酸素が送り込まれると胃内圧が上がり，内容物が逆流しやすくなる．全身麻酔中は咳嗽反射が低下または消失しているため，口腔内に逆流した胃内容物は気管へと流入し窒息や誤嚥を起こす危険性が高い．そのため，術前には胃内を空にして誤嚥を回避するための絶飲食指示を出す．しかし，胃内容停滞を起こす疾患を有する場合や緊急手術時には，胃内に食物があることを想定し，誤嚥しないような気道確保を行うことが必要となる．

気道確保時のトラブルをできるだけ回避するためには，気道確保困難・挿管困難の危険性と誤嚥の危険性を予測しそれに備えることが重要である．気道確保困難とは以下のように定義されている[1, 2]．

マスク換気困難：1人の麻酔科医が，100％酸素によるマスク換気でもSpO_2が90％を維持できない状態．

挿管困難：通常の喉頭鏡を用いて3回以上の挿管操作を試みたもの，あるいは10分以上を必要とする状態．

2 換気困難・挿管困難の予測

マスク換気に関しては，マスクと顔面の密着が阻害されないことと陽圧換気の際に口腔内に障害となるものがないことを確認する．挿管困難に関しては開口状態・頸部可動性・舌と口腔内の関係などを評価する．

気道確保困難を予測するためには，さまざまな評価点がある．それら一つひとつの的中率は，高いものばかりではない．しかし，組み合わせることで総合的に予測し，気道確保困難に備えることが重要である．

そのほかの気道確保困難を予測する評価点を，以下にあげる．❶〜❺については，その頭文字をとって「LEMONの法則」といわれている[3]．

❶外観の観察（Look externally）

顔面や頸部の観察によって，挿管，換気に障害がないかをみる．

マスク換気困難では，全歯が欠損しているか，

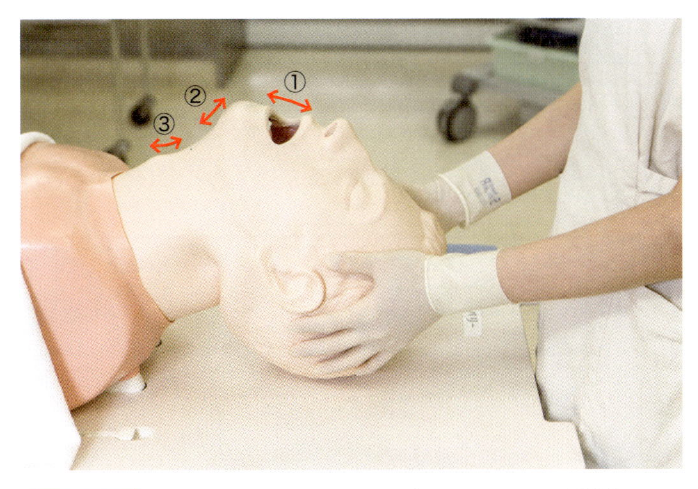

図2-1-1 Evaluate 3-3-2 rule（スニッフィング位）

①開口≧３横指
②舌骨とおとがい間≧３横指
③甲状軟骨と口腔底間≧２横指
以上３つを評価する.

口の周辺にひげがあるか，経鼻胃管が挿入されているか，肥満か，舌が巨大か，男性で55歳以上かが確認すべき点である[1].

挿管困難では，歯が欠損しているか，短く太い首か，肥満か，顔面や頸部の外傷の有無や放射線治療を受けた痕がないか，小顎症ではないか，歯が出ていないか，舌が巨大かが確認すべき点である.

❷開口の程度，口腔内・上気道を指幅で評価（Evaluate 3-3-2 rule）

開口の程度，口腔内・上気道を指幅で評価する（図2-1-1）.

❸開口時の咽頭所見（Mallampati分類）

坐位で開口や舌突出をしたときの口腔内や咽頭部の所見で4つのクラスに分けるMallanpati（マランパティ）分類がある（p.39参照）. 咽頭が見えにくいクラスⅢ・Ⅳは，挿管困難になりやすいといわれているので注意する.

❹気道閉塞症状の有無（Obstruction）

気道狭窄，偏位を起こす可能性のある疾患の有無，その程度を確認する. 上気道閉塞に関する疾患や症状には，咽頭炎，扁桃周囲膿瘍，外傷，気管狭窄，声帯ポリープ，縦隔・甲状腺腫瘍，気道内の腫瘍，喉頭浮腫などがあけられる. また，睡眠時無呼吸や鼻閉などの気道閉塞症状の有無を確認する. 嗄声や嚥下困難も気道確保困難の注意が必要である.

また，気道が過敏な状態になっている場合は，気管内チューブによる刺激で気管支が攣縮して酸素を送り込んでも肺に入りにくくなる「気管支痙攣」や，声門が閉じたままになってしまい陽圧換気では肺に酸素を送り込めなくなる「喉頭痙攣」を誘発しやすいので注意する. 気管支痙攣，咽頭痙攣はさまざまな条件で発生する.

気管支痙攣は，慢性閉塞性肺疾患（COPD），慢性気管支炎，嚢胞性線維症，喘息発作の既往がある患者，肥満などが危険因子である. 喉頭痙攣については，小児，なかでも胃食道逆流症をもつ小児や気道周辺の手術などで起こりやすい. また，喫煙者や不十分な麻酔ではどちらの痙攣も起こりやすいので注意が必要である.

❺頸部の可動域の確認（Neck mobility）

喉頭展開時には頸部を伸展させた体位であるスニッフィング位をとる（図2-1-1）.

これは，スニッフィング位にすると口から声門までが一直線に近づくので，喉頭展開がしや

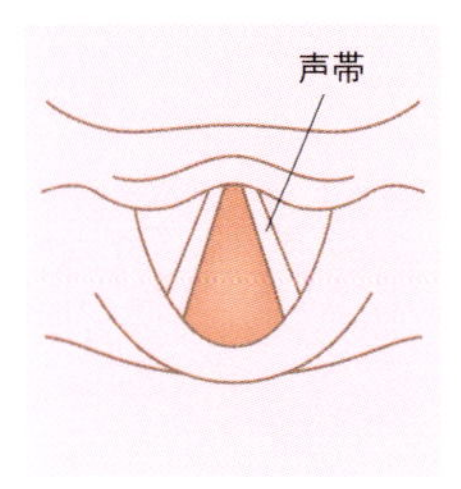

Grade 1

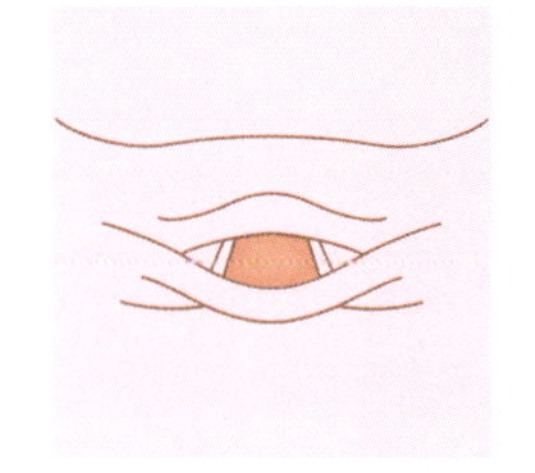

Grade 2a, 2b

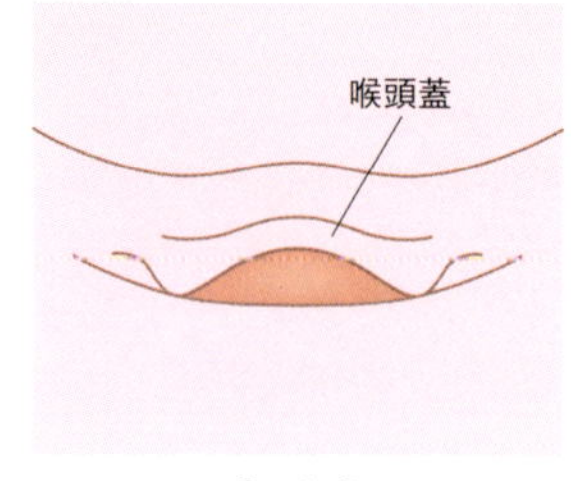

Grade 3

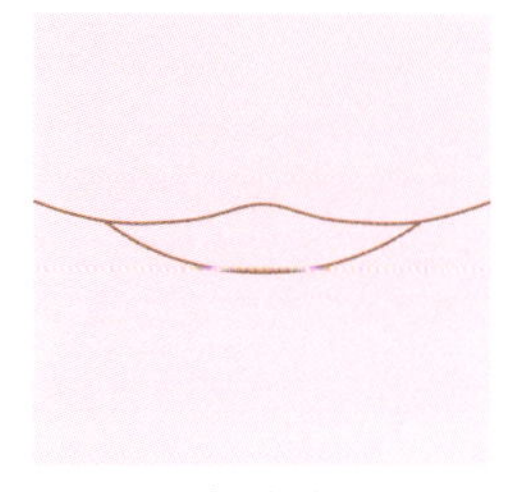

Grade 4

図2-1-2 Cormack-Lehane分類

喉頭鏡によって喉頭蓋を挙上させたときに声帯がよく見えたほうが気管挿管は成功しやすい．喉頭蓋を挙上できる程度を4段階に評価して，気管挿管の困難さを評価している．
Grade1：声帯がすべて見える　Grade2a：声門の半分が見える　Grade2b：披裂軟骨と声門のごく一部のみが見える　Grade3：喉頭蓋のみが見える　Grade4：喉頭蓋が見えない
(Cormack RS, et al: Difficult tracheal intubation in obstetrics. Anaesthesia 39 (11) :1105-1111, 1984)

すくさらにマスク換気が行いやすいためである．

したがって，スニッフィング位がとれない場合は気道確保困難，とくに挿管困難となりうるので，頸部可動域制限の有無を確認する．また，頸椎症などを有している場合は頸部伸展により症状が悪化する危険性があるため，事前に頸部可動域を確認しておく必要がある．頸部の可動域は，前胸部に顎をくっつけることができるか，首を最大にそらせて，額に鉛筆などをのせて落とさずにいられるか，座った状態で確認する．

❻声門所見(Cormack-Lehane分類)

Cormack-Lehane分類(図2-1-2)では，喉頭鏡による喉頭展開時の視野の見え方によって4段階に分類され，Ⅲ・Ⅳに分類される場合は，挿管困難が予測される．

❼下顎可動域の確認

下の歯列を上の歯列より前方に出せない場合，マスク換気時の下顎挙上が困難の可能性が高くなり，挿管困難にもなりうるので注意する．

❽気道確保の既往の有無

過去に全身麻酔で手術を受けている場合は，気道確保の難易度を麻酔記録より確認する．換気困難や挿管困難の既往がある場合は，再び同じ状況になる可能性が高い．

気管切開や長期挿管の既往がある場合は，気道狭窄を起こしている可能性がある．気道確保困難を起こしやすい代表的な要因を表2-1-1に示す．

❾画像・肺機能検査

胸部単純X線やCTなどで頸椎の変形や気道狭窄，偏位などの異常の有無を確認する．

3 誤嚥の危険性

誤嚥の危険性を予測するためには，胃内容物の逆流が生じやすいかどうかを評価する(表2-1-2)．

❶絶飲食の有無

絶飲食をしていなければ，誤嚥の危険性が高い．特に緊急手術時で危険性は増す．

❷妊婦

妊婦は妊娠によって増大する子宮が周辺臓器を圧迫する．胃部の挙上・圧迫により，胃酸が逆流し，胃食道逆流症を起こしやすくなるので，誤嚥の危険性が高まる．

❸胃腸障害など

患者がイレウスや横隔膜ヘルニア，食道憩室などであれば，胃内容物が停滞している可能性がある．また，上部消化管手術や高度肥満であれば，胃内圧の上昇により胃内容物が逆流する

表2-1-1 気道確保困難を起こしやすい代表的な要因

気管挿管	気道確保困難の既往，気管切開や長期挿管あるいは気道損傷の既往，気道閉塞症状（睡眠時無呼吸症候群，いびき，鼻閉，嗄声など），肥満，妊婦，末端肥大症，頸椎運動制限（慢性関節リウマチ，強直性脊椎炎，頸椎カラー装着など），下顎の前方移動困難，小顎症，頤-甲状切痕間隔（<6cm），頤-胸骨切痕間隔（<12.5cm），開口障害（上下門歯間隔<2横指〔4～6cm〕），開口時の咽頭所見（Mallampati分類：3，4），気道の狭窄，偏位（気道内腫瘍，甲状腺腫瘍，縦隔腫瘍，浮腫など）
フェイスマスク	ひげ，歯牙欠損，肥満，高齢，いびき
ラリンジアルマスク	不慣れ，浅麻酔，開口制限，頭頸部伸屈曲制限，口腔咽頭部腫瘤（扁桃肥大，口腔内腫瘤），喉頭・気管閉塞（喉頭痙攣，喉頭・気管内腫瘤，気道内異物，外因性気道閉塞）

（浅井　隆：挿管困難症およびCICVに対するアプローチ―成人編．麻酔 55(1)：14，2006）

表2-1-2 誤嚥の危険性の高い要因

患者要因	フルストマック（緊急手術時など）
	胃排泄停滞状態 ・糖尿病 ・頭蓋内圧上昇 ・横隔膜ヘルニア ・イレウス ・胃食道逆流症 ・dyspeptic symptoms ・食道アカラシア，食道憩室 ・上部消化器手術の既往 ・妊婦 ・高度肥満 ・外傷 ・オピオイドなど胃排泄を遅延させる薬物投与
手術要因	上部消化器手術，砕石位あるいは頭部低下状態，腹腔鏡下胆嚢摘出術
麻酔要因	不十分な麻酔，陽圧換気（とくに気道内圧の高いとき），長時間の麻酔，浅麻酔時のLMAの抜去
器具要因	LMA（ラリンジアルマスク）の存在，不適切に挿入されたLMA，LMAからガスもれが多い場合

（浅井　隆：どこまで気管挿管にとって代われるか？ どこまでできるかラリンジアルマスク（安本和正ほか編），p6，克誠堂出版，2007）

可能性があるので注意する．また，痛みや外傷により，胃内容物が長時間残留することがあるので注意する．

❹誤嚥の危険性が高い場合

ラリンジアルマスクでは，誤嚥を防ぐことはできない．誤嚥の危険性が高い場合は，気管挿管が必要である．

挿管困難が予測されていない場合は，迅速導入を選択しすみやかな気管挿管を行う．麻酔導入から気管挿管までの時間を短縮することにより，誤嚥の危険性を低下させることができる．

挿管困難が予測される場合は，覚醒下・鎮静下挿管を選択し意識を保ったまま気管挿管を行う．患者の意識があることにより誤嚥の危険は低下する．しかし，鎮静下でも，チューブ挿入による刺激で嘔吐が誘発され誤嚥する可能性があるので，注意が必要である．

4 気道確保に問題がある場合の対処

気道確保に問題がある場合には，麻酔導入前に十分な準備をしておくことが重要となる．麻酔科医と気道確保に対する計画を共有し，特殊な麻酔導入を行う場合や特殊機材を使用する場合は，その準備や介助方法の確認を事前に行っておくことが必要である．

❶マスク換気困難が予測される場合

マスク換気が難しいと判断された場合は，自発呼吸を保持したまま覚醒・鎮静下または吸入麻酔薬による麻酔導入のうえ挿管を行う．

❷挿管困難が予測される場合

挿管困難が予測される場合は，挿管困難に対処する特殊な挿管器具を準備する（図2-1-3）．

・各サイズの喉頭鏡ブレード
・Macintosh型以外の喉頭鏡（McCoy喉頭鏡など）
・ビデオ喉頭鏡（McGRATH™MAC ビデオ咽頭鏡など）（①）
・ライト付きスタイレット
・気管支ファイバービデオスコープ（②）
など

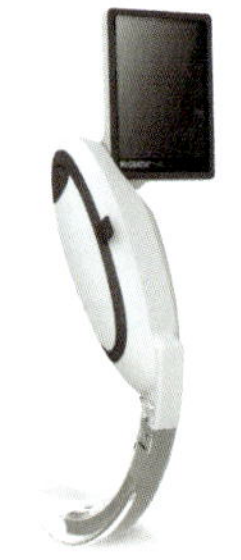
①ビデオ咽頭鏡
（写真提供：コヴィディエンジャパン株式会社）

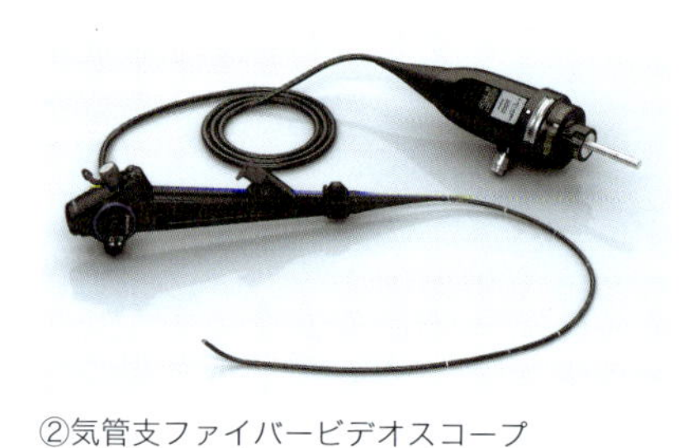
②気管支ファイバービデオスコープ
（写真提供：オリンパス株式会社）

図2-1-3 挿管困難における特殊な挿管器具

❸気道狭窄・閉塞がある場合

喉頭腫瘍などで気道狭窄が明らかであり気道確保困難が予測される場合には，まず全身麻酔自体が本当に必要であるのかどうかを検討する．区域麻酔や局所麻酔で対応できる場合は，全身麻酔を避けて手術を行う．

全身麻酔が必要な場合は，適応を考慮し図2-1-3にあるような特殊な挿管器具を使用する．また，高度な気道狭窄や閉塞で気道確保困難が明らかな場合は，はじめから気管切開を選択する．

気管チューブ挿入部より遠位で気管閉塞を起こす可能性があれば経皮的心肺補助（PCPS：percutaneous cardiopulmonary support）の使用を考慮する．

引用・参考文献

1）Practice guidelines for management of the difficult airway：an update report by American Society of Anesthesiologists Task Force on Management of the Difficult Airway. Anesthesiology 78：597-602, 1993.
2）日本麻酔科学会・周術期管理チームプロジェクト編：周術期管理チームテキスト，第2版，p15-17，202-212，日本麻酔科学会，2011
3）Reed MJ, et al：Can an airway assessment score predict difficulty at intubation in the emergency department? Emerg Med J：99-102, 2005
4）青山和義：基礎・準備編．必ずうまくいく！気管挿管，改訂版，p18-88，羊土社，2009
5）松岡美恵：麻酔時の観察とケアのポイント．ナースのための最新術前・術後ケア（川本利恵子ほか監），p50-57，学研メディカル秀潤社，2012
6）日本麻酔科学会・周術期管理チーム委員会編：気道確保．周術期管理チームテキスト，第3版，p209-234，日本麻酔科学会，2016
7）小野寺　久監：全身麻酔での気道確保．ナースのためのやさしくわかる手術看護，p66-71，ナツメ社，2011

2 全身麻酔の実際 ②挿管の実際

1 はじめに

安全な麻酔を行うためには，使用する薬剤や器具に関する知識を身につけ，準備を整えて臨むことが重要である．

2 麻酔導入準備

❶麻酔器(図2-2-1)の始業点検・準備

医療ガスの配管が正しくなされているか，呼吸回路が正しく接続され，蛇管や酸素バッグの破損はないか，吸引圧がかかるか，二酸化炭素吸収剤が変色していないかを確認する．

❷麻酔導入の際に準備する物品

必要なモニタ類がすべてそろっていること，それらが正常に作動することを確認する．

麻酔の導入に必要なモニタ・器具とその使用の目的を，表2-2-1にまとめる．

❸気管挿管時に準備する物品

必要な物品を準備し，すべてそろっているかを確認する．

気管挿管時に必要な物品とその使用の目的，準備の際の留意点を，図2-2-2，表2-2-2にまとめる．

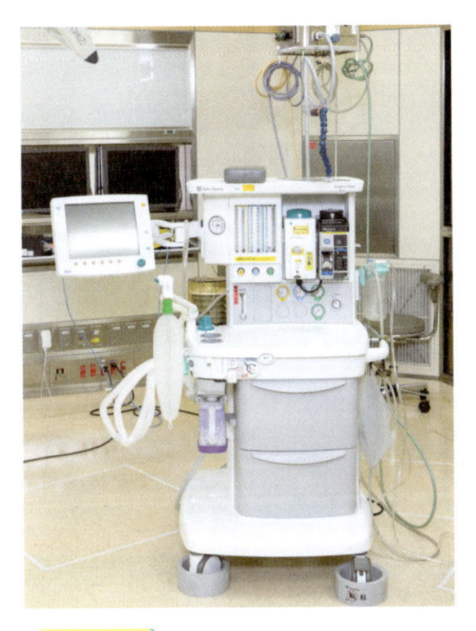

図2-2-1 麻酔器

表2-2-1 麻酔の導入に必要なモニタ・器具と使用の目的

物品	目的
血圧計	血圧を継続的にモニタリングすることで，脳などの重要臓器への灌流圧が維持されているかを確認する
心電図モニタ	心拍数，不整脈，心筋虚血を監視する
パルス オキシメータ	静脈麻酔薬の投与後，低酸素血症になっていないかを確認する．また，非侵襲かつ連続的に動脈血の経皮酸素飽和度と脈拍を測定することで，組織へ適切な酸素供給ができているかを確認する
ヘッドバンド	全身麻酔でマスク換気を行う際，マスクが顔に密着している状態を維持する
人工呼吸器回路	麻酔器に接続することで，患者へ麻酔ガス，酸素などを通す通路とする
酸素バッグ	麻酔導入後は無呼吸となるため，麻酔器に接続し，バッグを圧縮することで換気を行う
マスク	自発呼吸が消失するため，マスクで患者の鼻および口をおおい，回路を介して供給された麻酔ガスまたは酸素などを患者に供給する
人工鼻	挿管後，人工呼吸器から送られる空気を加温・加湿する
サンプリングチューブ	二酸化炭素分圧を継続的に解析し，換気状態のモニタリングを行う

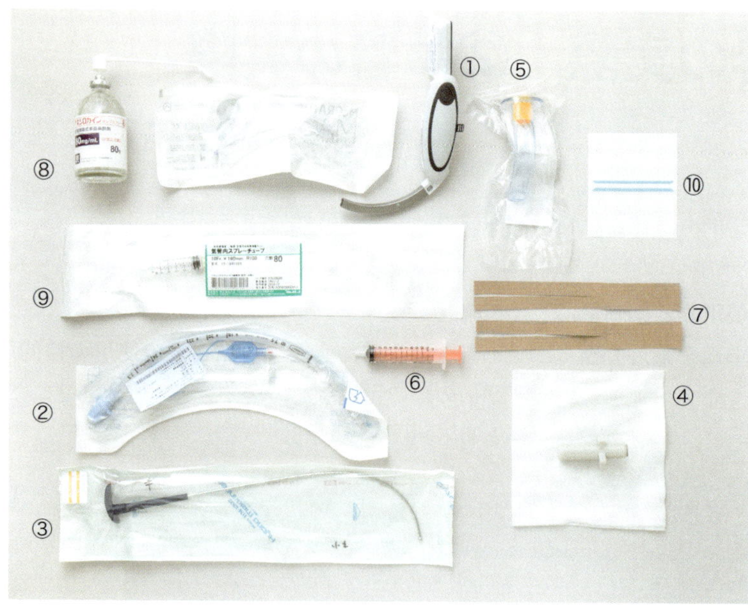

①喉頭鏡(McGRATH)
②気管チューブ
③スタイレット
④バイトブロック
⑤エアウェイ
⑥カフ用シリンジ
⑦固定用テープ
⑧キシロカインスプレー
⑨気管内スプレーチューブ
⑩メパッチ

図2-2-2 必要物品

表2-2-2 気管挿管時に必要な物品および使用の目的と留意点

物品	目的	留意点
喉頭鏡①(McGRATH)	気道や喉頭を観察し，気管挿管時，喉頭展開時に用いる	ランプはしっかり点灯するか，ネジのゆるみはないか
気管チューブ②	経口もしくは経鼻的に留置させることで，気道確保や全身麻酔での人工呼吸管理を行う	カフにエアを注入しもれがないか確認，点検後はエアを抜いておく
スタイレット③	気管チューブ内にスタイレットを挿入することで，気管チューブの形状を保持させる．また，患者の気管に合わせて屈曲させることができるため声帯の通過が容易になる	スタイレットの先端が気管チューブより1～2㎝短い位置にしておくことで，気道粘膜の損傷や気管穿孔を防ぐ
吸引カテーテル	口腔内や気管内の分泌物を除去し，誤嚥を防ぐ	
吸引用水	準備してある水を吸引することで，吸引カテーテル内の閉塞を防ぐ	
バイトブロック④	経口挿管後，患者が気管チューブを噛んで閉塞することを防止する．また，その内腔から吸引カテーテルを挿入し口腔内の分泌物などを吸引することができる	表面に傷や汚染，亀裂や破損はないか，内腔の閉塞はないかを確認する
エアウェイ⑤	口腔内から挿入し，換気困難・挿管困難時の気道の開存性を維持する	
カフ用シリンジ⑥	挿管後，気管チューブの“カフ”とよばれるチューブ先端付近にあるバルーンにエアを送り膨らませる．気管チューブと気管壁の隙間からエアや麻酔ガスがもれたり，唾液や嘔吐物が流れ込んだりしないようにする	あらかじめ5～10mLのエアを吸って準備しておく
聴診器	挿管後，換気音を聴取して気管内に挿管できているかを確認する	
固定用テープ⑦	挿管後気管チューブが抜けないように固定する	
キシロカインスプレー⑧	気道内の表面麻酔として使用する	

3 麻酔導入の実際と看護

❶モニタ類の装着

麻酔導入前に患者の全身状態を評価するため，モニタ類を装着する．モニタ類装着の留意点・観察点を，以下にまとめる．

項目	実践	留意点・観察点
モニタ類の装着	各モニタを装着し，心電図の波形や心拍数は正しく表示されているか，バイタルサインに問題はないかを確認する． ・血圧計 患者の体格に合ったサイズのマンシェットを選択し，マンシェットのカフ下縁が肘関節にかからない位置で巻く． ・心電図モニタ 患者の状態，術式に合った誘導を選択する．電極貼付部は体位を考慮するとともに，術野の妨げとならない位置に貼る． ・パルスオキシメータ マニキュアなどを塗ったまま装着すると，センサが正しく感知せず正確な値が表示されないため，事前に除去しておく．	・モニタ装着部位の皮膚トラブル（発赤や創傷の有無）を確認し，トラブルがあった場所への装置はなるべく避ける． ・モニタコードが皮膚を圧迫していないか，屈折していないかを確認する． ・血圧計は，カフの幅が狭いと血流を遮断するのに高い圧が必要になるため測定値は実際の値よりも高くなり，カフの幅が広いと低くなるため，適切な幅のマンシェットを選択する． ・肘関節にかかったまま術中圧迫されると尺骨神経障害を起こす危険があるので，装着する位置に注意する． ・心電図モニタは，３点誘導，５点誘導がある．５点誘導では胸部誘導を観察できるため，心筋虚血のより詳しいモニタリングができる．また，電極の上から保護テープなどを貼り，消毒薬や血液などで汚染されないよう考慮する． ・パルスオキシメーターは，発光ダイオードと光感知センサの組み合わせで測定されるため，指先の汚れやマニキュアなどで光の透過性が阻害される場合は，正しく測定できない．また，マンシェットとは反対側の手指に装着することで，脈動の減少による測定値の異常を防ぐ．

❷末梢静脈ルートの確保

末梢静脈ルートは，術前の絶飲食期間による水分補給や，術中循環動態の変動に対する処置・薬剤の投与経路として使用する．末梢静脈ルートの確保の手順と留意点・観察点を，以下にまとめる．

項目	実践	留意点・観察点
静脈ルートを確保する	患者に末梢静脈ラインを留置することを説明し，ルートの確保を行う．	・静脈ルート確保の際の穿刺は痛みを伴うので，急な体動などの危険がないように患者に説明し協力を得る．
ルートをつなげ，クレンメを開ける	ルートの確保ができたらラインを接続し，クレンメを開け滴下を確認する．	・刺入部の痛み，しびれ，腫脹，発赤，逆血の有無，接続のゆるみがないかを確認する．
ドレッシング材で固定する	滴下を確認できたら，刺入部をドレッシング剤で固定する．	・刺入部位の皮膚が観察できるように固定する．

ポイント

静脈ルートを確保する際，刺入部の選択にあたっては手背の血管の分岐部を探すとよい．この部位は神経を損傷する危険性が小さく，また分岐部は刺入のとき血管が逃げないからである．

❸純酸素の投与

純酸素を吸入させて肺内を脱窒素し，機能的残気を酸素置換することで，挿管時の無呼吸による低酸素血症のリスクを最小限にする．

項目	実践	留意点・観察点
酸素を投与する	・患者へ声かけ(マスクからは酸素が流れていることを説明)し，不安や恐怖感を取り除く．	・患者にマスクを装着し，マスクのサイズは適切かを確認後，酸素を投与する．マスクが患者の顔の適切な位置にあり，自発呼吸が良好に保たれていることを確認する． ・COPD患者など高二酸化炭素血症の症状のある患者に高濃度酸素を投与すると，低換気によりCO_2ナルコーシスを引き起こすことがある。とはいえ投与を控えてしまうのではなく，状態を注意深く観察しながら投与することが重要である．

❹麻酔導入薬の投与

全身麻酔で手術を受ける患者は，意識がなくなる恐怖や手術に対する不安が高じることから，なるべく早い段階で鎮静，催眠を促すことが必要となる．静脈麻酔薬を静注することで急速に脳に分布され，吸入麻酔薬と比較しても効果発現が速まり，迅速で円滑な麻酔導入が可能になる．

麻酔の導入には「急速導入」，「緩徐導入」，「迅速導入」がある．急速導入は，静脈麻酔薬で入眠させ筋弛緩薬を用いて気管挿管する．通常は急速導入が行われる．

緊急手術などで，絶飲食時間が不十分な患者やイレウスなど消化管の通過障害のある患者はフルストマック(胃内に食物残渣が停滞している状態)(103頁表2-1-5参照)といい，誤嚥の危険性が高い．それらの患者への麻酔導入は迅速導入とよばれる．自発呼吸で純酸素を投与し十分な酸素化を行った後，静脈麻酔薬を投与し，意識の消失後ただちに筋弛緩薬を投与して，輪状軟骨圧迫法を用いて挿管する方法である．この際，マスク換気は行わない．

この方法を用いることで胃内へ空気が送られることや，胃内容物が逆流することを防ぐ．

以下は通常の急速導入の手順である．

項目	実践	留意点・観察点
患者の四肢を固定する	・患者の四肢を安全帯で固定する．	・全身麻酔の刺激による急な体動や体位のずれ，ベッドからの上下肢の転落を防ぐ．
麻酔導入薬を注入する	・麻酔導入薬を，末梢静脈ラインから注入する．	・末梢静脈ライン刺入部の発赤や腫脹，滴下状況を確認し，血管痛が起こりうることを説明する．
患者に声かけをし，掛物をずらす	・呼名し患者の意識が完全に消失したこと，および睫毛反射の消失を確認後，胸郭の動きを観察するため患者に声かけをして掛物をずらす．	・意識の消失後も，患者の尊厳を守るため必ず声をかけてから行う．
モニタをチェックする	・呼吸，循環器系への変化の有無をモニタで確認する．	・パルスオキシメーターの値，血圧低下，徐脈，頻脈，不整脈の有無を観察する．

⑤マスク換気

麻酔の影響により意識の消失，上気道閉塞，呼吸運動の停止を生じるため，適切な換気を行い血液の酸素化をはかる．

実践	留意点・観察点	根拠
・下顎の挙上，頸部後屈，開口を行って気道確保後，マスク換気を行う． ・もれがあればマスク保持の介助やベッドの高さ，枕の高さの調節を行う． ・緊急時にすぐ使用できるようにエアウェイを準備しておく．	・マスクはフィットしているか，マスクのくもり，胸郭の上下運動，パルスオキシメーターの値，カプノメーターの波形などを観察する．	・正しく換気ができていれば，呼気からの二酸化炭素排出によりマスク内がくもり，カプノメーターの波形が出る． ・気道確保が正しくされていないと，胸郭の上下運動がみられなかったり，胃が膨張したりすることがある．

ポイント

術前の情報収集で，マスク換気困難のリスクの有無を確認する．マスク換気が困難であると予測される場合には，使用する可能性のある物品(エアウェイや声門上器具など)を事前に準備しておく．

マスク換気ができていないまま筋弛緩薬を投与し呼吸を停止させてしまうと，無呼吸状態から低酸素血症となり最悪の場合，死にいたる危険があるため注意する．

⑥筋弛緩薬の投与

筋弛緩薬を投与することで，気管挿管時や術中の非動化を促す．

項目	実践	留意点・観察点
筋弛緩薬を投与する	・マスク換気ができていることを確認後，筋弛緩薬を投与する． ・筋弛緩モニタは尺骨神経の位置に貼付し，中枢側に白を，末梢側に黒を装着する．	・筋弛緩モニタの値が0になっていることを確認する． ・パルスオキシメーターの値が低下していないか確認する．

ポイント

筋弛緩薬の投与TOFウォッチ(筋弛緩モニタ)は，神経に電気刺激を与えて支配下の筋を収縮させ，その強さを数値で表して麻酔中の筋弛緩の状態を評価するものであり，通常尺骨神経上に電極を貼付し，母指内転筋の収縮刺激をみる．筋弛緩薬の投与後，TOF（電気刺激)に対する反応が0になれば，筋弛緩が得られていると評価する．

4 気管挿管の実際と看護

①喉頭展開

気管挿管を行う際，口腔内から声門までを観察できるようにする．

項目	実践	留意点・観察点
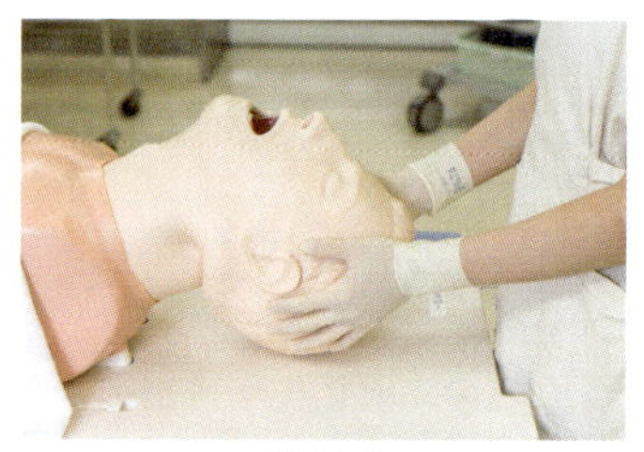 スニッフィングポジション	・筋弛緩の作用が十分出現し，かつバイタルサインが安定していることを確認後，患者の顔・頸部を支えながら頸部後屈位(スニッフィングポジション)をとる． ・ベッドの高さや枕の高さを麻酔科医のちょうどよい位置に調節しておく．	・喉頭展開は，頭部と頸部の位置が重要となるため，頸部を後屈しやすいようにベッドの高さや枕の高さの調節を行う．

ポイント

スニッフィングポジションは，においをかぐ体位といわれ，解剖学的には下位頸椎(C5～7)は約30～35°，環椎，後頭関節は約15°伸展した体位のことをいう．この体位をとることで口腔軸・咽頭軸・喉頭軸の3本の線が一直線に近づく．

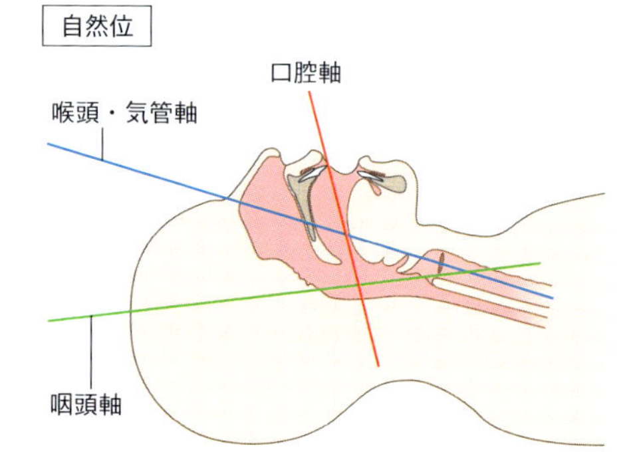

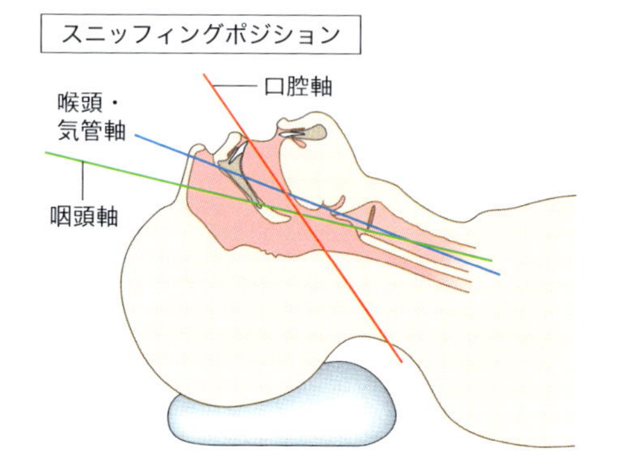

自然位とスニッフィングポジション

❷喉頭鏡の挿入

項目	実践	留意点・観察点
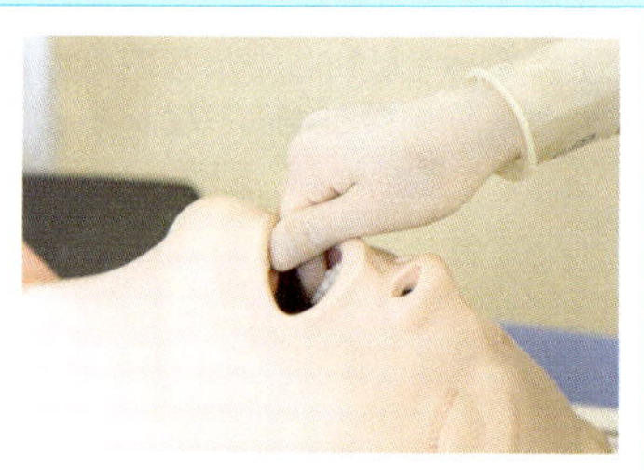 クロスフィンガーで開口する 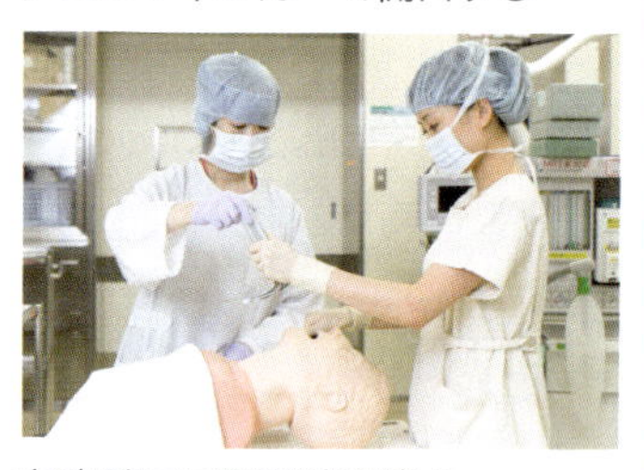 麻酔科医に喉頭鏡を渡す	・下顎を挙上し，右手を使いクロスフィンガーで開口させ，麻酔科医は左手で喉頭鏡を受け取る． ・看護師は，麻酔科医の左手にブレードの先端が足元を向くよう喉頭鏡を渡す．	・喉頭鏡を渡す前にライトが点灯するか，接続部やネジのゆるみがないかを最終確認しておく． ・麻酔科医が患者から目を離さず，視界の妨げにならず，受け取った向きで使用できるようにするため，ブレードの向きに注意して渡す．

項目	実践	留意点・観察点
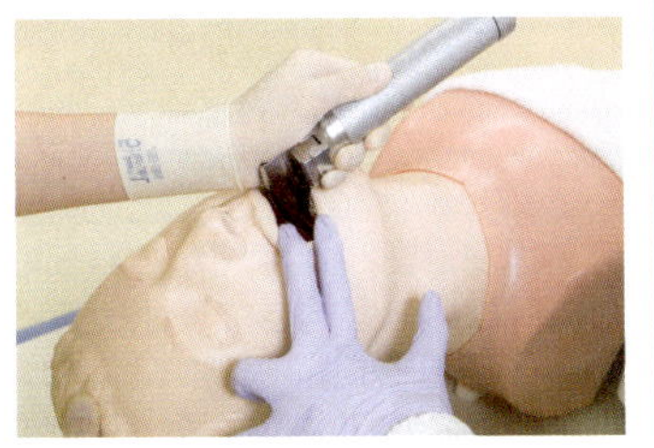 患者の右上口唇を牽引する	・右口腔内へ挿入した喉頭鏡のブレードで，患者の舌を左側へ圧排して奥まで挿入，気管口を確認する． ・看護師は喉頭鏡のブレードが上口唇を巻き込んでいないか，歯牙を圧迫していないかを確認し，左手で軽く患者の右上口唇を牽引する．	・ブレードで上口唇を巻き込むと上口唇損傷や，歯牙の圧迫で歯牙欠損，脱落の危険性があるため，軽く牽引することで視野を良好にし安全に挿管する．

ポイント

頸部圧迫には，BURP法と輪状軟骨圧迫法とがある．

BURP法とは声門が視野に入ってこない際, 甲状軟骨部を後方(backward), 上方(upward), 右方(rightward)に強く圧迫(pressure)することで，声門をみやすくする方法をいう．

麻酔の迅速導入時に胃内容物の嘔吐・誤嚥防止を目的とした輪状軟骨圧迫法（クリコイドプレッシャー，sellick法)とは，圧迫を加える目的，部位，位置が異なるので注意する．

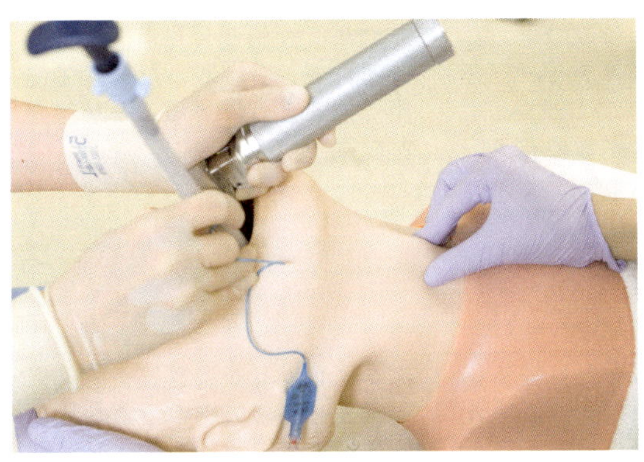

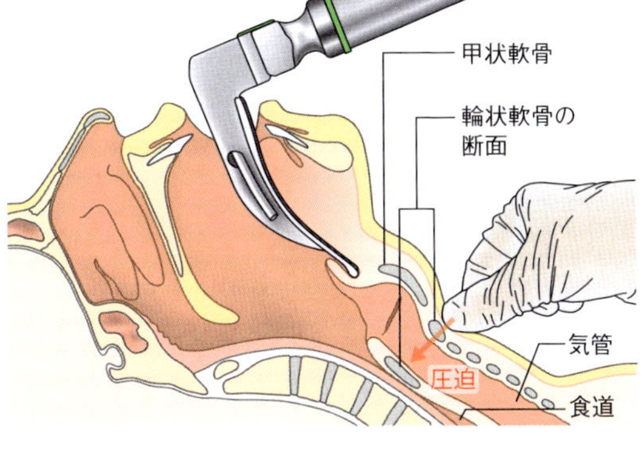

BURP法

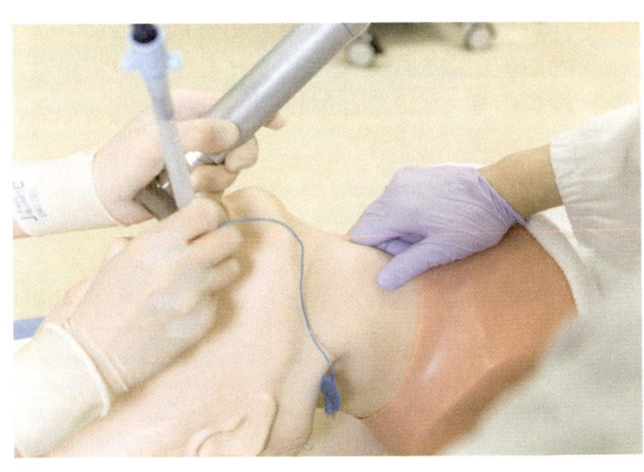

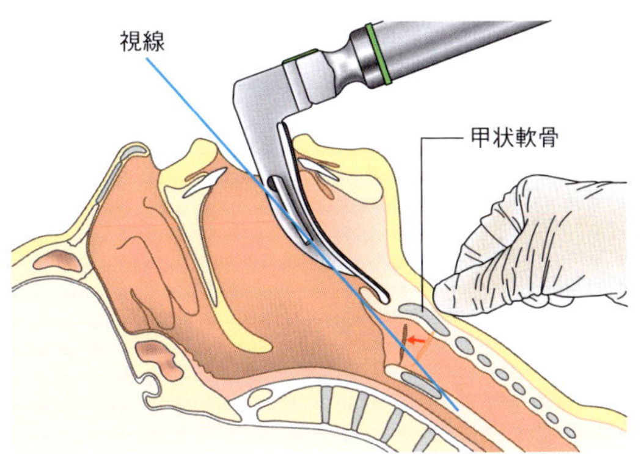

輪状軟骨圧迫法

❸キシロカインスプレー注入

キシロカインスプレーを注入し，気管内の表面麻酔を行う．

項目	実践	留意点・観察点
麻酔科医へスプレーを渡す	・気管を確認後，麻酔科医は右手にキシロカインスプレーを受け取る． ・看護師は左手で患者の右上口唇を牽引したまま，右手でスプレーの上部以外を把持し，スプレーの先端が患者の足元を向くように渡す．	・麻酔科医が確認した声門から目を離さず，受け取った向きで使用できるようにすることが重要となる．

❹気管チューブの挿入，スタイレットの除去

気管チューブを挿入することで気道を開通させ，消化管と気道を分離させる．

項目	実践	留意点・観察点
気管チューブを手渡す	・麻酔科医は声門が確認できたら目を離さずに，気管チューブを右手に受け取る． ・看護師は，左手で患者の右上口唇を牽引したまま，右手で気管チューブの呼吸回路接続部付近を把持し，先端が患者の足元を向くように渡す．	・麻酔科医が確認した声門から目を離さず，受け取った向きで使用できるようにすることが重要となる．
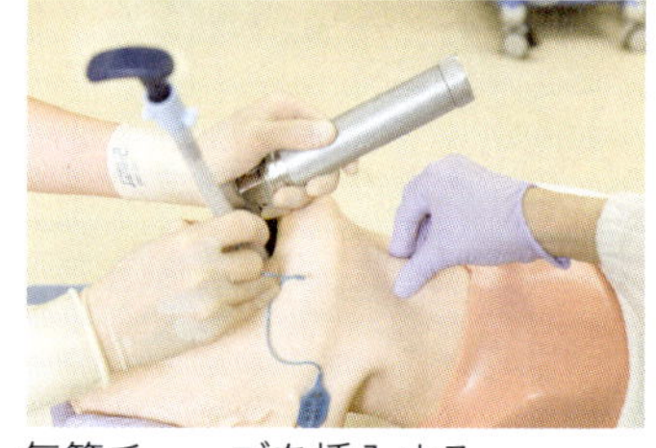 気管チューブを挿入する 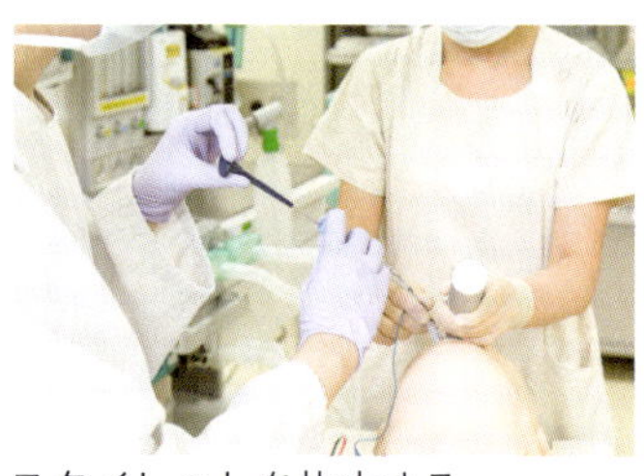 スタイレットを抜去する	・麻酔科医は受け取った気管チューブを右口角より横向きに挿入し，口腔内で先端が前方を向くよう方向を変え，気管チューブを声帯の間に挿入する． ・先端が声門を通過した時点で麻酔科医が気管チューブ内に留置していたスタイレット抜去の指示を出す．その後気管チューブ内に留置していたスタイレットを抜去する．その際は，気管チューブをしっかり保持し，気管チューブの彎曲を考慮しながら引き抜く．	・スタイレットを引き抜く際，気管チューブの先端の位置が変わらないようにするため，必ず麻酔科医の指示があった後，抜去する． ・気管チューブの彎曲が強いとスムーズにスタイレットが抜けないことがある．

❺麻酔回路と気管チューブの接続

呼吸回路に接続し，換気を再開する．

項目	実践	留意点・観察点
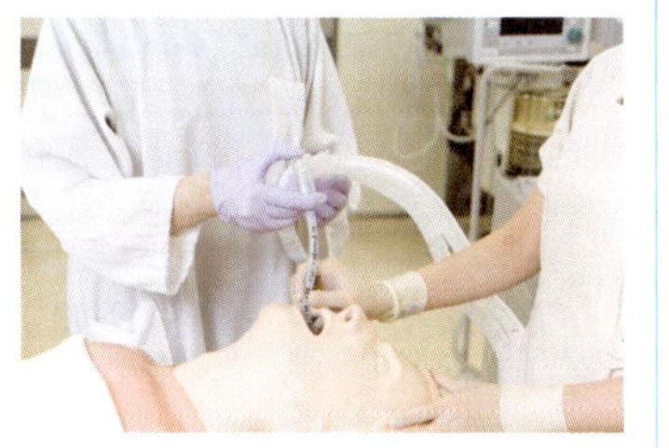 呼吸回路と気管チューブを接続する	・麻酔科医は喉頭鏡を抜き，挿入した気管チューブを左手に持ち替え，口角で把持する． ・看護師は呼吸回路からマスクをはずし，すばやく気管チューブに接続する．	・喉頭展開から気管チューブを挿入し終えるまで患者は無呼吸状態であるため，すばやく接続することでその時間を最小限にする．

❻カフへのエア注入

挿入した気管チューブと気管の隙間を密閉することで，分泌物などの気管への流入を防ぐ．

項目	実践	留意点・観察点
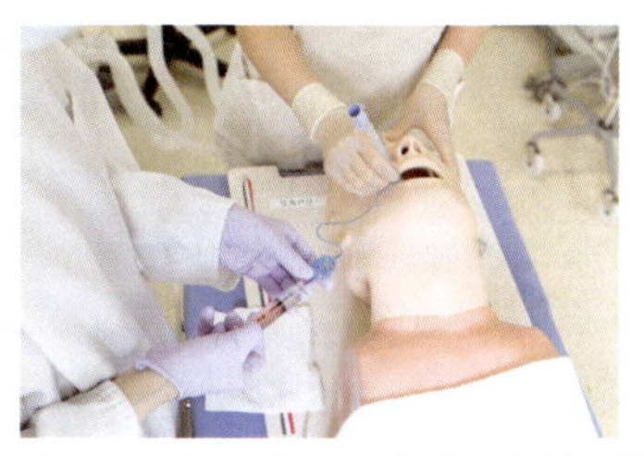 パイロットバルーンとカフ用シリンジを接続する 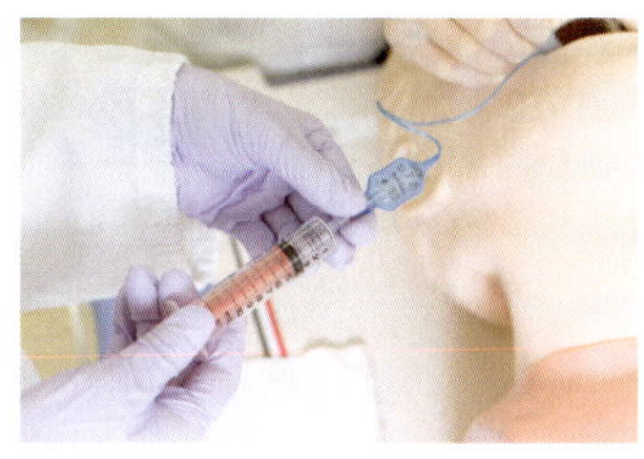 カフ圧計で25～30cmH_2Oに調節する	・パイロットバルーンとカフ用シリンジをしっかりと接続してカフへエアを注入した後，カフ圧計で25～30cmH_2Oになるように調節する． ・パイロットバルーンの張り具合，呼気ガスのもれの有無を確認する． ・パイロットバルーンの張り具合は，耳介の軟らかさを目安にするとよい．	・パイロットバルーンが張りすぎていると気管粘膜損傷の危険性があり，エアの量が少ないと気管チューブが適切な位置で固定されなかったり，分泌物が気管へ逆流したりすることがある．

ポイント

カフ内圧の調整で，気管粘膜毛細血管圧は約30cmH_2Oであるため，カフ内圧がそれ以上になると気管粘膜の虚血が起こり，術後の咽頭痛，嗄声，反回神経麻痺の原因になる危険性がある．

❼気管挿管の確認と聴診

挿入した気管チューブが確実に気管内に留置されていること，片肺挿管になっていないことを確認する．

項目	実践	留意点・観察点
バッグを加圧しながら聴診 気管チューブの把持	・麻酔科医は右手でバッグを加圧しながら，聴診器で①心窩部，②左右前胸部，③左右側胸部を聴診する． ・看護師は気管チューブの深さが変わらないようにしっかり口角で把持しておく．	・食道挿管時は胃に空気が送り込まれているため，まずは心窩部を聴診することでいち早く発見できる． ・挿管直後はチューブがまだ固定されていないため，動かすことでチューブの深さが変わる危険性がある．
マスクを準備する	・食道挿管時に備えて，すぐにマスク換気に戻れるように準備をしておく．	・食道挿管時は正しく換気できておらず，患者は無呼吸状態が続く危険性がある．
患者の換気状態を確認する	・麻酔科医とともに換気状態の確認を行う． ・カプノメーターの波形確認． ・パルスオキシメーター値を確認する．	・バッグの加圧により胃部の膨満はないか，換気時両側の胸郭が上下運動をしているか，呼吸音に左右差はないかを観察する． ・波形の消失は，食道挿管や呼吸回路の接続トラブルなどの可能性が考えられる． ・正しく換気が行われていないと，低酸素状態からパルスオキシメーターの値も低下する．

❽人工呼吸器の設定

人工呼吸器を設定することで，術中安定して換気を行えるようにする．

項目	実践	留意点・観察点
人工呼吸器を設定する	・聴診にて気管チューブが正しい位置に入っていることを確認後，人工呼吸器を設定する． ・呼吸回数，換気量，吸気圧などを設定する．	・設定値とモニター値，実測値に差がないかどうかを確認する． ・人工呼吸器のトラブルは致命的な結果につながる危険性があるため，アラームが発動した際は，すみやかに原因を究明し，トラブルに対処する．

❾気管チューブの固定

気管チューブの深さを確認し，位置が変わることのないようにテープで固定する．

項目	実践	留意点・観察点
気管チューブを固定する	・気管チューブをテープで固定する． ・気管チューブの深さや口唇がチューブに巻き込まれていないか，舌が歯牙に当たったまま固定されていないかを確認する．	・術後の口唇出血や歯牙損傷，歯肉出血などのトラブルを防ぐ．

❿バイトブロックを使用する

バイトブロックを使用することで，患者が術中・覚醒時に気管チューブを噛むのを防ぐことができる．

項目	実践	留意点・観察点
バイトブロックを挿入する	・患者の口元が潤滑剤や唾液などで汚染されていないかを確認後，バイトブロックを患者の口腔内に挿入する．	

4 覚醒の実際と看護

❶手術の終了・人工呼吸から補助換気へ

項目	実践	留意点・観察点
抜管に必要な物品を準備する	・手術終了のタイミングを考慮し，持続麻酔薬の投与を中止する． ・抜管に向けマスク，カフ用シリンジなど必要物品の準備を行い，部屋の室温を上げ，患者の身体を加温する．	・抜管時にスムーズな介助ができるように，準備を行う． ・また麻酔覚醒時には，低体温によりシバリングが起こる可能性があるため，注意が必要である．
補助換気へ切り替える	・抜管に向けて人工呼吸器管理から補助換気へと切り替える． ・自発呼吸による十分な呼吸ができたら，補助換気を中止する． ・麻酔科医とともに自発呼吸の状態（カプノメーターの波形，嚥下運動の有無，胸郭の動き，換気量，呼吸回数など）を観察する． ・患者の四肢に，安全帯が装着されているかも確認する．	・十分な自発呼吸がないまま抜管すると，換気ができず低酸素血症を引き起こす危険性がある． ・麻酔覚醒時は，刺激やバッキングによる体動が出現し，転落や各ライン類，気管チューブなどの自己抜去の可能性があり，注意しなければならない．

ポイント

低体温によりシバリングが起こると，酸素消費量が増加し，各臓器が酸素不足となり，覚醒遅延や手術部位感染を引き起こすことにもつながる．

自発呼吸の有無を判断し，補助換気に切り替える際の指標を，**表2-2-3**にまとめる．

BISモニタは，脳波を解析し，患者の鎮静度を0～100に数値化したものである．値が低いほど鎮静レベルが深く，100に近づくにつれて覚醒状態となる．通常の全身麻酔時は40～60が適正とされており，40以下では過鎮静，60以上では術中覚醒のおそれがある．

十分な自発呼吸の判断指標を，**表2-2-4**にまとめる．

表2-2-3 自発呼吸の有無を判断し，補助換気に切り替える際の指標

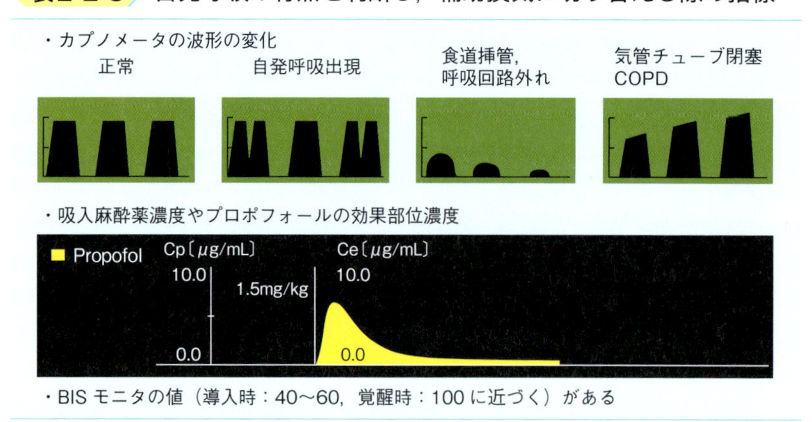

・BIS モニタの値（導入時：40〜60，覚醒時：100 に近づく）がある

表2-2-4 十分な自発呼吸の判断指標

・呼吸数，呼吸運動の規則性
・1回換気量を十分に保っている(5mL/kg以上)
・$EtCO_2$(呼気終末期二酸化炭素)濃度，カプノグラムに注目する

❷気管内・口腔内吸引

気管内，口腔内分泌物を取り除き，気道閉塞，無気肺，換気障害や誤嚥性肺炎を予防する．

項目	実践	留意点・観察点
気管内吸引	・気管チューブ内に吸引カテーテルを通し，吸引する． ・吸引後，すぐに気管チューブと蛇管を接続できるように準備する．	・吸引による刺激で急な体動が起こる場合があるため，両肩を押さえることのできる位置で待機する．
口腔内吸引	・口腔内の吸引を行う． ・バイトブロックを使用している患者は，その孔からチューブを挿入する．	・一度口腔内で使用した吸引チューブは，口腔内の菌が付着しているため再度気管に挿入することは避ける．

❸抜管・全身状態の観察

抜管後は舌根沈下，気道閉塞，創部痛による呼吸抑制など，最も呼吸状態のトラブルや循環動態の変動が起こりやすい時期であるため，注意を要する(表2-2-5，表2-2-6)．

表2-2-5 抜管の指標

・バイタルサインが安定している
・患者が十分に覚醒している
・咳嗽反射が十分にある
・1回換気量を保っている(5mL/kg以上)
・指示動作(深呼吸，離握手など)が行える

表2-2-6 抜管後の観察点

・SpO_2値
・口腔内分泌物の有無→分泌物の誤嚥による肺炎の危険
・呼吸パターン(陥没呼吸，不規則な呼吸の有無)→気管内分泌物や舌根沈下によるもの
・覚醒状況
・疼痛→疼痛は患者にとって苦痛になるだけでなく，呼吸抑制，離床遅延をきたす
・寒さやシバリング→低体温によるシバリングは酸素消費量が増し，手術部位感染などにつながる
・四肢のしびれや麻痺→術中の体位や圧迫による影響の有無を確認する

項目	実践	留意点・観察点
カフ用シリンジでエアを抜く	・十分な自発呼吸の出現を確認後，カフのエアを抜き，バッグを加圧しながら気管チューブを抜去する． ・抜去後はすばやく酸素マスクを装着する．	
患者に声をかける	・患者の呼吸状態や全身状態を観察するとともに，患者に手術が終了したことを伝える．	・抜管直後は，舌根沈下や気道閉塞が起こりやすいため十分な観察が重要となる．

ポイント

麻酔からの覚醒時は，状況を把握しきれず混乱することが多いため，患者に声かけをし安心感を与えることが大切である．

❹退室

麻酔覚醒・退室時には，体位変換や移動，患者の体動，スタッフの手術が終了した安堵感などによる転倒・転落のリスクがある．患者のそばを離れないようにする，適切な身体固定を検討するなどの対応が必要となる．

参考文献

1）倉橋順子ほか：麻酔．はじめての手術看護．p22-40．メディカ出版．2009
2）青山和義：必ずうまくいく！気管挿管．改訂版．羊土社．2009
3）下間正隆：まんがで見る術前・術後ケアのポイント．カラー版．エキスパートナースmook 36．照林社．2000
4）日本麻酔科学会・周術期管理チーム委員会：周術期管理チームテキスト．第3版．日本麻酔科学会．2016
5）福田真佐美：より良い手術看護を提供するための術前・術後訪問．手術看護エキスパート 3・4月号．2014
6）松本　恵：DAMの基本的理解．手術看護エキスパート 9(3)．2015

2 全身麻酔の実際　③全身麻酔の合併症

全身麻酔による合併症には，①気管挿管時に起こるものと②麻酔中に起こるものがある．

以下に，それぞれの合併症とその対処法を示す．

1 気管挿管に伴う合併症

❶挿管困難・マスク換気困難

1. 原因

挿管困難となる最大の原因は，喉頭展開が十分にできないことである．喉頭鏡で声門が確認できない頻度は5～20％と報告されている[1]．また，声門がよくみえても，チューブ挿入が難しい場合もある．事前に気道確保の難易度を評価しておくことが重要である．

しかし，麻酔導入後に予期しない気道確保困難が起こることもある．術前に気道評価をしていても，挿管困難・マスク換気困難がありうると認識しておかなければならない．

2. 対処法

マスク換気が可能であり挿管困難な場合は，マスク換気で呼吸を維持し挿管方法を検討する．特殊な挿管器具を使用して挿管を行うことが多い．

マスク換気が困難な場合はただちに挿管を行う．挿管も困難な場合は，重篤な低酸素血症にいたっておらず手術に緊急性がなければ，筋弛緩薬の拮抗薬を投与して麻酔から覚醒させる．自発呼吸を戻し，術式と患者の状態を踏まえて，気管挿管がどうしても必要か確認，必要であれば挿管方法を検討する．

換気不能・挿管不能(cannot ventilate cannot intubate：CVCI)の場合は，ただちに適切な対処で酸素供給を行わないと致死的な状態に陥る．もっとも確実な対処は，輪状軟骨切開など経皮的気管換気である．まず大声で人を呼んで人手を確保するとともに，処置に必要な器具を準備する．

挿管困難・換気困難が予期せず起こった場合は，致死的な状態に陥る危険性がある．ただちに対処できるように，気道確保が困難となったときに有用な器具をまとめた挿管困難セットをつくっておくとよい(表2-3-1)．

❷気道反射

1. 原因

気管に気管チューブという異物を挿入することにより，気道反射が誘発されることがある．気道が過敏状態である場合や麻酔が不十分な場合に起こりやすい．そのなかでも，気管支痙攣と喉頭痙攣は重篤な反射である．

気管支痙攣は，気管支が痙攣している状態で酸素が気管を通りにくくなる．喉頭痙攣は，喉頭筋の反射性収縮が起こり，喉頭部周辺が一塊となって気道を閉塞させてしまう状態である．喉頭痙攣が起こると，マスクによる陽圧換気では簡単に換気ができなくなる．

表2-3-1 挿管困難セットの例

- 各サイズの喉頭鏡(マッキントッシュ型，マッコイなど)
- 各サイズの気管チューブ
- 気管チューブガイド(ガムエスラスティックブジー，チューブエクスチェンジャー，マギール鉗子など)
- 気管支鏡
- ラリンジアルマスク
- 気管支ファイバーセット
- 輪状甲状膜穿刺切開セット(緊急時気道確保用)

(American Society of Anesthesiologists Task Force on Management of the Difficult Airway: Practice guidelines for management of the difficult airway: an updated report by the American Society of Anesthesiologists Task Force on Management of the Difficult Airway.Anesthesiology 98(5)：1269-1277, 2003を参考に作成)

表2-3-2 気管支痙攣の治療薬

β刺激薬
　エフェドリン，イソプレナリン，サルブタモール，テルブタリンなど
抗コリン薬
　イプラトロピウム，オキシトロピウムなど
ステロイド
ホスホジエステラーゼ阻害薬
　テオフィリン，アミノフィリン
その他　ニコランジル，リドカインなど

(浅井　隆：喘息・気道過敏症を有する症例への麻酔―気管支痙攣と喉頭痙攣，麻酔57(増刊)：s132，2008)

表2-3-3 気管挿管されていることの確認方法

- 胸郭が上下している．
- 気管チューブ内に曇りがある．
- 聴診器で呼吸音が聴取できる．
- 上腹部の聴診で呼吸音が聴こえない，
- 呼気二酸化炭素濃度が連続的に検出されている．

(河本利恵子ほか監：ナースのための最新術前・術後ケア．p.54，学研メディカル秀潤社，2012)

2. 対処法

気管支痙攣が起こった場合は，表2-3-2に示すような治療薬を投与する．また，気道分泌物による気道閉塞や換気不均衡を改善するため，上半身の挙上や理学療法を試みる．

喉頭痙攣が起こった場合は，まず酸素を投与し，持続陽圧換気で気道内圧を陽圧に保つ．これによって，痙攣がゆるんだタイミングで酸素を送り込むことができる．また，静脈麻酔時は麻酔を深くすることによって，喉頭筋を弛緩させる．吸入麻酔薬使用時は換気ができないため，麻酔を深くすることはできない．確実に喉頭痙攣を解除できるのは，筋弛緩薬の投与である．早く効果を得るために，作用発現時間が短いスキサメトリニウムもしくは高用量のロクロニウムを使用する．喉頭痙攣が起こって換気不可能になった場合は，致死的な状態になる危険性があるため，すぐに行えることから対処していく．

③気道損傷

1. 原因

不注意な挿管操作や挿管困難時には，歯や唇の損傷，咽頭・喉頭・気管・食道を損傷する危険性がある．とくに挿管困難で繰り返し挿管を試みると，喉頭浮腫を起こしマスク換気が不可能になってしまうこともある．

2. 対処法

まず，損傷を起こさないように慎重な挿管操作をすることが重要である．挿管時に歯や唇に喉頭鏡が当たり，傷つけてしまわないように介助する．喉頭浮腫を起こし，マスク換気が困難となった場合は，ただちにマスク換気困難の対処を行う．

④食道誤挿管

1. 原因

挿管困難時には，気管チューブが気管ではなく食道に挿入されてしまうことがある．食道に誤挿管された場合は，当然ながら換気がされていない状態であり，万が一，気づかなければ死にいたることになる．そのため，食道挿管は確実に気付かなければならない．

2. 対処法

気管挿管が成功したか，食道挿管であるかを判断する方法はいくつかある(表2-3-3)．そのなかでいちばん確実なものは，呼気終末二酸化炭素濃度波形の検出であり，気管挿管後は必ずこれを確認する．

2 麻酔による合併症

①悪性高熱症

1. 原因

悪性高熱症は常染色体優性の遺伝的疾患であり，発生率は1万～8万人に1例程度といわれている[2]．遺伝素因をもつ患者に，揮発性麻酔薬

や脱分極性筋弛緩薬などといった特定の薬物を投与することにより発症する．

特徴的な初期症状は筋硬直，呼気炭酸ガス圧の上昇・低酸素血症，頻脈，不整脈，代謝性アシドーシスであり，その後体温上昇(15分間に0.5℃以上，40℃以上の体温)があらわれる．さらに症状が進むと播種性血管内凝固症候群(DIC：disseminated intravascular coagulation)を発症する．症状の進行はきわめて速く，発症が疑われた場合はすみやかに対処しなければならない．

2. 対処法

術前に，麻酔による症状の既往や家族歴を確認する．発症の危険性がある場合は，麻酔は揮発性吸入麻酔薬・脱分極筋弛緩薬ではなく，静脈麻酔で行う．中枢温と呼気終末二酸化炭素濃度，動脈血ガス分析，尿性状の観察を行い，症状の早期発見に努める．

発症した場合，吸入麻酔薬に曝露した可能性のある麻酔器などの資機材を交換し，100％酸素で過換気の調節呼吸を行う．治療としてダントロレンナトリウム水和薬(ダントリウム®)を静注し，全身冷却を行う．

❷アナフィラキシーショック

1. 原因

アナフィラキシーとは，アレルゲン等の体内への侵入により発生した急性の全身性アレルギー反応で，死に至る危険性がある．麻酔中の原因としては，筋弛緩薬，ラテックス製品，抗菌薬，コロイド製剤，血液製剤，麻薬，鎮痛薬などの使用があげられ，血圧低下，不整脈，気管支痙攣，全身の発赤，眼球結膜の充血，口唇の腫脹，喉頭浮腫などの致死的な症状を引き起こす．

2. 対処法

発症した場合は，迅速な対応が必要である．薬物を投与中もしくは投与直後に原因不明のアナフィラキシー症状が認められた場合，ただちに原因と疑われる薬物の投与を中止，原因の除去につとめる．気道確保と酸素投与，輸液，アドレナリンの投与を行う．術前から薬物やラテックスにアレルギーがあることがわかっている場合は，原因となるものの使用を禁忌とする．

引用・参考文献

1) 日本麻酔科学会・周術期管理チーム委員会編：気道確保．周術期管理チームテキスト，第3版，p221，327-329，577-582，日本麻酔科学会，2016
2) American Society of Anesthesiologists Task Force on Management of the Difficult Airway: Practice guidelines for management of the difficult airway: an updated report by the American Society of Anesthesiologists Task Force on Management of the Difficult Airway.Anesthesiology98(5)：1269-1277, 2003
3) 河本利恵子ほか監：ナースのための最新術前・術後ケア．p54，学研メディカル秀潤社，2012

3 硬膜外麻酔・脊髄くも膜下麻酔（脊椎麻酔）の実際

1 硬膜外麻酔

❶穿刺部位と適応

硬膜外麻酔は，局所麻酔薬を硬膜と黄色靱帯との間にある硬膜外腔に注入することによって行う麻酔法である（図3-1）．髄液内に直接薬剤が注入される脊髄くも膜下麻酔とは違い，硬膜外に注入された麻酔薬が，ゆっくりと硬膜に浸潤していくことで麻酔効果が発現する．

硬膜外麻酔は穿刺時に脊髄を損傷するリスクも少なく，腰椎以外の部位（頸椎や仙骨）にも穿刺できるため，頭部や顔面以外の手術部位への麻酔が可能である．さらに，硬膜外麻酔ではカテーテルを使用した持続的な薬剤の投与を行うことで，手術後の疼痛管理に利用される．また，脊随くも膜下麻酔との併用もよく行われる．

禁忌は，患者の協力が得られない場合，穿刺部位に感染がある場合，頭蓋内圧亢進症，出血傾向，などである．

❷穿刺の実際

穿刺は，側臥位または坐位で行う（図3-2）．硬膜外麻酔穿刺の手順を以下に示す（図3-3）．

なお，手順①～⑥までは，後述する脊椎くも膜下麻酔も同様の手順となる．

1. 必要物品の準備

カテーテルやコネクタ，硬膜外針，シリンジ，注射針など必要物品を準備する（図3-3-①）．

2. 穿刺体位の確保・固定

介助者が患者の腹側，麻酔医が背側に立ち，転落のおそれがないように背側から頭と下半身を把持する（図3-3②）．

脊柱が水平になるように枕で調整する．手術台と脊柱とが平行になり，背面は手術台と垂直になるようにする（図3-3③）．

穿刺部の棘突起間が広がるように背中を丸めた姿勢をとる．

3. 穿刺部位のマーキング

穿刺部位をマーキングする際は，患者の背部を触診し，脊椎の正中部位，棘突起，棘間を確認してマーキングする（図3-3④）．硬膜外麻酔は，頸椎から仙骨まで広い範囲で穿刺できる．

4. 穿刺部位の消毒，ドレーピング

穿刺部位を広範囲に消毒し（図3-3⑤），穴開

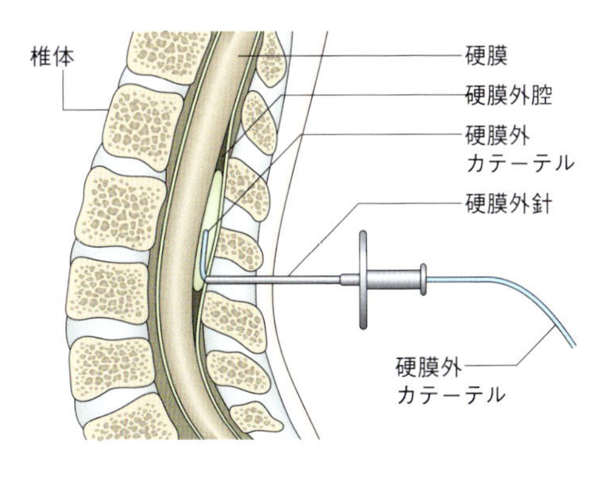

図3-1 硬膜外麻酔の刺入部

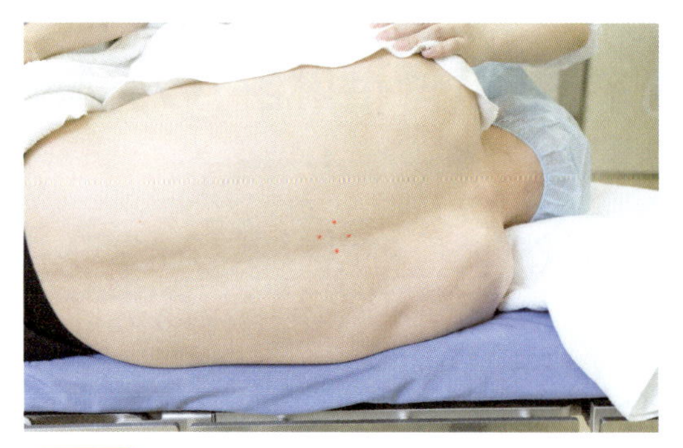

図3-2 硬膜外麻酔の体位

きドレープをかける.

5. 薬剤の準備

局所浸潤麻酔薬と硬膜外麻酔用の局所麻酔薬を,麻酔科医に手渡す(図3-3⑥).使用薬剤は,脊髄くも膜下麻酔とは異なる.

6. 穿刺部位への局所浸潤麻酔

穿刺部を中心に,周囲に局所浸潤麻酔を行う(図3-3⑦).バイタルサイン,患者の表情や反応などを確認し,麻酔科医に伝える.

7. 硬膜外針の穿刺,確認

穿刺針を用いて硬膜外穿刺を行う(図3-3⑧).

8. カテーテルの挿入

硬膜外腔が確認できたら,カテーテルを挿入する.

9. テスト

カテーテルが硬膜外腔に挿入されているか抵抗消失法,懸滴法でテストを行う.その後,テストドーズを注入して確認を行う.

10. カテーテルの固定

背部を消毒し,フィルムドレッシング材で固定する(図3-3⑨).カテーテルは脊柱管の傍をはわせてテープで固定する(図3-3⑩).

11. 体位を戻す

側臥位から仰臥位へ体位を戻す(図3-3⑪).

12. バイタルサインの確認

脈拍,呼吸,血圧などのバイタルサインを確認する.

硬膜外腔の確認

硬膜外麻酔で使用される薬剤は,局所麻酔薬とオピオイドである.硬膜外麻酔は,麻酔薬が徐々に硬膜へ浸潤していくことで麻酔効果が出現してくることから,脊髄くも膜下麻酔と比べて麻酔薬の使用量が多い.万が一,穿刺した針先がくも膜下腔や血管内に入った場合,麻酔薬が大量投与されると局所麻酔薬中毒や目的としない範囲の麻酔効果が出現する危険性がある.

そのため,カテーテル挿入前,硬膜外穿刺時にまずは抵抗消失法,懸滴法などで硬膜外腔を確認する.抵抗消失法は,穿刺針に生理食塩水の入った注射器を接続し,内筒を加圧しながら進めていく方法で,針が硬膜外腔に達すると抵抗がなくなり生理食塩水が注入される.懸滴法は,穿刺針の注入口に水滴をつけて進めていく方法で,針が硬膜外腔に達すると陰圧によって水滴が吸い込まれる.

上記テストの後,少量の薬剤を投与して患者のバイタルサインを確認する(テストドーズ).

その後,感覚および運動麻痺が出現した場合は脊髄くも膜下腔,2分以内に脈拍が20回/分以上増加し血圧の上昇がみられる場合は,血管内への誤留置を疑う[1].

❸ 主な合併症

硬膜外麻酔の重篤な合併症として,硬膜外血腫があげられる.血腫による脊髄や神経根の圧迫により神経障害が出現する危険がある.抗凝固療法を受けた患者や抗血小板薬を服用している患者は,血腫の発生率が上昇することから注意が必要である.

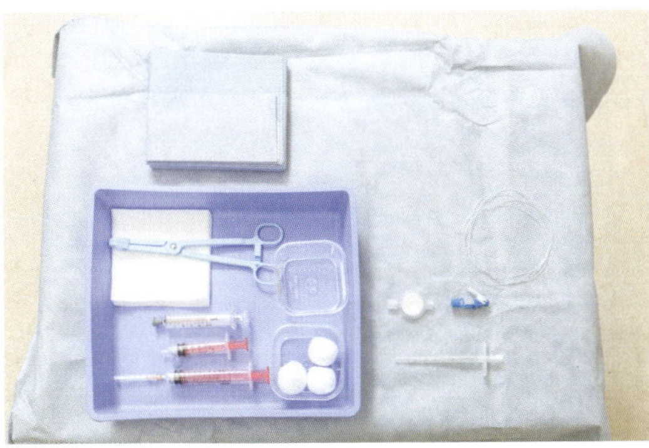

①必要物品の準備

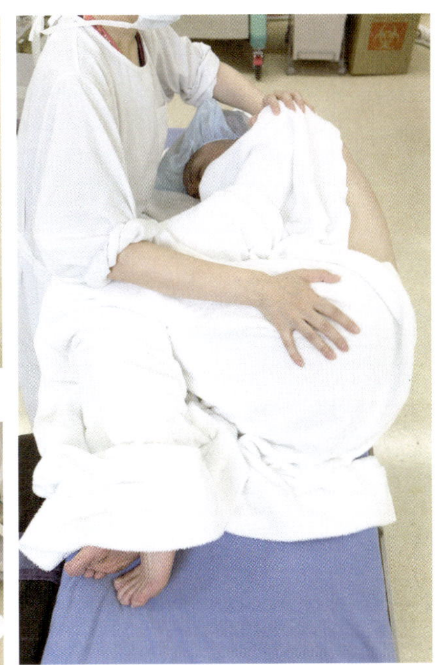

②頭と下半身を把持

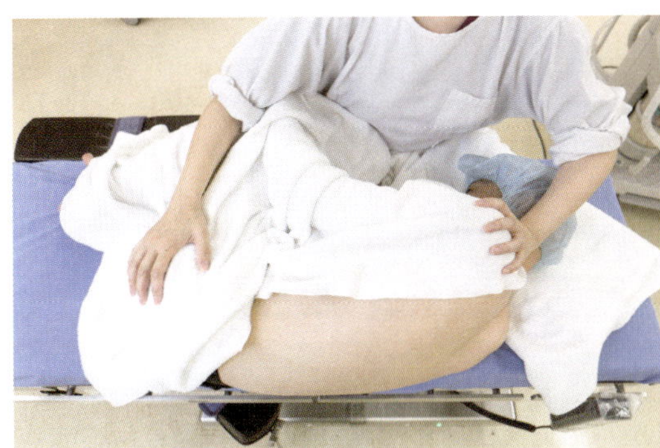

③枕を用いて体位を調整

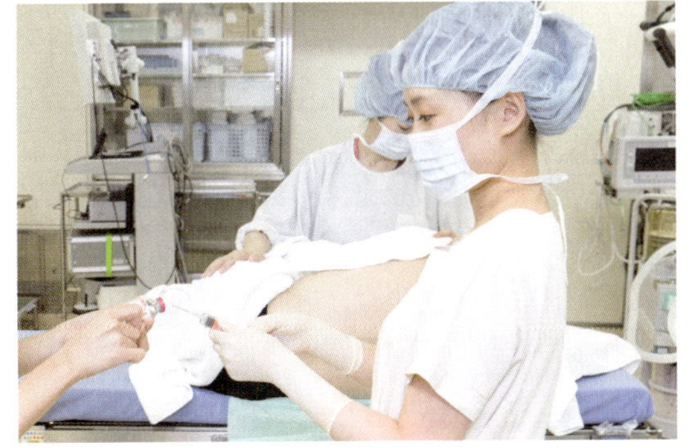

④脊椎を確認してマーキング

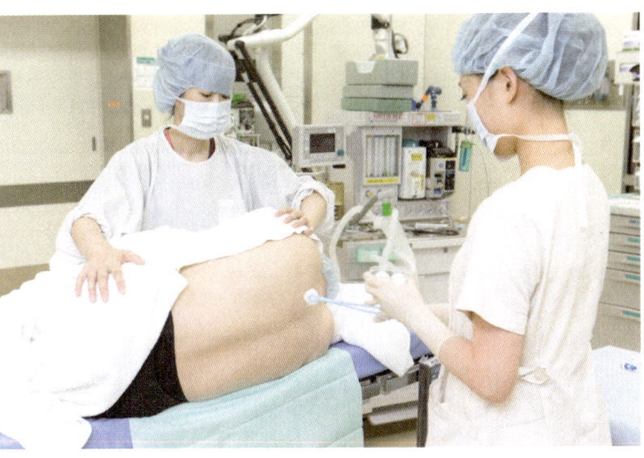

⑤穿刺部位の消毒

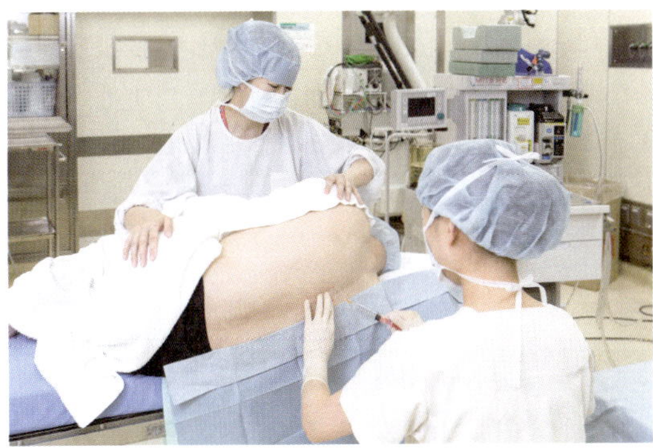

⑥局所麻酔薬の準備

⑦穿刺部位への局所浸潤麻酔

図3-3 硬膜外麻酔穿刺の手順

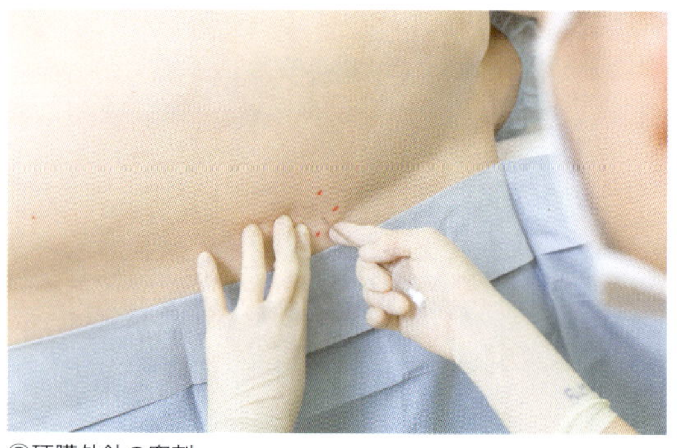

⑧硬膜外針の穿刺

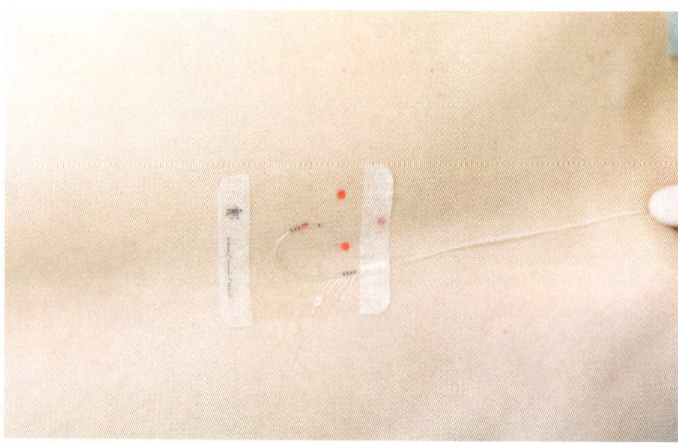

⑨刺入部の固定

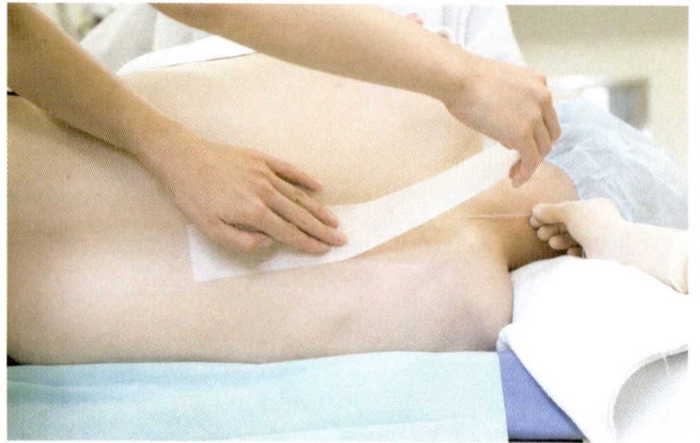

⑩カテーテルをテープ固定

⑪仰臥位に体位変換

図3-3 硬膜外麻酔穿刺の手順(続き)

❺ケアのポイント

穿刺しやすい体位は患者の状態(体格,関節可動域)によっては苦痛を与えることもあるため,体位をとる際,患者の表情などを観察しながら,できるだけ患者にとって安楽な体位固定を安全に行う.患者の背部での処置になるため,行っていることを説明しながら介助する.バイタルサインに異常がみられた場合は,すみやかに麻酔科医に報告する.患者の不安を少しでも和らげるために,患者のそばを離れないようにする.

後述する脊髄くも膜下麻酔の際も,同様にケアを行う.

2 脊髄くも膜下麻酔(脊椎麻酔)

❶穿刺部位と適応

脊髄くも膜下麻酔は,局所麻酔薬を髄液が流れるくも膜下腔内に注入することによって行う麻酔法である(図3-4).脊髄にあるくも膜下腔に針を穿刺する関係上,誤って脊髄に針を刺入して脊髄を損傷するリスクを避けるため,基本的には第3腰椎以下に穿刺する.そのため,下肢手術,婦人科手術,鼠径部の手術,肛門・外陰部の手術など,効果範囲が横隔膜より下肢側の手術に用いられることが一般的である.

また,一度手術が始まると,再度麻酔薬を追加することが難しいため,2時間以内に終了する短時間手術に適応となる.

禁忌は,ショック状態,出血・凝固能異常,心不全,穿刺部位の感染,頭蓋内圧亢進症,患者の協力が得られない場合などである.

脊髄くも膜下麻酔は,麻酔薬が髄液内に投与されることから効果発現が速い.また髄液の比重が水とほぼ同じ(1.005)であることを利用して,比重の高い(もしくは低い)麻酔薬を投与し,麻酔範囲を調整することができる(表3-1).

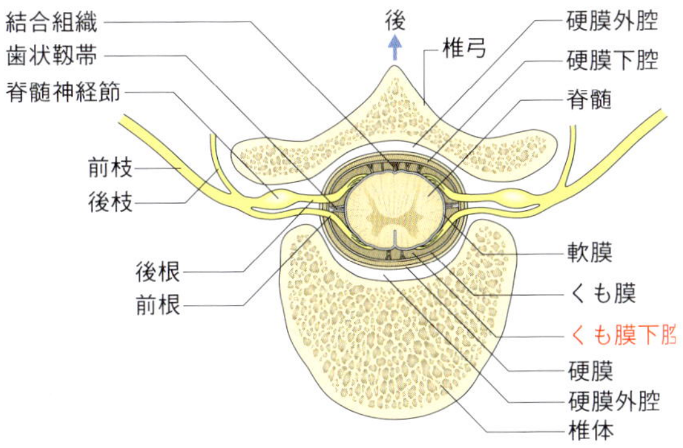

結合組織
歯状靱帯
脊髄神経節
前枝
後枝
後根
前根
後
椎弓
硬膜外腔
硬膜下腔
脊髄
軟膜
くも膜
くも膜下腔
硬膜
硬膜外腔
椎体

図3-4 くも膜下腔の位置

表3-2 脊髄くも膜下麻酔による主な合併症

時期	合併症
麻酔時	血圧低下，呼吸抑制
麻酔後	脊髄くも膜下麻酔後頭痛，一過性神経症状(TNS)

表3-1 脊髄くも膜下麻酔で使用される局所麻酔薬

薬品名	成分	比重	溶媒	用量
ジブカイン塩酸塩	0.3%ジブカイン塩酸塩溶液 0.12%パラブチルアミノ安息香酸ジエチルアミノエチル塩酸塩添加 0.24%ジブカイン塩酸塩溶液	高比重		1～2.4mL
テトカイン	テトラカイン	高比重	5～10%ブドウ糖溶液	
	テトラカイン	等比重	生理食塩水	
	テトラカイン	低比重	蒸留水	
ブピバカイン塩酸塩水和物	ブピバカイン	高比重		2～4mL
	ブピバカイン	等比重		2～4mL

〔日本麻酔科学会編：局所麻酔薬，麻酔薬および麻酔関連薬使用ガイドライン第3版，p.124-129，日本麻酔科学会，2009 http://www.anesth.or.jp/guide/pdf/publication4-5_20161125.pdf（より2019年2月5日検索）を参考に作成〕

❷麻酔範囲の調整と確認

脊髄くも膜下麻酔では，実施する手術に適応した箇所に麻酔効果が得られる必要があるため，実施後に麻酔範囲の調整と確認が行われる．麻酔範囲の調節については，さまざまなものが影響しており，局所麻酔薬の比重，患者の体位，性別，手術台の傾斜などの要因により麻酔範囲の広がり方が変わってくる．

麻酔の効果確認では交感神経線維の遮断が最も早く出現することを利用して，温冷感覚の有無による確認(コールドサインテスト)が行われ，麻酔範囲が不十分なときにはさらに効果範囲の調節を行う．

❸主な合併症

脊髄くも膜下麻酔の合併症としては，①麻酔実施時に起こりやすいものと，②麻酔実施後に起こりやすいものに分けられる．表3-2に主な合併症をあげたが，なかでも血圧低下は投与後15分～20分以内に発生することが多く，この間は頻回にバイタルサインを測定し，その変動に注意する必要がある．

引用・参考文献

1) Guinard JP,et al：Test doses：optimal epinephrine content with and without acute beta-adrenergic blockade. Anesthesiology 73：386-392，1990
2) 日本麻酔科学会・周術期管理チームプロジェクト編：周術期管理チームテキスト，第2版，p214-220，日本麻酔科学会，2011
3) 小野寺 久監：麻酔導入時と導入後の看護．ナースのためのやさしくわかる手術看護，p57-88，ナツメ社，2011
4) 日本麻酔科学会・周術期管理チーム委員会：局所麻酔．周術期管理チームテキスト，第3版，p236-247，日本麻酔科学会，2016
5) 倉橋順子ほか：麻酔．はじめての手術看護，p50-64，メディカ出版，2009
6) 弓削孟文：局所麻酔の方法と看護のポイント．イラストで学ぶ麻酔看護，p108-126，メディカ出版，1997
7) 日本麻酔科学会編：局所麻酔薬，麻酔薬および麻酔関連薬使用ガイドライン第3版，p124-129，日本麻酔科学会，2009 http://www.anesth.or.jp/guide/pdf/publication4-5_20161125.pdfより2019年2月5日検索

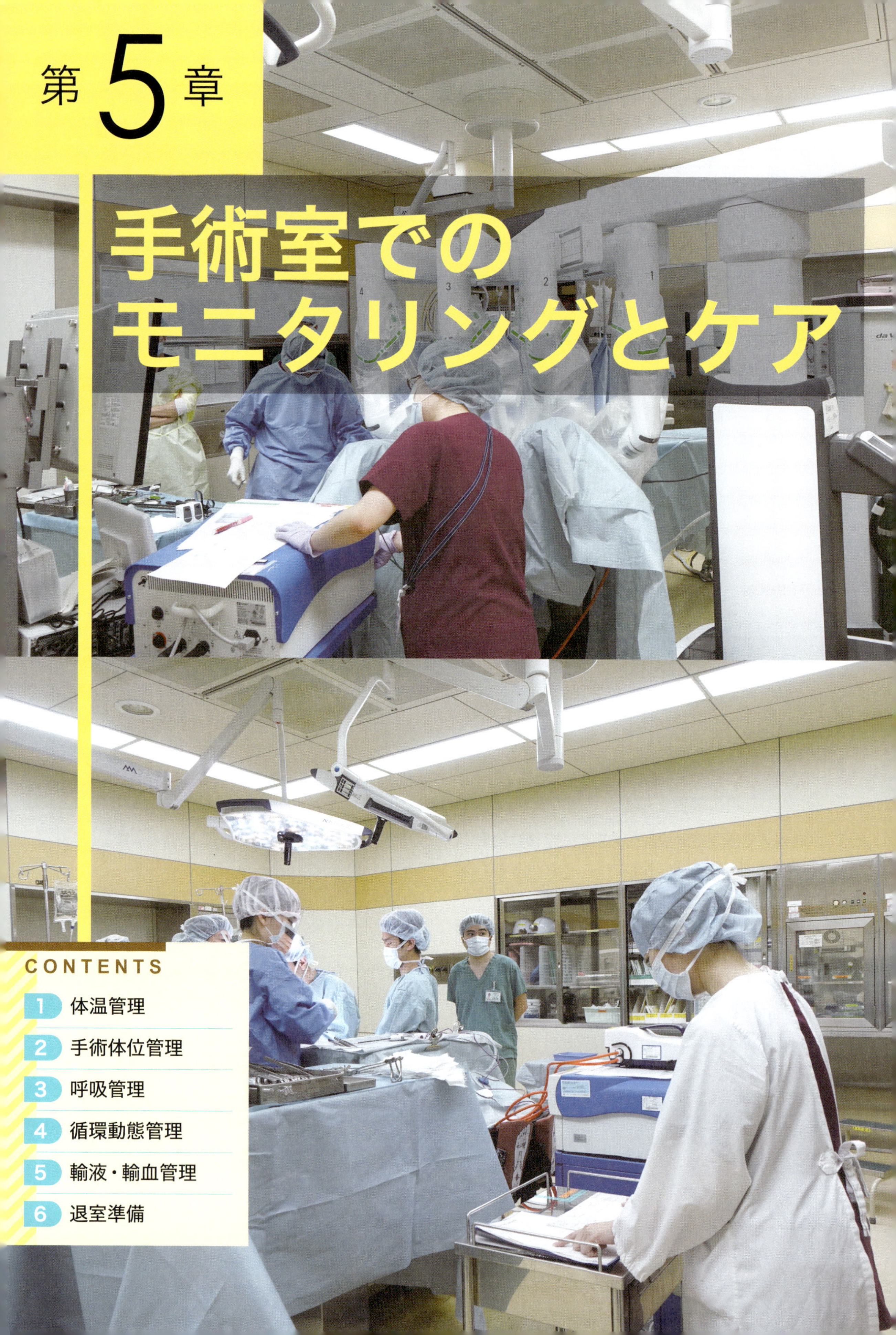

第5章

手術室でのモニタリングとケア

CONTENTS

1 体温管理

1 体温管理の目的

周術期は全身からの熱量の喪失，熱産生の低下，体温調節機構の反応低下により36℃以下の低体温に陥りやすい．そのためバイタルサインの1つである中枢温をモニタリングすることが非常に重要になる．正常なヒトの身体中枢温は通常36.8℃±0.2℃のきわめて狭い範囲内にコントロールされており，36℃以下になると止血凝固系の異常から，出血量の増加，輸血量も増えることになり，麻酔覚醒遅延，シバリングなども起こる心配がある．さらに術創部感染率や心筋虚血発生率の有意な増加などがみられ，術後の回復に悪影響を及ぼす．したがって，術前・術中の保温や加温が重要となる．

2 体温測定の方法

臨床における体温測定とは，身体の中心部の温度－中枢温の測定を意味する．その中枢温の測定部位は次のとおりである．なお，測定部位の選択は，手術部位や手術操作に影響がないことを確認して行う．

1. 中枢温の測定部位（*は中枢温としての信頼度）

腋窩温（*）

外気の影響を受けやすく，中枢温よりも低めに測定され，厳密には中枢温とはいえない．測定は汗を拭きとり，腋窩の動脈の近いところで密着させるように行う．

鼓膜温（*）**

外頸動脈血流を受ける鼓膜は脳温を反映し，信頼度の高い中枢温である．不快感が少ないため，覚醒した患者でも局所麻酔中にも使用することができる．測定にはサーモカップル型プローブや赤外線耳式体温計を用いる．赤外線耳式体温計の場合は，外耳道に耳垢や出血があると正確な測定ができない．

口腔温（）**

口腔温は外頸動脈血流を受け，食道温に近い値を示す．唾液の影響で中枢温よりも低く測定される．測定は，体温計を舌下に挿入し，口をしっかり閉じた状態で行う．

鼻咽頭温（*）**

咽頭は背側の内頸動脈に近く，脳温を反映する．プローブ挿入時は鼻出血を起こさないように注意が必要である．挿入が深すぎても，浅すぎても正確な測定ができないので，挿入の深さは4～6 cm程度が適当．

肺動脈温（*）**

主に人工心肺を用いた低体温下心臓手術や脳低体温療法などに用いられ，最も信頼のできる中枢温の1つである．測定にはスワンガンツカテーテルの挿入が必要で，侵襲的であるため通常のモニタとしては用いない．

食道温（*）**

急速な体温の変動にも迅速に反応し，肺動脈や大動脈に近く，中枢温のよい指標となる．

測定は下部食道で行うが，食道静脈瘤のある患者では挿入に十分な注意が必要である．

膀胱温（）**

サーミスターつき膀胱カテーテルで測定．

下腹部の開腹操作や尿量の低下によっては不正確になる．

体温変動に比較的よく反応する．

直腸温（）**

プローブは6～8 cm程度の挿入が必要．

直腸内に排泄物が貯留していると正確な測定ができない．

急速な体温変動があるときには信頼性に欠ける場合がある．

3 周術期の体温変化

覚醒しているときの身体は熱を中枢から逃がさないようにするため，体表への血流を調節しながら温度勾配を保っている．麻酔薬が投与されると末梢での広汎な血管拡張が起こり，深部の熱は血流を介して末梢へと移動する．この温度の再分布により身体の深部熱が失われ，中枢温が急速に低下する（再分布性低体温）．また，麻酔にかぎらず大気にさらされた粘膜や臓器からの水分喪失による熱の放射も低体温の原因の1つとなっている（図1-1）．

逆に保温や加湿が過剰になった場合，うつ熱によって高体温になることもある．

再分布性低体温の理由と3つ相の分類は以下のとおりである．

1．身体の中で熱分布の変動（中枢温低下第1段階）

手術室の温度は比較的低いので，末梢血管は収縮している．麻酔薬が投与されると末梢での広汎な血管拡張が起こり，身体の深部の熱は血流を介して四肢などの末梢に移動する．このため身体の深部熱が失われ，中枢温が急速に低下する（麻酔導入から1時間以内に0.5～1.5℃の低下）．

一方，手足や体表面の温度は上昇する（図1-2）．

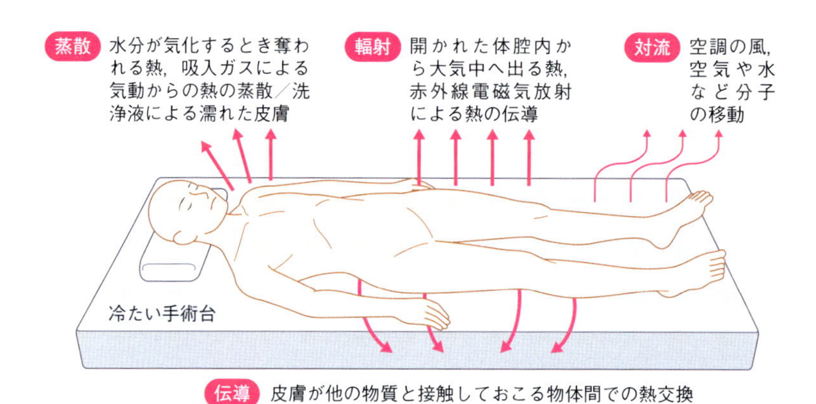

図1-1 麻酔中の熱喪失の原因

（川本利恵子ほか監：ナースのための最新術前・術後ケア，p61，学研メディカル秀潤社，2012を改変）

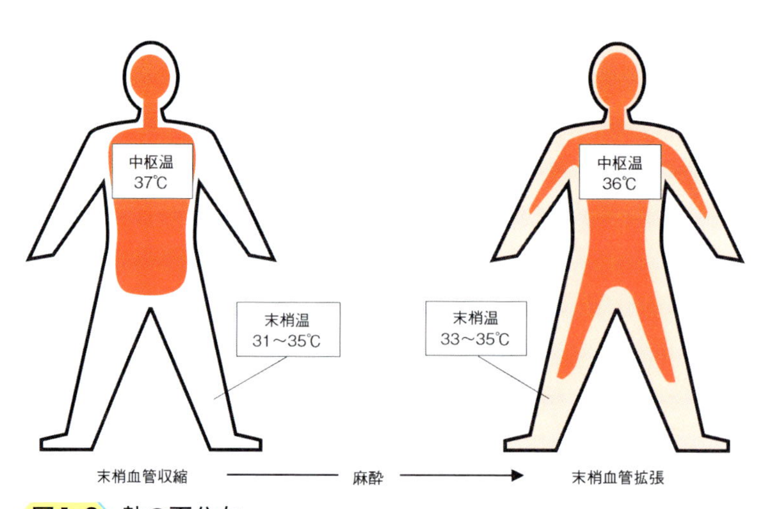

図1-2 熱の再分布

（道又元裕編：ICUビジュアルナーシング，p255，学研メディカル秀潤社，2014）

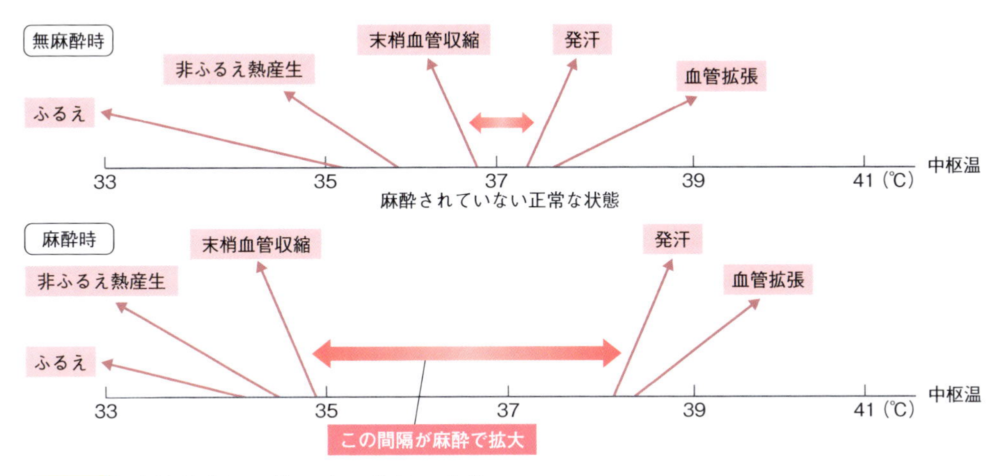

図1-3 自律性体温調節反応の閾値の変化

（尾崎眞：Q&Aでわかる麻酔の基礎と看護のポイント—体温管理．OPE NURSING 21（9）：108，2006）

表1-1 体温変化の主な原因

麻酔の影響	・末梢血管の拡張による深部熱の移動 ・熱産生の低下
手術室環境	・室温や気流による熱の喪失
手術の影響	・臓器の露出による熱の喪失 ・消毒液，洗浄液の使用による熱の喪失 ・出血によって生じる循環血液量の低下

表1-3 低体温となる可能性が高い患者および手術

・小児
・高齢者
・広範囲の皮膚の喪失のある患者
・脊髄損傷患者
・大きい開創手術
・大量の輸液，輸血を必要とする手術
・仰臥位以外の手術

表1-2 低体温による主な症状

・不整脈
・心筋虚血
・覚醒遅延
・創傷治癒の遅延
・易感染
・出血傾向
・凝固時間の延長
・末梢冷感
・悪寒
・シバリング（筋収縮）

2. 末梢から対外への熱の放散・体温調節の障害（中枢温低下第2段階）

末梢に移動した熱は身体の外部との温度勾配によって体外へ逃げていく．

麻酔中は体温行動の消失や制限，自律性体温調節反応が障害されるため，体表から容易に熱が失われる（図1-3）．

3. 血管収縮の出現（中枢温低下第3段階）

麻酔は中枢に対する作用により，血管収縮やシバリングを強く抑制する．

しかし，血管収縮が起こると末梢からの熱の放散が抑えられ，中枢温の低下はほぼ横ばいになる．

4 低体温による身体への影響

周術期の低体温は，身体にさまざまな影響を与え，合併症を引き起こすことがある（表1-1～1-2）．低体温によってどのような影響を受けるのかを理解し，体温低下および合併症の発症を予防することが大切になる．また，小児や高齢者など特定の患者，あるいは特定の術式によっては低体温となる可能性が高く，注意が必要である（表1-3）．

1. 心血管系のリスクの上昇

術後の低体温はノルエピネフリンやエピネフリンなどのカテコールアミンの分泌を促進する．その結果，末梢血管は収縮，血圧の上昇が起こり，心臓へ負担がかかる．また，熱生産を増加させるための筋収縮(シバリング)による酸素消費量の増加は，心拍出量を増加させ心臓における酸素の需要バランスを崩し，伝導障害や不整脈，虚血といった心血管系のリスクを高める．

2. 創部感染率の上昇

低体温は交感神経の緊張をもたらし末梢血管を収縮させる．そのため末梢への血流が減少し，組織への酸素供給が低下する．創傷の治癒には局所における免疫系や凝固系の活性化と組織への十分な酸素供給が必要なるので，血流の低下した状態では免疫機能が十分に働かない．その結果，創部感染率の上昇，創傷治癒遅延のリスクが高くなる．

3. 血液凝固系機能の低下

組織の低体温は血小板機能を低下させ，出血時間や凝固時間が延長される．

4. 薬物代謝の遅延

低体温により身体の組織細胞の代謝が低下する．それに伴い，肝・腎臓における薬物の代謝・排泄の遅延が生じる．また麻酔薬に対する感受性が高まり，麻酔の覚醒遅延が起こる場合がある．

5 低体温の予防

手術中の中枢温の低下を完全に防ぐことは難しい．しかし，保湿や加温などを行うことで，その低下をできるだけ小さくすることは可能である．あらかじめ中枢温低下の原因に合わせた予防策を講じ，低体温を予防することが大切となる．主な予防策は次のとおりである．

1. 環境を整える

入室時患者が寒いと感じないように，入室前から室温を調節して，手術ベッド，リネンを温めておく．入室から麻酔導入までは，室温は28℃程度にするとよい．また，手術終了前から退室までの間も，術中に下げた室温を上げる．

2. 体表面を覆う

手術中の熱の喪失の90％が体表や術野からとされている．手術前の患者の皮膚温を早期に上げることにより中枢温との温度格差が少なくなり，麻酔導入時の再分布性低体温の予防ができる．体表面をタオルケットなどで覆うことにより被覆部位からの熱の喪失を30 ～ 50%減少させることができる．

このように被覆材などを用いた可能なかぎり広範囲の体表面を被覆や，血流の多い頭部の被覆は保湿効果を上げる．

3. 物品の加温

室温と同じ温度の輸液を1L投与すると体温は0.25℃低下するので，輸液や血液，創洗浄・体腔内洗浄液は，あらかじめ体温程度に温めておく．なお，加温は体温程度までにする．また，麻酔中の換気により気道からも熱は喪失するので，人工鼻や熱交換器などで吸入ガスも加温・加湿するとよい．

4. 体温のモニタリング

前述の体温計だけでなく，触診や視診などによって末梢冷感・発汗の有無，シバリング，チアノーゼの有無などの確認を行い，必要に応じて加温装置などの使用を加減する．

5. 加温装置の種類

術前から加温装置などを用いて積極的に体表面を加温(プレウォーミング)することにより，さらに効率的に体温維持をはかることができる．

温水循環式マットレス(ウォーターブランケット)

マットレス内の水を温めて循環させることで体表面を加温する．温風に比べて熱伝導率が高

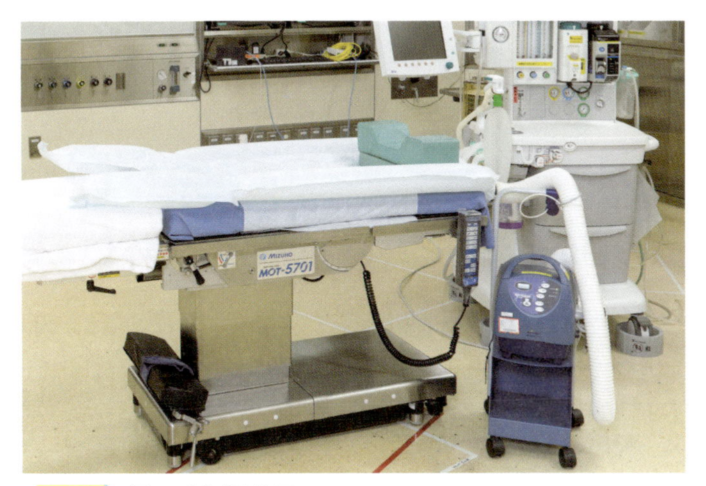

図1-4 温風式加温装置

い．ただし，マットレスを患者の下に置いて加温すると，圧迫部位の血流が低下して低温熱傷が起こる危険性があるので，除圧や体位交換を行うことが大切になる．

温風式加温装置(図1-4)

設定した温度に加温された温風をブランケットに送風し，体表面を加温する方法．上肢用，下半身用，全身用，アンダーブランケット用など，用途によって使い分けができる．

放射線ウォーマー（ラディアントウォーマー）

遠赤外線効果による加温方法で，患者の上部から赤外線を当てて加温する．とくに体表面が露出している場合の加温に効果があり，新生児の体温保持によく用いられる方法である．

6 術体位別保温・加温方法

手術中の体位に適した保温・加温を行う．

1. 仰臥位

- 手術部位によってブランケットを選択する．
- 開腹手術の場合は，頸部，腋部，胸部などの太い血管を加温することができるため，上肢用ブランケットを使用する．

2. 砕石位

- 砕石位用のアンダーブランケットを用いる．
- 下肢は左右それぞれにバスタオル，サンステートを用いて保温する

3. 側臥位

- 手術部位が胸部の場合には，上肢はバスタオルで，下肢は下半身用ブランケットを用いて保温する．
- 下肢の場合は，上半身用ブランケットで上肢を保温する．

参考文献

1）日本麻酔科学会・周術期管理チームプロジェクト編：周術期管理チームテキスト，第3版．p327-329．日本麻酔科学会，2016

2 手術体位管理

1 手術体位の目的

手術時にはさまざまな体位がとられる．手術術式の多様化に伴い，その体位も多数ある．どの体位も手術が円滑にかつ安全に行われ，さらに麻酔管理がしやすく，呼吸・循環動態が障害されないことが確保されなければならない．そのためには，①十分な術野の確保，②局所の圧迫がない，③関節可動域を超えない，④患者の全身観察が十分に行えるなどが重要となる．

2 手術中の良肢位

手術時体位は基本的には良肢位を固定することが理想である．しかし，術式・術野などで良肢位の保持が難しいときは，各関節可動域に準じた良肢位を目指すことが必要である．各関節の良肢位は，①肩関節（外転0～30°，挙上時は90°以内），②肘関節（90°以内の軽 度屈曲），③前腕（回外と回内の中間位），④手関節（10～20°の軽度背屈），⑤股関節（0～10°の軽度屈曲，10～30°の外転，外旋0～10°，砕石位では40°以内），⑥膝関節（10°の軽度屈曲位），⑦足関節（背屈0～10°，底屈0～10°）である．

通常時であれば，身体に圧迫が加わってしびれや痛みを感じた場合，患者が自分で身体を動かし圧迫を除去することが可能である．しかし，全身麻酔下では意識がある状態では耐えられないような体位をとることも可能なうえ，患者は苦痛を訴えることができない．そのため重篤な障害が発生する可能性がある．

3 手術体位と術式について

手術体位はほとんどが術式によって決まる．基本の形は5つで，他の体位は術式によってその形が改良された特殊な体位である．

1. 基本の体位（図2-1）

- 仰臥位…仰向けの体位で，腹部手術，整形外科手術，心臓外科などで適応となる．
- 側臥位…横向きの体位で，整形外科（人工股関節全置換術：THA），呼吸器外科，心臓外科などでの適応となる．
- 腹臥位…うつ伏せの体位で，後方アプローチ脊椎手術などで適応となる．
- 砕石位…仰向けになり，下肢を挙上して開脚し，股関節を屈曲した体位．産婦人科，泌尿器科，皮膚科などで適応となる．
- 坐位…椅子などに座った状態の体位．

2. 特殊な体位（図2-2）

- 半坐位（ファウラー位，≒ビーチチェア体位）…上半身を40°程度起こした体位で，肩，鎖骨部手術などで適応となる．15～30°をセミファウラー位，90°起こすと坐位という．
- トレンデレンブルグ位（頭低位，骨盤高位）…仰向けの状態で頭が低く，腰部が高位にある体位．腹腔鏡下手術などで適応となる．
- 牽引位（仰臥位＋下肢牽引）…仰向けになり，下肢を牽引させた体位で，整形外科や産婦人科などで適応となる．
- 半側臥位（仰臥位と側臥位の中間の体位）…仰向けの状態から，左右どちらかの側に身体を30～40°ほどひねった体位．
- 腎摘位（側臥位＋体幹側屈）…側臥位の状態で，上半身を屈曲し，術野側の側腹部を突出させた体位．腎臓摘除などで適応となる．

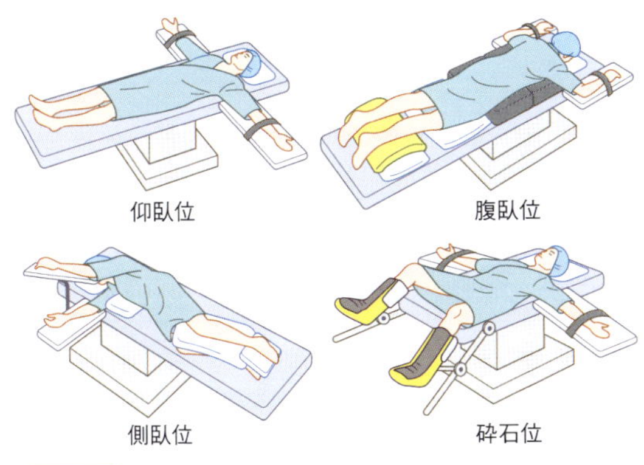

図2-1 手術の基本体位

・半腹臥位(シムス位, 側臥位＋前屈＋上側下肢の膝関節屈曲)…上側になる腕は前に, 下側になる腕は後に置き, 上側になる下肢の膝を曲げた体位で, 直腸や腟などで適応となる.
・パークベンチ体位(側臥位＋下側上肢下垂)…側臥位になり, 下側になる腕をベッドの下に垂らした体位で, 開頭手術などで適応となる.
・ジャックナイフ位…腹臥位となり, 股関節を屈曲させ, 下肢は開脚もしくは閉脚した体位で, 肛門部などで適応となる.

4 体位に関連した合併症

手術体位が原因となり, 術後合併症が発症することがある. 代表的な合併症には末梢神経障害, 呼吸・循環抑制などがある. これら合併症はその発生機序と病態生理を理解することで予防可能である.

❶体位に関連した末梢神経障害

術後神経麻痺の主な原因は, 体位・手術操作・脊柱管ブロック(硬膜外麻酔や脊髄くも膜下麻酔など)に伴う, 神経の圧迫・牽引(過剰な進展や屈曲)・虚血により生じやすい. 起こりやすい神経障害は次のとおりである.

1. 尺骨神経麻痺

肘部管を通る尺骨神経が圧迫されることで起こる. 尺骨神経は同部位の皮下に存在しているため, 外部からの圧迫を受けやすい. 末梢神経障害のなかでも最も発生頻度が高く, 予後は非常に悪い. 男性は女性に比べて肘部管が浅いため, 3:1で男性のほうが発生頻度が高いともいわれている.

予防のためには, 上肢を体幹に添えて固定することが望ましい. 上肢の外転が必要な時は前腕を回外位, もしくは正中位とし, 手台の角に肘が接触しないように両肘にパッドを当てたうえで, 上肢をシーツで覆い抑制する方法が推奨されている.

2. 橈骨神経麻痺

上腕橈骨神経溝が圧迫されることで起こるが, 発生頻度は低い. 主に手術中に手台から落ちた上腕の離被架による圧迫や術者による圧迫などで起こるが, 自動血圧計のマンシェットで起こることもある. 臨床での症状としては, 手関節の背屈障害などがみられるものの, 基本的には時間とともに軽快する.

3. 腕神経叢麻痺

尺骨神経麻痺に次いで発生頻度が高いのが, 腕神経叢麻痺である. 頸胸髄から腋窩まで可動性が高い骨に接しているため傷害を受ける可能性が高く, 頸部の過伸展や上肢の90°以上の外転, 過度の外旋, 側臥位による腋窩圧迫が原因で起こる. 上肢の運動障害が臨床症状として現れることが多い.

予防として, 上肢はできるだけ体幹に添えておき, 外転させる際には角度は90°以下にするとよい. また, 腎摘位の場合には, 枕の高さを調整し, 頸椎の高度な伸展を避けることが推奨されている.

4. 腓骨神経麻痺

腓骨頭部で腓骨神経を圧迫されることで起こり, 下肢では最も頻度が高い. 麻痺が起こると回復は必ずしもよくなく, 予後は不良である. 膝関節の外側を保護して予防することが大切である.

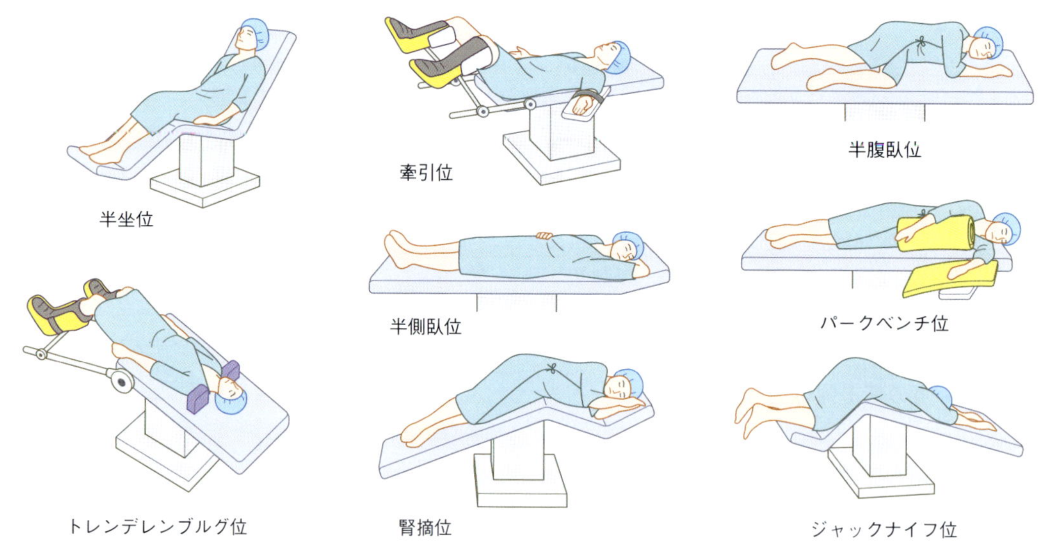

図2-2 手術の特殊体位

❷体位が与える呼吸器系・循環器系への影響

1. 呼吸器系への影響

全身麻酔下では，体位によって換気が影響を受ける．さらに体位保持のための固定金具や重力方向への内臓の移動で胸郭運動が制限されるので，呼吸の生理的状況を理解したうえでの呼吸管理が求められる．

また，体位変換の際，頭の向きや頸部の屈曲により，気管チューブの深さの変化や，呼吸回路の接続のはずれなどのおそれがある．したがって，体位変換は十分な酸素化したうえで，呼吸回路と気管チューブの接続をはずしてから行い，体位変換が完了したらすみやかに再接続することが望ましい．

体位変換はこれらを理解したうえで，術者・麻酔科医・看護師が声をかけ合って協力して行うべきである．また，体位変換時の低換気によりCO_2の蓄積や無気肺が起こる可能性があることにも注意しなくてはならない．

2. 循環器系への影響

全身麻酔下では，末梢血管抵抗が低下するため，重力の影響により静脈血が重力方向にうっ滞しやすい．静脈還流が減少すると，心拍出量が低下し血圧低下が生じやすい．

体位交換に伴う血圧低下は，交換時だけではなく手術終了後の体位復帰時にも起こることがあるので，血圧の変動に注意しながら体位変換を行う．

3. 体位に関連した皮膚障害

手術台や器具，体位固定具などによる圧迫や長時間の同一体位保持によって，皮膚や皮下組織に血行不良が生じ，皮膚の紅斑(発赤)や腫脹が発生する．体位によっては，重力方向へのずれや擦れなどの外力がかかると，表皮の剝離や潰瘍を形成することもある．これらの皮膚トラブルを防止するため低反発マットなどを用いた適切な除圧が必要である．

参考文献

1）日本麻酔科学会・周術期管理チームプロジェクト編：周術期管理チームテキスト，第3版，p491-499，日本麻酔科学会，2016

3 呼吸管理

1 はじめに

手術を受ける患者は，麻酔薬を使用することによって自力で十分な呼吸を行うことができなくなることがある．そのため，カニューレを通して酸素を投与したり，機械を使用して人工的に換気を行ったりすることで患者の生命を維持する必要がある．

2 手術室で用いられる呼吸管理モニタリング

手術室で用いられる呼吸管理のモニタリングには，経皮的動脈血酸素飽和度(SpO_2)や，呼気終末二酸化炭素分圧(E_TCO_2)の測定のほか，血液ガス分析，気道内圧や麻酔器の呼吸モニタ，呼吸音や呼吸パターンの観察などがある．モニタリングや身体所見の観察により，早期に異常を発見して対処することが求められる．

❶経皮的動脈血酸素飽和度(SpO_2)

SpO_2は，組織への適切な酸素供給を示す指標である．パルスオキシメータによって，皮膚の上から，非侵襲的かつ連続的に動脈血酸素飽和度を測定する．安静時の正常範囲は，95～100%である．

とくに術中においては，低酸素血症を予防するための最も身近な指標となる．低酸素血症では動脈血の酸素分圧が低い状態となり，SpO_2が90%以下，動脈血酸素分圧(PaO_2：arterial oxygen pressure)が60mmHg以下で，低酸素血症と診断される．

PaO_2は，血液中に溶存している酸素の量を分圧で表したものであり，SpO_2との関係はS字状のカーブを示す(図3-1)．

❷呼気終末二酸化炭素分圧(E_TCO_2)

E_TCO_2は，呼気中の二酸化炭素の濃度を示す指標である．カプノメータによって，呼気に含まれる二酸化炭素濃度から$PaCO_2$を推測し，適切な換気が行われているかを連続的に測定する(図3-2, 3)．正常値は40mmHg前後であり，過換気や低体温，心拍出量・肺血流量の減少に伴って低下し，低換気や高体温，心拍出量の増加に伴って上昇する．

術中においては，E_TCO_2を監視することに

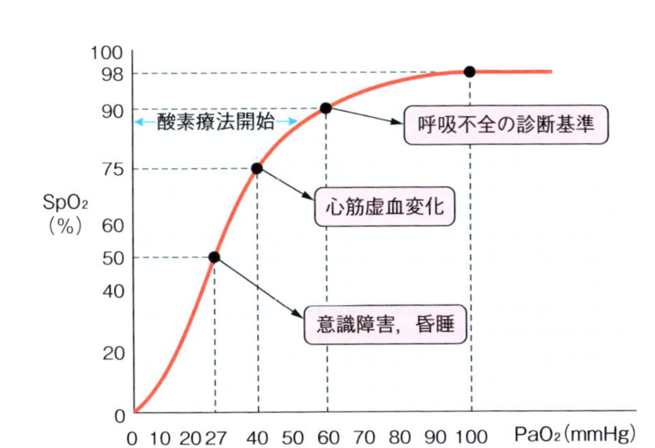

	SpO_2 (%)	PaO_2 (mmHg)
A	98	100
B	90	60
C	75	40
D	50	27

・A (100mmHg, 98%) 動脈血
・B (60mmHg, 90%) 呼吸不全の境界値
・C (40mmHg, 75%) 混合静脈血
・D (27mmHg, 50%) ヘモグロビンの酸素への親和性

図3-1 SpO_2とPaOとの関係

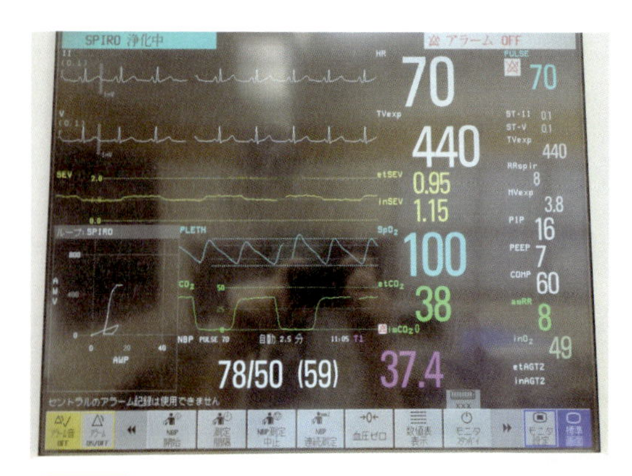

図3-2 カプノグラムなどを表示するモニタ

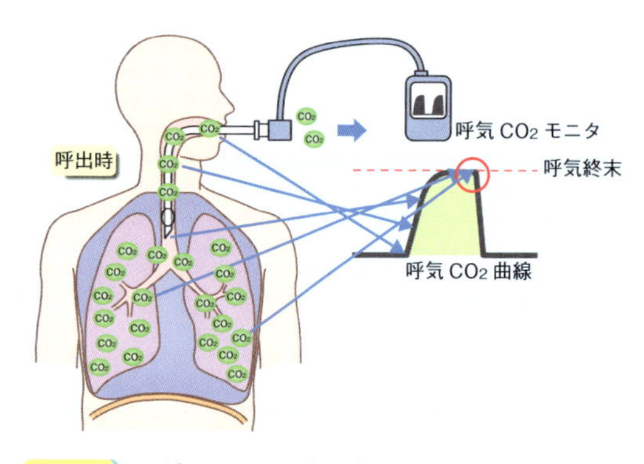

図3-3 呼気CO_2曲線と気道の関係

口元のセンサーで呼気CO_2を測定すると，最初に口元，次いで口腔内，上気管，細気管支，肺胞と次第に肺の奥のCO_2が呼出される．呼出される呼気の一番最後の濃度を測定すれば肺胞気に近いCO_2濃度が得られ，呼気の最後の値を採用するため，呼気終末CO_2濃度とよばれる．

（小林正直ほか監：改訂第3版ALS写真と動画でわかる二次救命処置．p178，学研メディカル秀潤社，2017）

よって呼吸・換気の状態を評価することができる．また，カプノグラムの波形から気道狭窄や呼吸回路のトラブル，自発呼吸の出現，肺塞栓症，食道挿管などが発見または検知できる（図3-4）．

❸ 血液ガス分析

血液ガス分析とは，血液の中の気体（酸素や二酸化炭素）の量から，PaO_2，動脈血二酸化炭素分圧（$PaCO_2$），重炭酸イオン濃度（HCO_2^-），pHなどを測定するものである．

血液ガス分析によって，PaO_2値から酸素化，$PaCO_2$値から換気，HCO_3^-値から代謝，pH値から酸塩基平衡の状態を知ることができ，正常

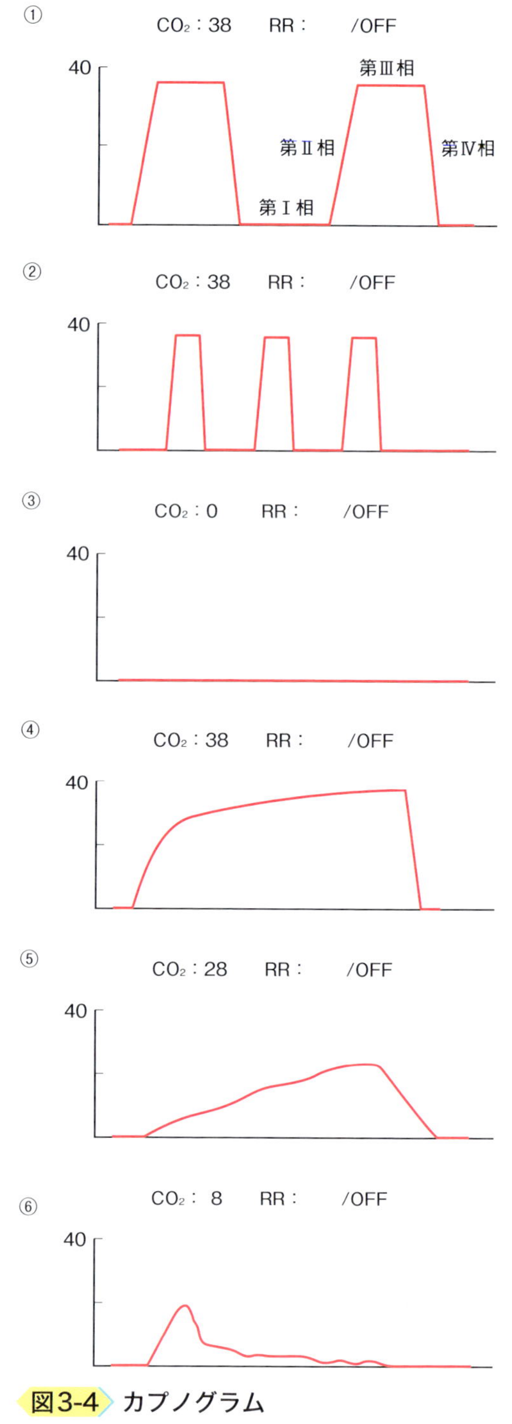

図3-4 カプノグラム

①正常波形，②気管内に気管チューブが挿入された波形，③食道挿管された場合の波形，④末梢気道閉塞の波形，⑤上気道異物や分泌物による気道閉塞，挿管チューブのトラブル，⑥肺血流の急激な低下，気管チューブの位置異常や自己抜去など

値は，PaO_2が80～100mmHg，$PaCO_2$が35～45mmHg，HCO_3^-が22～26mEq/L，pHが7.350～7.450である．

術中においては，とくに麻酔による循環抑制と呼吸抑制が働くため，酸塩基平衡異常や低酸素血症の評価のために重要な指標となる．

❹肺機能の基礎

術中の呼吸管理においては，肺機能のモニタリングも重要である．以下に主な項目と正常値を示す．

- 呼吸回数：1分間に呼吸する回数．正常値は12～15回．
- 吸気時間：1回の吸気にかかる時間．正常値は1秒前後．
- 呼気時間：1回の呼気にかかる時間．正常値は2秒前後（吸気の2倍）．
- 吸入酸素濃度（F_IO_2：fractional concentration of oxygen in inspired gas）：吸気に含まれる酸素の濃度．正常値は室内気で約21%だが，全身麻酔時は酸素化が悪くなりがちなので30～60%で管理する．
- 呼気終末陽圧（PEEP：positive end-expiratory pressure）：呼気相の気道内圧を大気圧に戻さず陽圧に保つ人工呼吸器の換気方法．術中は圧外傷を予防するため，4～12cmH_2Oで管理する．
- 1回換気量（TV：tidal volume）：安静時の呼吸1回につき出入りする空気の量である．約500mL
- 分時換気量（MV：minute volume）：1回換気量×換気回数によって示される1分間の換気量である．

3 人工呼吸管理

手術を受ける患者に麻酔薬を投与すると，本来の呼吸が弱くなるか，あるいは完全に止まる現象がみられる．そのため，術中の人工呼吸が必要になる．人工呼吸とは，人工的に肺に空気や酸素を送り込んで肺のガス交換を維持することである．

通常の呼吸は呼気時に胸腔内圧を下げて肺へ空気を流す陰圧換気だが，人工呼吸では，外から陽圧をかけて圧較差をつくり肺へ空気を流す陽圧換気である（図3-5）．

❶麻酔

1. 麻酔器

麻酔器は，全身麻酔を行うための装置であり，全身麻酔中の人工呼吸だけでなく，局所麻酔下の酸素吸入にも用いられる．全身麻酔では気化された揮発性麻酔薬と亜酸化窒素，空気，酸素を加えて混合ガスをつくり，一定の量で供給している．

2. 麻酔回路

麻酔器本体でつくられた混合ガスをマスク・気管チューブなどに供給するとともに，余剰の混合ガスや患者の排泄する二酸化炭素を処理している．

❷人工呼吸の目的

人工呼吸の主な目的として，①適切な換気量の維持，②酸素化の改善，③呼吸仕事量の軽減による酸素消費量の軽減，エネルギー消費の軽減があげられる．

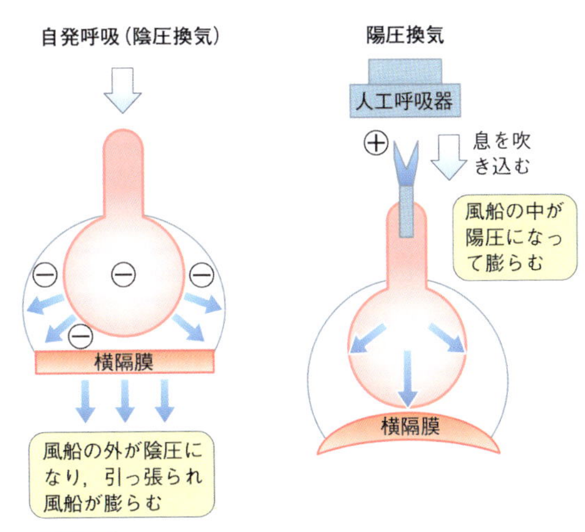

図3-5 通常の呼吸（陰圧換気）と人工呼吸（陽圧換気）

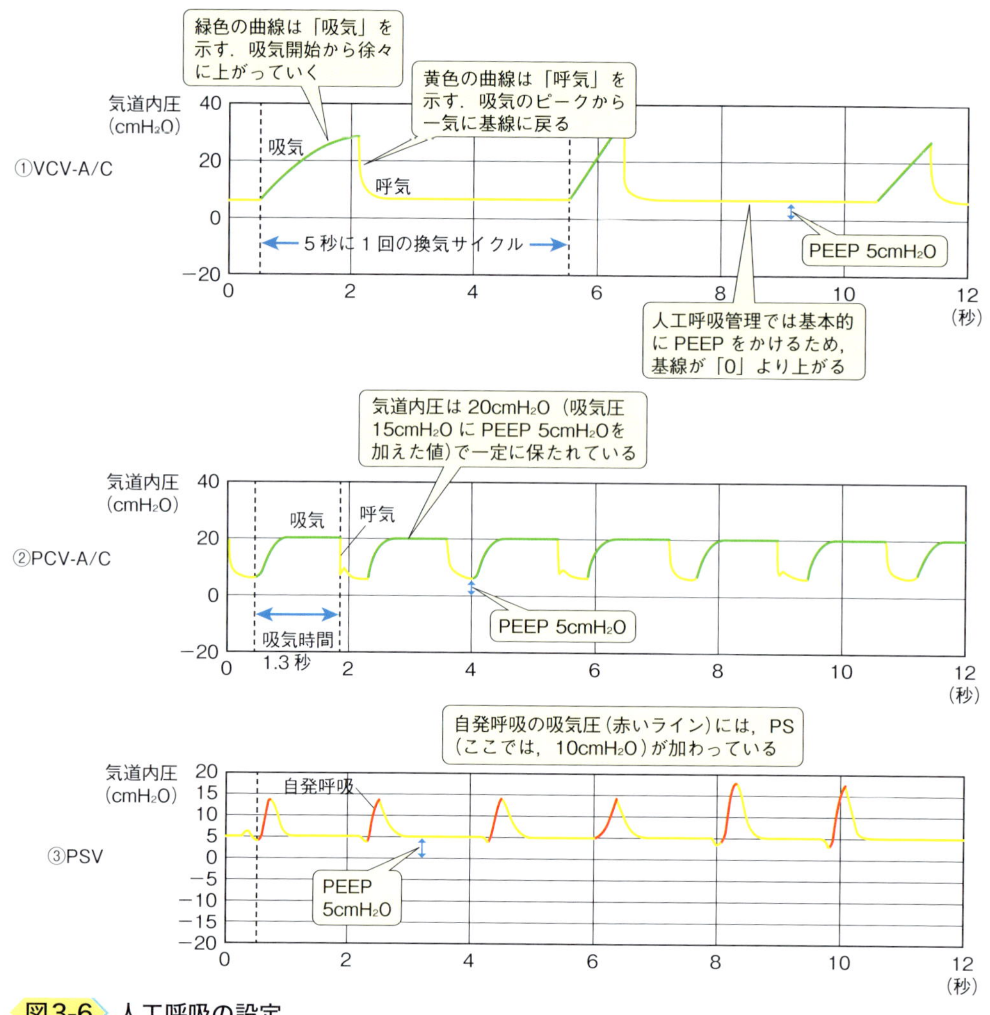

図3-6 人工呼吸の設定

❸人工呼吸の方法

人工呼吸の方法には，気管チューブなどの人工気道を留置して呼吸管理を行う「侵襲的換気法」と，マスクを用いて呼吸管理を行う「非侵襲的換気法」がある．

それぞれにメリット・デメリットがあるが，全身麻酔中の人工呼吸管理については，以下の理由から主に気管挿管を行う侵襲的換気法が選択されている．

〈侵襲的換気法が選択される理由〉

・誤嚥の危険性を回避する．
・手術部位や手術体位に影響を与えない．
・気道閉塞を起こすリスクを回避する．

❹人工呼吸器の設定

人工呼吸器の設定には，①機械換気のみ，②機械換気＋自発換気，③用手換気がある．

1. 器械換気のみ

・従量式調節呼吸（VCV：volume control ventilation）

設定されたガス量（1回換気量）を送り込む方法である（図3-6①）．

メリット：リークがないかぎり換気量が確実に保証される．

デメリット：最高気道内圧が上昇するリスクがある．

・従圧式調節呼吸（PCV：pressure control ventilation)

設定された気道内圧でガスを送り込む方法である(図3-6②).

メリット:①過剰な気道内圧の上昇をきたさない,②酸素化が改善する可能性がある.

デメリット:換気量が変動するリスクがある.

2. 器械換気＋自発換気

・プレッシャーサポート(PSV:pressure support ventilation)

自発呼吸主体の呼吸管理で,換気補助が必要な場合に用いられる方法である(図3-6③).

3. 用手換気

人工呼吸器を使用せず,バッグ・バルブ・マスクを用手的に加圧することでガスを送り込む方法である.一過性に換気補助が必要な場合,麻酔覚醒時,自発呼吸が十分でない場合などに選択する.

4 酸素マスク,カニューレ装着時の管理

❶目的と方法

酸素の吸入は,呼吸困難を緩和し,身体機能を正常に保って,心筋仕事量や換気仕事量の軽減をはかる目的で行われる.血液ガス分析やSpO_2値から,低酸素血症が疑われる場合などが適応となる.

主な酸素吸入の方法は,低流量システムと高流量システムに分けられ,それぞれ以下に示す方法がある.

①低流量システム
・経鼻カニューレ(図3-7)
・酸素マスク(図3-8)
・酸素テント

②高流量システム
・ベンチュリーマスク(図3-9)
・リザーバーつき酸素マスク(図3-10)
・ハイフロー経鼻カニューレ

❷観察と看護ポイント

酸素マスク・カニューレの使用時には,安楽な体位で,なるべく患者に負担がかからないよう,かつ,確実に酸素吸入を行うことが重要である.低酸素状態では,患者は不穏になりやすく,心身ともに不安定な状態に陥りやすい.状態を確認しながら早急に準備を進めつつ,声かけと説明を行う.

確実に酸素投与を行うためには,接続のはずれやチューブの屈曲がないか,マスクやカニューレが的確に装着されているか,また,酸素流量,酸素濃度,加湿の有無なども確認する.酸素投与中は呼吸が不安定になるため,患者の意識状態や呼吸状態を確認し,異常の早期発見に努める.

また,患者は生命の危険を感じていることも多く,不安や精神的なストレスを抱えていることもある.患者の精神的なケアを行うことが必要である.

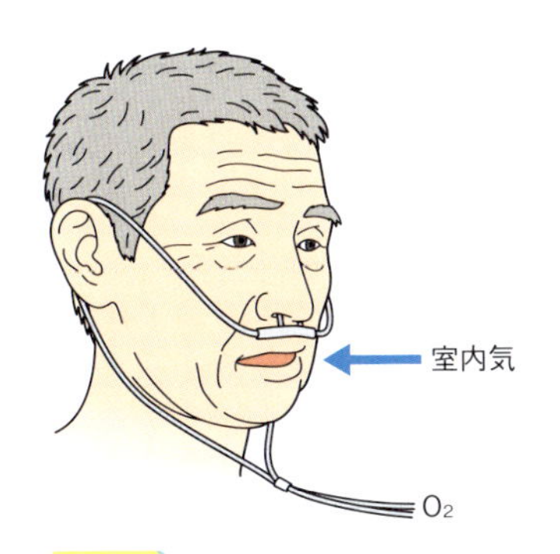

図3-7 経鼻カニューレ

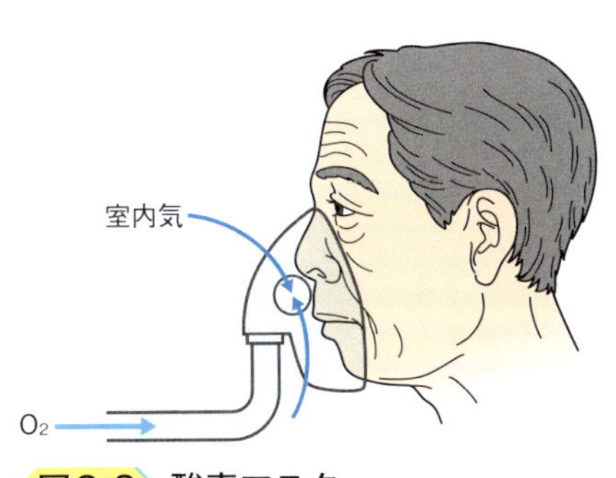

図3-8 酸素マスク

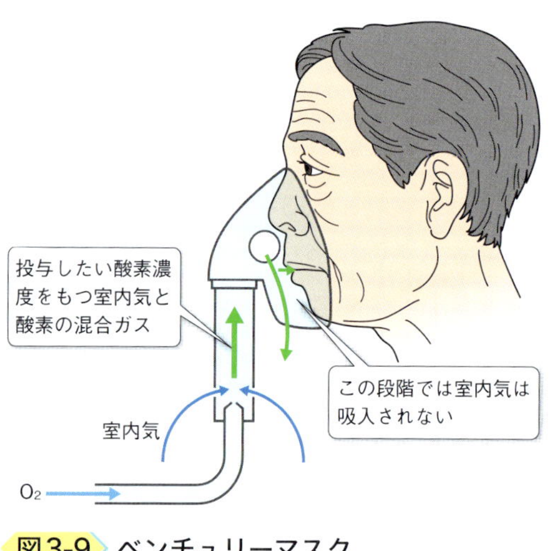

図3-9 ベンチュリーマスク

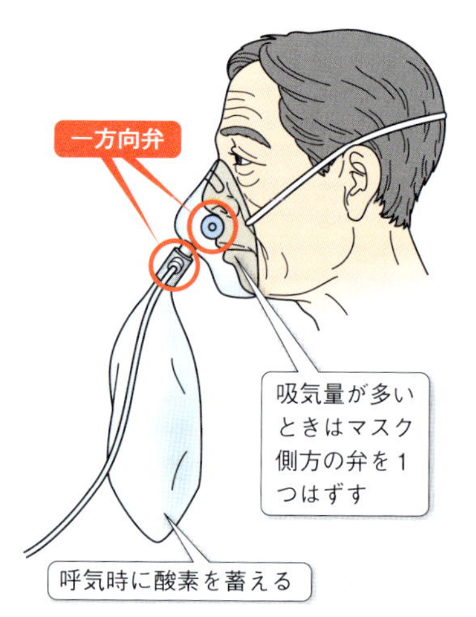

図3-10 リザーバーつき酸素マスク

5 人工呼吸器使用時の気道ケア

気管切開・気管挿管を行っている患者は，人工気道によって上気道がバイパスされている状態である．また，吸入しているガスは低温で乾燥している．そのため，人工呼吸中は繊毛運動が障害されることで分泌物が粘稠性になり，気道が易感染状態となる．

麻酔中には，麻酔回路に簡単装着できる人工鼻を用いて加温･加湿を行う(図3-11)．最近の人工鼻は，細菌汚染を防止するフィルタとしての機能をもつものが主流となっている．

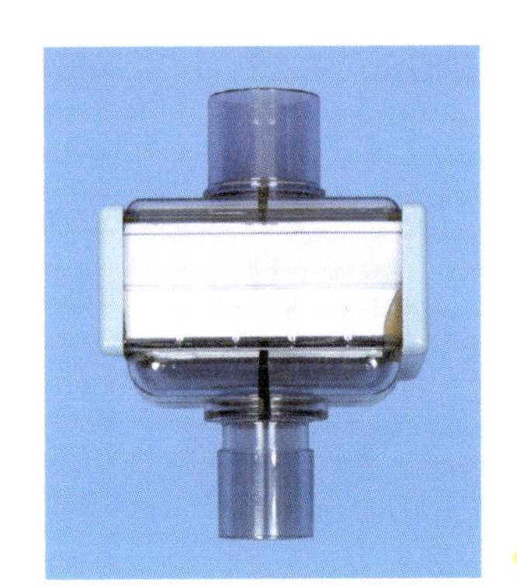

図3-11 人工鼻

6 手術室における特徴的な呼吸管理

❶手術体位による影響

腹臥位や側臥位などへ体位変換を行う際には，予期せぬ挿管チューブの抜去や呼吸回路の接続部のはずれ，屈曲や圧迫による閉塞・狭窄に注意する必要がある．体位変換を行った際には，モニタを確認するだけでなく聴診器にて呼吸音を確認し，換気状態を確認する必要がある．

体位のなかでも，とくに頭低位では横隔膜が圧迫され，運動制限がかかることで無気肺形成の可能性があるので注意が必要である．

❷分離肺換気を必要とする手術

主に呼吸器外科手術では，術野を得るために分離肺換気を行う．分離肺換気にするためには，分離換気用チューブを用いる(図3-12，13)．

〈術中の注意点〉

・体位変換の際に，チューブの位置がずれることで換気ができなくなるリスクがある．
　→ダブルルーメンチューブは2腔構造になっており，左右主気管支を換気できるように2腔の位置が重要となる．チューブが片側

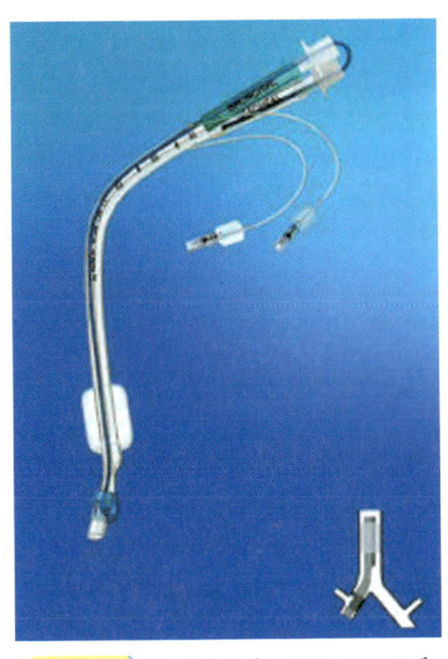

図3-12 分離換気用チューブ

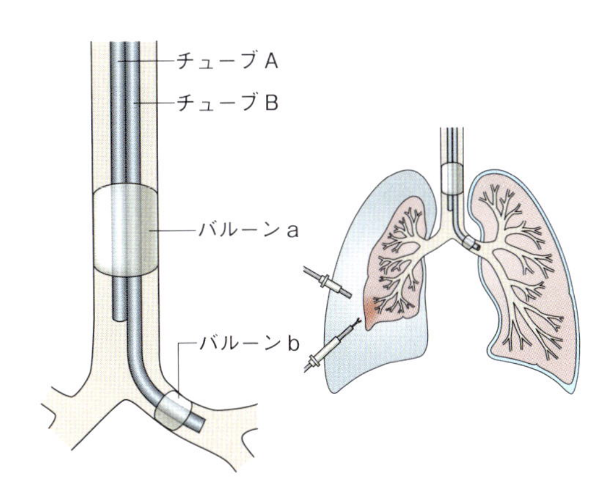

図3-13 分離換気

の気管支に深く挿入されてしまうと，2腔の位置が片側気管支にのみ入ってしまい片肺換気しかできなくなってしまう．そのため，体位変換をした際には気管支ファイバーでチューブの位置を確認し，呼吸音を確認する必要がある．

- 片肺換気にすることによって，低酸素血症を起こすリスクがある．
  →片肺換気の際には吸入酸素濃度を上げ，SpO_2を90%以上に維持し，最高気道内圧30cmH_2O以下，$PaCO_2$ 45mmH_2O以下になるように維持する．低酸素血症対策としては，100%酸素で換気を行い，必要時には手術を一時中断して両肺換気を行う．換気側の肺にPEEPをかける，手術側の肺にチューブを開放したまま酸素を3L/分程度流す，などの処置がある．

❸腹腔鏡下手術

腹腔内に二酸化炭素を送気することで，引き起こされる合併症に注意する必要がある．

〈術中の注意点〉

- 気腹により胸郭が押し上げられる．そのため，気管支分岐部の位置が上に移動することによって片肺換気となるリスクがある．また，横隔膜が押し上げられることで分時換気量を保つことが難しくなる．
- 長時間の気腹，高い気腹圧によって皮下気腫や気胸，空気塞栓などの合併症の可能性がある．
  →急激なSpO_2の低下やE_TCO_2の上昇，気道内圧の上昇に注意する．

参考文献

1) 日本麻酔科学会・周術器管理チーム委員会編：周術期管理チームテキスト，第3版，p292-306, p529-541，日本麻酔科学会，2016
2) 落合慈之監：呼吸器疾患ビジュアルブック．p.57，学研メディカル秀潤社，2011
3) 小林正直ほか監：改訂第3版ALS写真と動画でわかる二次救命処置．p.178，学研メディカル秀潤社，2017

4 循環動態管理

1 循環動態管理の基本

❶周術期の循環動態管理の指標

周術期の循環動態管理の指標には，血圧(BP：blood pressure)，心拍数(HR：heart rate)，動脈血酸素飽和度(SaO_2)，中心静脈圧(CVP：central venous pressure)，肺動脈圧(PAP：pulmonary arterial pressure)，左房圧(LAP：left atrium pressure)，肺動脈楔入圧(PAWP：pulmonary artery wedge pressure)，心拍出量(CO：cardiac output)，血中ヘモグロビン濃度，酸素消費量，尿量，中枢温，末梢温などがある．

循環動態管理では，これらをコントロールし，最善の状態に維持することが重要となる．

1. 血圧(BP)

麻酔下や重症な患者のモニタリングでは，動脈圧を測定することが必要であり，とくに麻酔を受けている患者では，血圧異常が起こりやすいため，少なくとも5分おきに測定する必要がある．

血圧測定には，聴診法やオシロメトリ法によって間欠的にモニタリングする非観血的血圧測定法と，連続的に血圧をモニタする観血的血圧測定法とがある．観血的血圧測定法は，橈骨動脈や足背動脈を穿刺し，動脈内にカテーテルを留置してトランスデューサを接続する方法であり，周術期においては，観血的動脈圧測定が日常的に行われている．

数値からは，収縮期圧/拡張期圧と脈圧が，圧波形からは圧波形の性状，不整脈，呼吸性変動などがわかり，病態の変化に関する有用な情報を収集することができる．

2. 心拍数(HR)

術中の心電図モニタリングは必須であり，心電図を用いて，心拍数，不整脈，心筋虚血などを監視する．

術中は徐脈や頻脈が発生するが，極端な場合は重大な循環不全に直結するため，原因追求と対処が必要となる．

また，術中は心疾患のない患者でも不整脈が生じやすい．不整脈が発生した際には，迅速な対処が必要となる場合があるため(表4-1)，不整脈の種類を判別し，治療が必要かどうかを判断しなければならない．

心筋虚血は，心電図のST−T部の低下，もしくは上昇として現れる．心筋虚血のサインは四肢誘導では現れず，胸部誘導でのみ現れることがあるため，虚血のハイリスク症例では，5極誘導で胸部誘導もモニタリングする．

3. 中心静脈圧(CVP)

CVPは，大静脈と右房接合部の圧であり，循環血液量と右心機能を反映する．中心静脈圧モニタリングは，血管内容量の評価が必要な場合に行われる．これによって，心臓の前負荷の目安とし，循環動態管理，輸液・輸血管理の指標とする．またカテコールアミンやカリウムなどの投与にも必要な指標である．

CVPの正常値は4～8mmHgであり，上昇した場合は心不全や輸液過剰の徴候，低下した場合は循環血流量の不足が示唆される．

❷循環動態の機序

1. 臓器血流

循環動態を考えるうえで，最も基本となる式は「血圧(BP)＝心拍出量(CO)×末梢血管抵抗(PVR：peripheral vascular resistance)」である．

脳，心臓，腎臓，肝臓の重要臓器には，それぞれの代謝に見合った血流を維持するために，

1 術後の患者のバイタルサインの評価

1 はじめに

手術を受けた患者は，術中に疼痛，出血，低体温，薬剤の使用などの多くの侵襲を受け，身体的にも精神的にも日常では考えられないほどのストレスにさらされている．また，手術操作による侵襲や麻酔で使用する薬剤によって，患者の状態は容易に変化しやすい．

そのため，術後のバイタルサインの観察は，合併症の早期発見や疼痛の評価においても重要である．

術後の主な合併症には，出血，呼吸不全，循環不全，腎機能障害，肝機能障害，感染症などがあげられる．全身状態の観察も含めたバイタルサインを評価し，異常の早期発見に努めることが求められる(表1-1)．

バイタルサインの観察をどの程度，どのくらいの期間行うかは，侵襲の度合い，麻酔の方法や覚醒の程度などによって異なるため，個別の判断が必要となる．術後の急変に備え，バイタルサインの数値基準を明確にしておくことも重要である．

ここでは，術後のバイタルサイン評価について，とくに体温，血圧，脈拍，呼吸を取り上げる．

2 体温

❶低体温

術中の体温は，麻酔や術野の露出・洗浄などで低下しやすくなる．そのため，術後は体温を上昇させようと筋肉が収縮し，シバリングが起きることがある．

回復過程でシバリングが起こると酸素消費量が増大し，これに応じて心拍出量も増大するため血圧や心拍数が上昇する．

速やかな加温と酸素投与，心筋虚血のリスクを有する場合には，その対処も必要となる．心機能が低下した患者ではとくに注意が必要である．

また，シバリングは創部痛の増強も引き起こす．シバリング出現の際は全身加温や薬剤治療(ペチジン，ドキサプラムほか)などの速やかな対処が必要となる．

❷高体温

術後吸収熱，うつ熱，脱水，感染症などが要因としてあげられる．

術直後に術後吸収熱として，37～38℃の発熱

表1-1 主な術後合併症とバイタルサイン監視による早期発見

合併症		原因	異常検知に有効な項目
循環器系	高血圧 低血圧 心筋虚血 不整脈	疼痛によるカテコールアミン過剰， 麻酔薬使用による交感神経の緊張低下， 手術操作による循環血液量の減少， 呼吸抑制による低酸素血症や高二酸化炭素血症， 術中体位，低体温	心電図ST上昇， 徐脈，頻脈，期外収縮， 胸痛の自覚症状
呼吸器系	無気肺	気管内分泌物が肺胞内に貯留	呼吸状態，聴診， チアノーゼ，意識レベルの観察
	肺炎	分泌物の肺での貯留による病原微生物の増加	
	肺水腫	CVP上昇，血漿膠質浸透圧低下，肺毛細血管透過性亢進	

(川本利恵子監：ナースのための最新術前・術後ケア．p.73-77，学研メディカル秀潤社，2012をもとに作成)

がみられるが，これは炎症を伴わない手術の侵襲による生理的な発熱で，数日で治まることが多い．

術後，3日以上にわたって発熱が続くときは，術後吸収熱が原因であると決めつけるのではなく，感染の可能性を疑う必要がある．高熱で顔面蒼白，四肢が冷たい場合は，敗血症性ショックまで進んでいることが考えられる．

3 血圧

❶術後の状態

血圧は通常，収縮期血圧80mmHg未満あるいは平均血圧50mmHg未満を低血圧，収縮期血圧140mmHg，拡張期血圧90mmHg以上を高血圧と定義し，変動の許容範囲は100～140mmHg/60～90mmHgとされている．一般的にはこの範囲でコントロールすることを目標とするが患者の既往歴や術式によって調整が必要である．

1. 低血圧

低血圧には，①静脈還流の問題により循環血液量が減少することで生じる心前性，②心タンポナーデや心筋虚血などにより心臓の駆出量が低下することで生じる心原性，③敗血症性ショックなどにより末梢の血管が著しく拡張することで生じる心後性の3つに分けられる．血圧が低下することで，脳虚血・心筋虚血のリスクが高くなる．このため臓器虚血を生じるような低血圧には昇圧剤や輸液負荷など速やかな対処が必要である．

2. 高血圧

術後の二次性高血圧の要因としては，カテコールアミン過剰，低酸素血症・高二酸化炭素血症などが考えられる．

疼痛によってカテコールアミンが過剰に分泌されると血圧上昇が起こる．これをカテコールアミン過剰による高血圧という．降圧剤だけでなく適切な疼痛コントロールが行われているかも合わせて評価する必要がある．

4 脈拍

脈拍数60bpm以下を徐脈，100bpm以上を頻脈と定義する．手術直後には，麻酔や出血による循環血液量の変動の影響を受け，脈拍の変動が起こりやすい．

脈拍を触知する際は，脈拍数だけではなく，リズムや緊張度も観察する．

心電図モニタを装着していて不整脈が出現した場合は，不整脈の種類を特定するとともに記録を残しておく．表1-2に，心電図モニタと全身状態の主な観察項目を示す．

1. 徐脈

術前より洞性徐脈がある場合や，過剰な鎮痛薬の投与，また，胸部硬膜外麻酔などで交感神経が抑制されると徐脈になりやすい．

疼痛コントロールは適切か，薬剤が過剰に投

表1-2 心電図モニタと全身状態の主な観察項目

項目	内容
脈	不整脈(徐脈・頻脈)，脈拍欠損
心電図	RR整・不整，ST-T変化，QT延長，期外収縮
血圧	血圧の上昇・低下
呼吸	呼吸パターン，呼吸音の左右差，呼吸困難感，SpO_2
意識	意識レベルの低下，失神(心原性の不整脈の確認)
身体症状	動悸・胸痛・胸部不快感
その他	心電図変化，動きなどの自覚症状
心筋虚血	胸部X線写真，血液検査(腎機能，電解質)，水分出納バランス 頻脈や徐脈をきたすような心疾患の有無 いつから生じているのか(突然，何かのきっかけで，徐々に，しばらく続いていたなど)

(百村伸一監：循環器ビジュアルナーシング，p212，学研メディカル秀潤社，2014を改変)

与されていないかを医師とともに評価し，血圧低下など他の症状がないか観察する．

2. 頻脈

循環血液量の不足が要因としてあげられる．ほかに疼痛に伴う頻脈の場合，十分な疼痛コントロールが行われているかどうかをほかのバイタルサインや患者自身の訴えとともに再評価する．循環血液量が不足している場合は，術中のIN/OUTバランスを確認し，必要に応じて輸液投与を行う．

虚血性心疾患のある患者に頻脈が続くと心筋虚血の悪化につながるため，注意が必要である．

5 呼吸

全身麻酔後は，麻酔薬や筋弛緩薬の使用によって上気道閉塞や低酸素血症が起こりやすい状態にある．また，疼痛コントロールのために麻薬が使用されている場合も，呼吸抑制が起こりやすい．

SpO_2のほか，呼吸回数，呼吸音の左右差，呼吸困難感，脈拍数，頻脈の有無，意識レベルの低下などの観察が重要である．

通常の患者では，SpO_2が93%以下にならないように，術後には酸素マスクや鼻カニューレなどを用いて酸素投与を行う．

1. 上気道閉塞

手術直後の上気道閉塞の原因としては，筋トーヌス（筋緊張）の低下が最も多い．麻酔薬や筋弛緩薬，オピオイドの作用残存によって，舌根，軟口蓋，喉頭蓋の筋緊張が低下し，上気道の閉塞をきたす．ほかに筋弛緩薬への感受性の違いによる咽頭筋などの筋弛緩状態からの回復の遅れ，半覚醒状態での気道への刺激によって生じる喉頭痙攣，特定の体位での長時間の手術に伴う気道浮腫などが原因としてあげられる．

表1-3 上気道閉塞への処置と看護

原因	処置と看護
咽頭部での閉塞	・下顎挙上，項部後屈し，気道を開存させる． ・エアウェイ（経口・経鼻）の挿入と準備 ・エアウェイ挿入時の鼻出血・嘔吐反射（誤嚥）・喉頭痙攣に注意が必要
筋弛緩薬残存	・拮抗薬と副作用（徐脈・分泌物増加）予防のためのアトロピンの準備と使用後の観察 ・筋弛緩モニタの準備と観察
喉頭痙攣	・気道確保とバッグバルブマスクでの陽圧換気の援助 ・分泌物の吸引 ・筋弛緩薬投与の準備
気道浮腫	・副腎皮質ステロイド投与の準備 ・再挿管の準備と介助 ・アドレナリン投与の準備（注射・吸入）

（川本利恵子ほか監：ナースのための最新術前・術後ケア，p74，学研メディカル秀潤社，2012）

上気道閉塞が生じた時には，ただちに気道を確保し，100%酸素の投与を行う．そのほか，上気道閉塞に対する処置と看護について表1-3に示す．

上気道閉塞を発見するために有効な観察ポイントとしては，上気道の狭窄音の有無，努力様呼吸の有無，SpO_2の低下，意識状態などがあげられる．

2. 低酸素血症

低酸素血症は，高齢者や小児で起こりやすい．また，喫煙，肥満，長時間手術，術前からの呼吸機能低下症のある患者にも注意が必要である．

参考文献

1）日本麻酔科学会・周術期管理チーム委員会編：周術期管理チームテキスト．第3版，日本麻酔科学会，p95-97，p757–764，2016
2）小野寺久監：術直後のバイタルサインと評価．ナースのためのやさしくわかる手術看護，p.130-135，ナツメ社，2011
3）中村美知子監：バイタルサインの測定．周術期看護，p136-138，インターメディカ，2016

2 術後合併症予防とケア ①排液・ドレーン管理

1 ドレナージとは

ドレナージ(drainage)の意味は「排水，排膿」である．排水，排膿させるための管をドレーン(drain)という．

ドレナージは，血液・膿・滲出液・消化液など感染原因の除去や減圧を目的として行われ，予防的・治療的・情報ドレナージの3つに分けられる．また，ドレナージを行う部位によっても分類され，それぞれの特徴がある．

❶目的別ドレナージの特徴

1. 予防的ドレナージ

予防的ドレナージは，①術後の出血や消化液，滲出液などの体液が貯留することが予想されるとき，感染や膿瘍形成を予防する，②最も排液の貯留が予測される位置にあらかじめドレーンを留置し，貯留が予測される物質を排出することで臓器圧迫や臓器障害を起こすリスクを回避する，などを目的として留置する．

2. 治療的ドレナージ

治療的ドレナージは，感染や膿瘍が生じているとき，体内に貯留した体液・膿・血液などを体外に排出することにより，感染や炎症を改善する目的として留置する．

3. 情報ドレナージ

情報ドレナージは，術後早期の体腔内の出血や縫合不全に伴う消化液漏出など，手術施行に伴って起こると予想される異常状態の有無を知り，いち早く対処するために留置する．

❷部位別ドレナージの特徴

1. 脳室ドレナージ

脳は，頭蓋内で脳脊髄液に浮かぶように厳重に守られている．頭蓋内の容積(脳・血液・髄液の3要素の和)は，一定で髄液と血液が緩衝剤となることで頭蓋内の平衡状態が保たれている．3要素のいずれかが増えて平衡状態が破綻すると頭蓋内圧が亢進し，進行すると脳ヘルニアが起こり，脳幹を圧迫して昏睡や脳死にいたる．

3要素のバランスが破綻するような疾患には，脳血管障害，脳腫瘍，外傷，水頭症，脳浮腫などがある．脳室ドレナージの多くは緊急穿頭によって，または開頭手術後に実施され，脳室内の血腫，髄液排液による脳圧コントロール，脳血管攣縮予防，術後出血の情報を得るなどの目的をもつ(図2-1-1)．

2. 胸腔ドレナージ

胸腔とは，肺と胸膜に囲まれた陰圧の空間をさす．気胸を起こすと大気を胸腔に吸い込んでしまい，肺が十分に拡張することができなくなる．血液や胸水が大量に貯留する場合も同様で，その状態を放置すると肺が萎縮して換気障害が

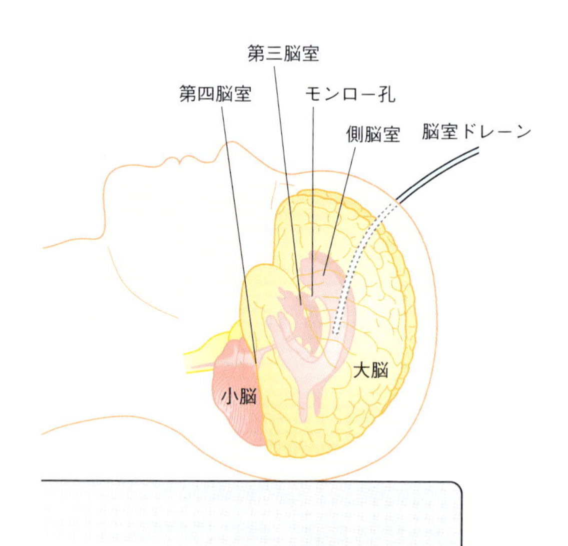

図2-1-1 脳室ドレナージ

(永井秀雄監：特定行為に役立つ臨床に活かせるドレーン＆チューブ管理マニュアル改訂第2版. p38, 学研メディカル秀潤社, 2019)

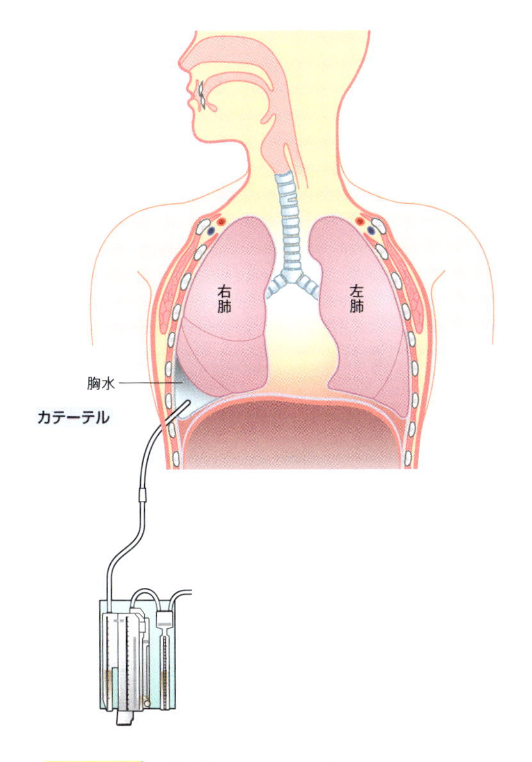

図2-1-2 胸腔ドレナージ

(永井秀雄監：特定行為に役立つ臨床に活かせるドレーン＆チューブ管理マニュアル改訂第2版．p64，学研メディカル秀潤社，2019)

起こる．

また，胸腔が過膨張すると胸腔に囲まれた縦隔が圧迫され，縦隔内にある心臓も圧迫されるようになる．胸腔ドレナージはこの状態を避けるために，胸腔に貯留している物質を排出し，胸腔の陰圧状態を維持する目的で行われる(図2-1-2)．

手術後に行われる胸腔ドレナージは，①胸腔内操作時に虚脱した肺を再膨張させるため，②術後出血，肺からの空気漏れ(エアリーク)，リンパ液などの漏出の監視のために行われる．また，胸腔内を陰圧に保つため，ドレーンに持続陰圧吸引装置を接続することが多い．

3. 腹腔ドレナージ

開腹手術後のドレナージの多くは，①術後に発生する感染や膿瘍形成を予防するための予防的ドレナージ，②術後に外から知ることのできない手術部位周辺の状況を知るための情報ドレナージである．

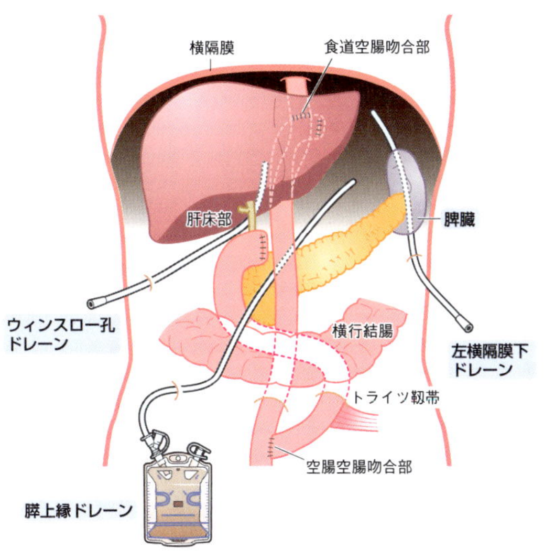

図2-1-3 腹腔ドレーンの留置場所

(永井秀雄監：特定行為に役立つ臨床に活かせるドレーン＆チューブ管理マニュアル改訂第2版．p137，学研メディカル秀潤社，2019)

①の予防的ドレナージの多くは，浸出液や血液の貯留しやすい部位(ウィンスロー孔やダグラス窩など)に留置される．②の情報ドレナージは術後出血や縫合不全があった場合，早期に発見できるために留置されるもので，多くは縫合部，吻合部付近に留置される(図2-1-3)．

また，縫合部への負担軽減として，胆管や消化管など管腔内で減圧ドレナージを留置することもある．それらの目的を理解し，排液の色や性状，量などを観察し，異常の早期発見につなげる．

2 ドレナージの原理

ドレナージは原理によって，受動的ドレナージと能動的ドレナージに分類される．

❶受動的ドレナージ

受動的ドレナージは，陰圧を用いず，腹圧や重力，毛細管現象，自然の落下圧差(サイフォンの原理)などを利用してドレナージを行う方法である．能動的ドレーンに比べて，ドレナージ力は弱いが，閉塞の問題が少ないという特徴がある．

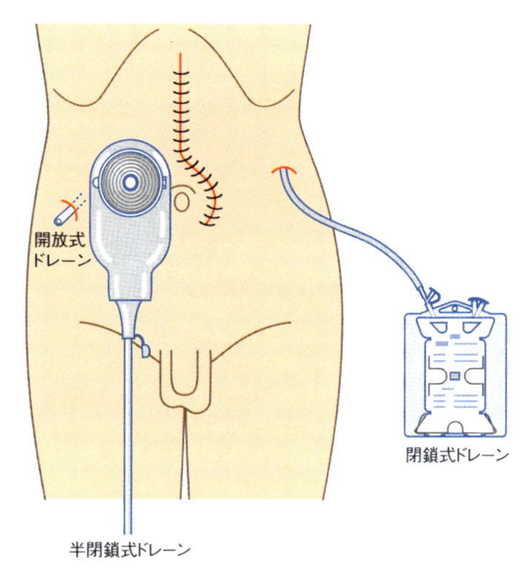

図2-1-4 排液方法による種類

（永井秀雄監：特定行為に役立つ臨床に活かせるドレーン＆チューブ管理マニュアル改訂第2版. p5, 学研メディカル秀潤社, 2019）

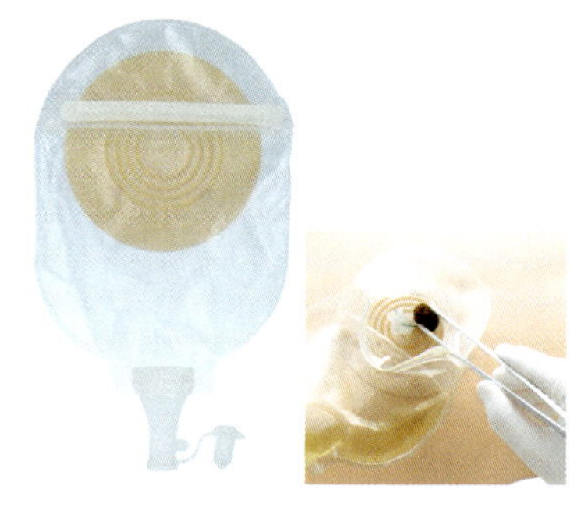

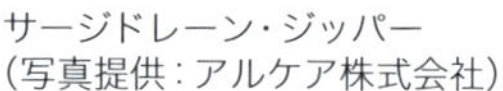

サージドレーン・ジッパー
（写真提供：アルケア株式会社）

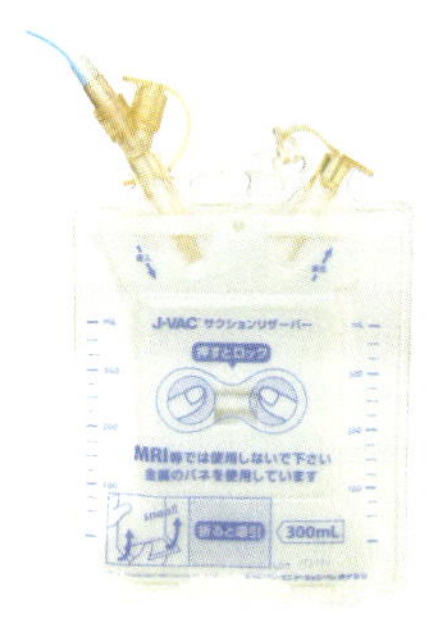

J-VAC® サクションリザーバー
（写真提供：ジョンソンエンドジョンソン株式会社）

図2-1-5 半閉鎖式および閉鎖式ドレーンバッグ

1. 毛細管現象

細い管を液体の中に立てると液体が管内を上昇して外部の液面より高くなったり，下降して低くなったりする現象をいう.（例 ペンローズドレーン，プリーツドレーンなど）

2. サイフォンの原理

高低差による圧の違い(圧の差)を利用して，液体が出発点よりも高い地点を経由して低いところに移動する現象をいう.高低差があるほど，高い位置にあるものに陰圧がかかる.

❷能動的ドレナージ

能動的ドレナージは，吸引器に接続して機械的に陰圧・吸引圧をかけることによって，強制的に排液する方法である

閉鎖的ドレーンなので逆行性感染の発生が低い一方，屈曲や閉塞を起こしやすい.

3 ドレーンの排液方法による分類

ドレーンには排液方法によって，開放式，半閉鎖式，閉鎖式があり(図2-1-4)，半閉鎖式および閉鎖式ドレーンによって回収された液体や気体は排液バッグに集められる(図2-1-5). 開放式ドレーンでは，後述するように排出した液体はガーゼ等で吸収する.

またドレーンのチューブは構造上主にブレイク型，チューブ型，サンプ型，フィルム型などに分けられ(図2-1-6)，用途によって選択されている.

❶開放式ドレーン

開放式ドレーンは，留置されたドレーンの出口が開放された状態で，血液・体液・滲出液をガーゼ等で吸収させる方法である. 開放式はドレナージ効果が高い反面，逆行性に細菌の侵入経路となる可能性が高く，また排液による皮膚トラブルが生じやすい. また排出した液体をガーゼに吸収させるため，排出量を把握する目的においては，バッグなどに貯留させる場合に比べて正確性は劣る.

❷半閉鎖式ドレーン

半閉鎖式ドレーンは，留置されたドレーンの出口にストーマで用いるパウチを貼付し，排液を回収する方法である. 排液量が多い場合やパウチが適切な場所に設置されていない場合，ドレーンからの排液が体内に逆流することもあり注意が必要となる[1]. ドレーンパウチからは重

a：フィルム型ドレーン

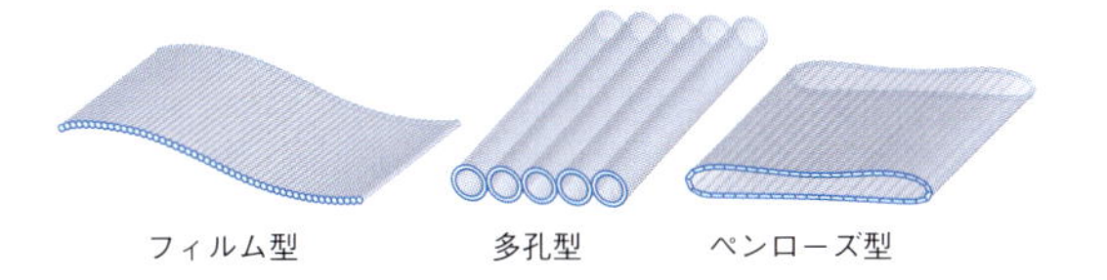

b：チューブ型ドレーン

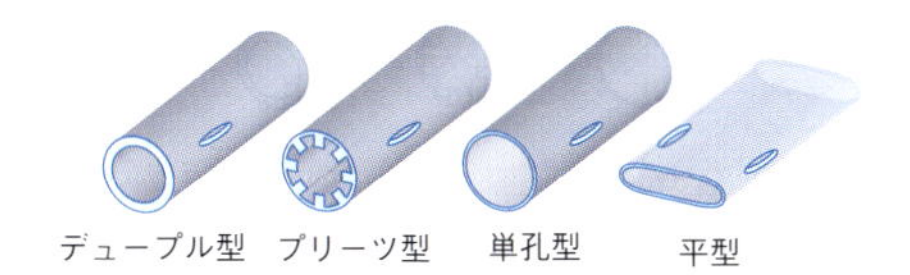

c：サンプ型ドレーン

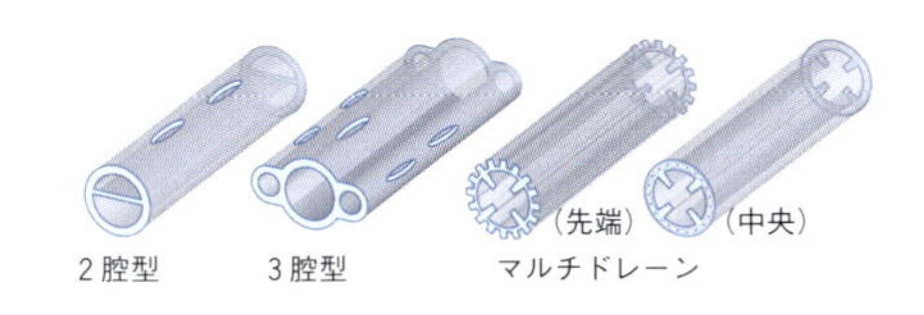

d：ブレイク型(スリット型)ドレーン

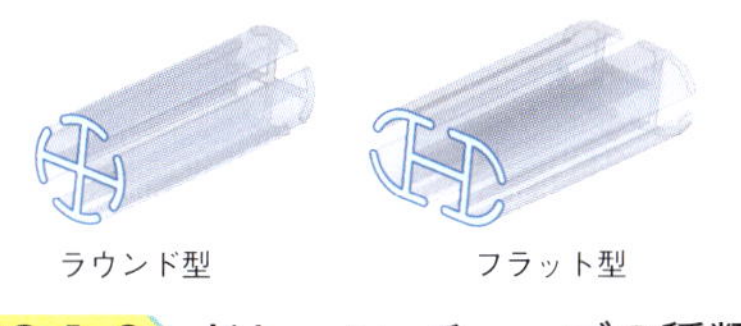

図2-1-6 ドレーン・チューブの種類

(永井秀雄監：特定行為に役立つ臨床に活かせるドレーン＆チューブ管理マニュアル改訂第2版．p12，学研メディカル秀潤社，2019)

力や高低差に従って排出させるため，受動的ドレナージである．

❸閉鎖式ドレーン

閉鎖式ドレーンは，チューブ型ドレーンに排液バックが接続してあり，閉鎖空間になっている．逆行性感染の危険性が少なく，排液量を正確に測定できる．チューブや排液バッグが身体に接続されるため，体動時の逸脱に注意が必要となる．

陰圧のかからない排液バッグを持続した場合は受動的ドレナージ法となる．チューブ内に空気を介在させることなく水柱が形成されれば，サイフォンの原理により排液が得られる．大きな陰圧をかけるためには，排液バッグをドレーン挿入部よりなるべく低い位置(ベッド下床面にかぎりなく近く)に置く．

逆行性感染予防のため，ドレーンの排液が体腔に逆流しないようドレーンを挿入部より高く持ち上げないよう注意する．

陰圧をかけられるバッグやシステムを利用する場合は，能動的ドレナージとなる．ドレーンから排液バッグ・ボトルまで陰圧や吸引圧をかけることで，ドレーン内の排液の逆流を防ぎ，細菌による逆行性感染のリスクをさらに低減することができる．

1. 低圧持続吸引法

持続的に低圧をかける吸引器に接続する．器械がやや大きく離床の妨げになるため，持続吸引法を用いる機会が増えている．胸腔ドレナージに用いるチェストドレーンバッグが，例としてあげられる(図2-1-2参照)．

2. 持続吸引法

SBバック，J-VACドレナージシステム，マルチチャネルドレナージセットなどがある．皮下以外の体腔で大きい吸引圧をかける場合は，臓器・組織によるドレーン孔閉塞が問題となる．

4 ドレーンの固定

ドレーンの脱落・埋没を予防する，また挿入部からの感染を予防することを目的に，挿入部の固定は確実に行うことが重要である．

❶皮膚への固定

ドレーンを挿入したら，医師が刺入部を皮膚に縫合固定する．

刺入部からの感染を予防するために，刺入部の皮膚を保護し清潔に保つ必要がある．そのため刺入部はフィルム型のドレッシング材を用いて被覆する(図2-1-7)．

ドレーンの望まない抜去(事故などによる計画外抜去)，接続はずれ，患者の体動による屈曲などを予防するためドレーン管腔部をさらにテープで皮膚に固定する．

ペンローズドレーンは，他のドレーンに比べ

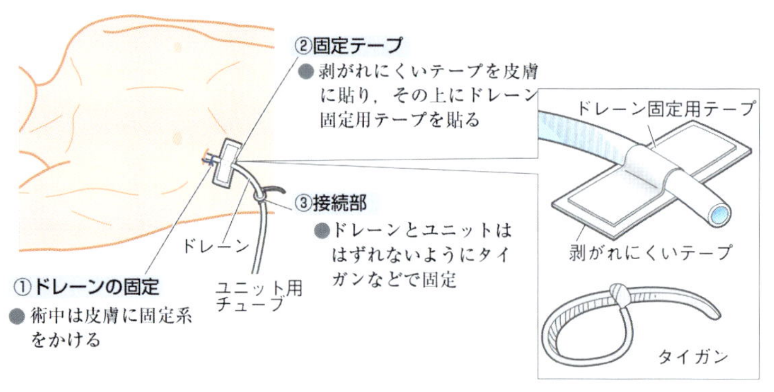

図2-1-7 テープの固定(胸腔ドレーンの例)

(道又元裕監：ICUビジュアルナーシング，p.271，学研メディカル秀潤社，2014)

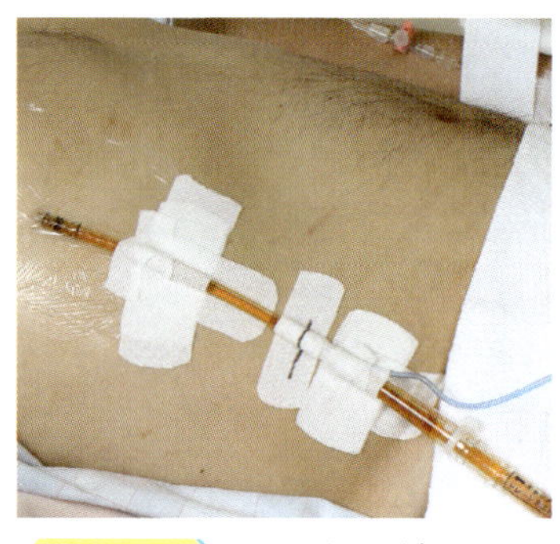

図2-1-8 マーキング

(道又元裕監：ICUビジュアルナーシング，p.271，学研メディカル秀潤社，2014)

サフィード・ELバルーン・カテーテル
(写真提供：テルモ株式会社)

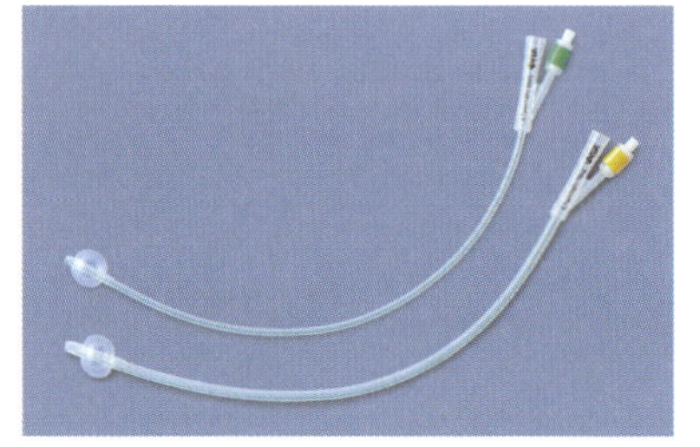

シリコーン・フォーリー・カテーテル
(写真提供：富士システムズ株式会社)

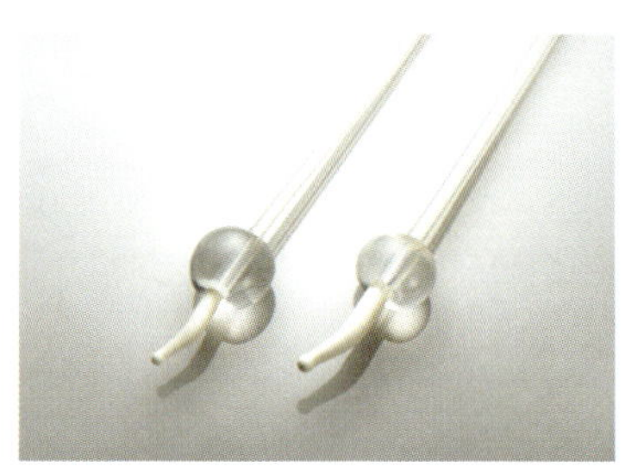

チーマン・バルーン・カテーテル
(写真提供：クリエートメディック株式会社)

図2-1-9 尿道留置カテーテルの種類

て体外へ出ている部分が少なく皮膚の固定糸がはずれたときに体内に迷入する危険性が高いため，体外に出ている部分に安全ピンを通しストッパーとする場合もある．

❷固定のポイント

ドレーン固定の際は，以下のポイントに留意する．

・計画外抜去を防ぐため，不要なたるみをつくらない．
・ドレーン・チューブが屈曲・閉塞しないように留意して固定する．
・ドレーン・チューブが自然抜去や体腔内への迷入をすることがないように固定する．
・患者の苦痛にならない部位や方法で固定する．
・患者の状況に応じた部位と方法で固定する．
・閉鎖式ドレーンの場合は，排液バッグが挿入部より低くなるように固定する．
・排液を管理しやすい部位で固定する．

❸ドレーン固定位置のマーキング

手術時に直視下で位置を確認して留置したドレーンが，脱落してしまうと開創せずに再挿入することは困難であり，また，再挿入の際は吻合部や周囲組織の損傷などの危険を伴う．

ドレーン刺入部の固定位置をマーキングすることによって，ドレーンの脱落や埋没などを早期に発見することができる(図2-1-8)．

❹ドレーンの留置部位の明記

ドレーンがどの部位に留置されているかを知ることは，ドレーンからの異常を認めた際の迅速な判断・対応につながる．そのため，ドレーンの留置部位を常に誰がみてもわかるように明記しておくことが重要である．

5 尿道留置カテーテル

❶尿道留置カテーテルの目的

尿道留置カテーテルは，膀胱内にバルーン付きのカテーテルを留置して持続的に導尿を行う目的で留置される(図2-1-9).

術中・術後に尿量とIN/OUTバランスを把握することが，心臓や腎臓の機能をみるための指標となり，電解質バランスを管理するのにも役立つ[1]．泌尿器・生殖器の手術後では，治癒を促進し，凝血塊による尿路の閉塞を防ぎ，薬物注入などの治療を行う[1]などの利点がある.

その一方尿路感染症や尿道損傷のリスクもあるため，挿入時やカテーテル管理には注意が必要である.

❷留置の際のポイント

- 外尿道口の出血，汚染潰瘍形成の有無，尿の正常・量などを観察する.
- 感染予防のため排液バッグは必ず膀胱より低い位置で床に接触していないことを確認する.

❸尿道留置カテーテルの固定

女性の場合は，下腿にカテーテルを余裕をもたせ固定し，腟内分泌物等による汚染を防ぐ.

男性の場合は,下向きにすると屈曲が起こり,尿道皮膚瘻が形成されやすくなるので，上向きにして下腹部にカテーテルに余裕をもたせ固定する.

引用・参考文献

1) 道又元裕監：ドレーン管理デビュー．学研メディカル秀潤社，2015
2) 大杉浩一：排液・ドレーン管理．周術期管理ナビゲーション（野村実編），p106-115，医学書院，2014
3) 竹末芳生ほか編：排液・ドレーン管理．術後ケアとドレーン管理，p244-293，照林社，2009
4) 永井秀雄監：特定行為に役立つ臨床に活かせるドレーン＆チューブ管理マニュアル改訂第2版．p2-291，学研メディカル秀潤社，2019
5) 道又元裕監：ICUビジュアルナーシング．p271，学研メディカル秀潤社，2014

Memo

2 術後合併症予防とケア ②カテーテル管理

1 静脈留置カテーテル（Vライン）（図2-2-1）

❶目的と特徴

静脈路の確保のため留置され，輸液，麻酔薬や昇圧薬，術後鎮痛，輸血などの投与経路として用いられる．周術期の末梢静脈路は，手術を安全に進行するために重要な経路となるため，正しい知識が必要になる．

❷観察項目と注意点

静脈留置カテーテル留置中は，以下の点を中心に観察する．

1. 刺入部

・発赤・腫脹・もれはないか

血管外漏出の場合，薬剤によっては重篤な組織傷害を起こす危険性がある．

・留置針とルート接続部がもれることなく接続されているか

薬液が体外にもれると，期待される薬効が得られない．

・刺入部を中心に滅菌ドレッシング材で覆われているか

刺入部の滅菌性を維持し，静脈内への微生物の侵入を防ぐ．

2. 三方活栓

・コックのON/OFFの向きが正しいか

三方活栓のコックはさまざまな種類があるため，混同しないように注意する．

・三方活栓とルート接続部がゆるんでいないか

3. ライン

・空気の混入，血液の逆流はないか

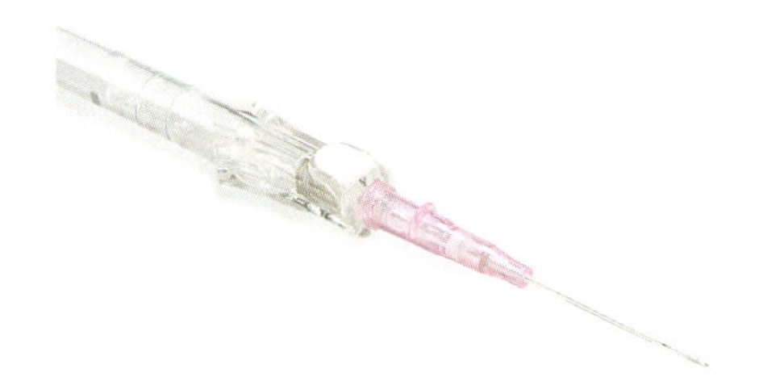

図2-2-1 静脈留置カテーテル

BD インサイト™ オートガード™ BC（逆流防止機能付き）針刺し損傷防止機構付き静脈留置カテーテル

（写真提供：日本ベクトン・ディッキンソン株式会社）

留置針やラインの中で血液が固まったり，空気でロックされたりしてしまうと薬液が滴下できない．

・接続部のゆるみはないか

・体位による圧迫や屈曲はないか

体位によっては，術中にリネンやドレープの下で術者の腹部や器械などの圧迫による閉塞の可能性がある．

4. チャンバー

・チャンバー内の液の量が1/2～1/3程度に保たれているか

5. クレンメ

・クレンメは開いているか

・滴下量は正しいか

量が少ないとルート内に空気が混入しやすく，多いと滴下の調整が困難となる．

6. ボトル

・残量

空になる前に，次に使用する輸液を確認し用意する．

❸部位

静脈留置カテーテルは，上肢に確保するのが基本である．その際，以下の部位は避けて穿刺する[1].

・屈曲部位，静脈炎，輸液もれのある部位
・血腫，火傷や重度のアトピー性皮膚炎のある部位
・乳房切除側(リンパ節郭清後)
・シャント造設側
・麻痺側

上肢での末梢静脈ルートの確保が困難な場合は下肢での確保が考えられるが，静脈炎のリスクが高まるほか深部静脈血栓形成の原因となる．早期離床の妨げともなるため，下肢で確保した場合は必要がなくなった段階で早急に抜去すべきである．

❹主な合併症

主な合併症には，カテーテルや薬剤による静脈炎，血管内カテーテル関連血流感染(CRBSI：catheter-related blood stream infection)などがある．

❺術中・術後ケアのポイント

1. 術中

術中は，リネン・ドレープにより覆われ，刺入部やルートが確認しにくくなるため，手術開始前に各部を十分に確認しておく．また，術中も手術進行を妨げないよう注意しながら，適時確認する．

2. 術後

・術中に延長したルートを適正な長さに戻す

三方活栓や延長チューブが多くなればなるほど，感染の危険性や接続がはずれるなどの事故のリスクが大きくなる．また，ルートは短すぎると行動の妨げになり，長すぎると床に接触して不潔になったり，足に引っかかったりすることによる転倒のリスクになる．そのため，基本的には150～180cm程度にすることが望ましい．

・刺入部の観察を毎日行い静脈炎や感染徴候がないことを確認する

刺入部の発赤，疼痛，腫脹，紅斑，排膿といった異常がないかを確認する．その際は，ドレッシング材の上から触診することも，大切である．

交換時期を検討するために，ドレッシング材に使用開始の日付を記載する．

・微生物の増殖を助長する薬剤(脂肪乳剤や血液製剤など)を使用する際は，注意を払う

脂肪乳剤や血液製剤などの微生物の増殖を助長する液体は，CRBSIを引き起こす因子であることが特定されている．そのため，これらを用いる場合には，点滴ラインの交換頻度を増やす必要がある．

2 中心静脈カテーテル(CVライン)

❶目的と特徴

1. 目的

中心静脈カテーテルは中心静脈圧(CVP：central venous pressure)測定，中心静脈栄養，血管作動薬の持続投与を目的として，右心房の手前の中心静脈に留置する．

CVPは，全身をめぐった静脈血が流入する大静脈の圧であり，循環血液量の評価や心機能の評価の指標となる．正常値は5～10cmH_2O(3～8mmHg)である．

2. 特徴

・ダブルルーメン，トリプルルーメンなどの多孔式ルーメンを有することで，多剤の同時投与が可能である(図2-2-2, 2-2-3)．
・末梢静脈より血管内までの投与距離が短いため，循環作動薬などの効果が早く得られる
・CVPを測定することができる
・末梢循環が不良であるなど末梢血管確保が困難な場合に選択できる
・末梢静脈より太い血管に留置するため，血管外への逸脱が起きにくく，また，高浸透圧の輸液をただちに希釈できるため，静脈炎を起こしやすいカテコラミンや高カロリー輸液などを安全に投与できる

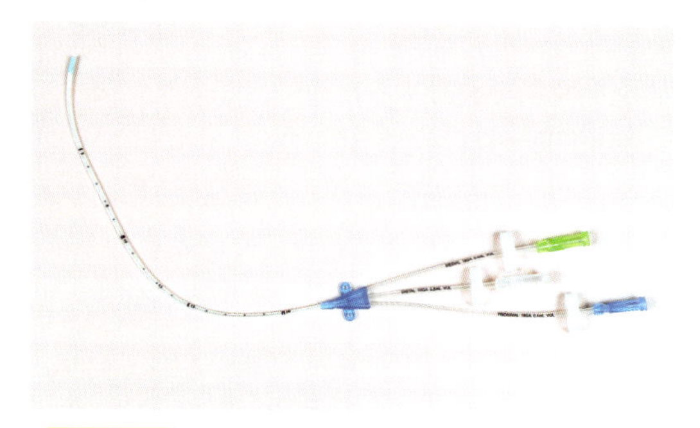

図2-2-2 トリプルルーメンカテーテル
(石松伸一監：ビジュアルプラクティスライン管理中心静脈・動脈穿刺. p.13, 学研メディカル秀潤社, 2014)

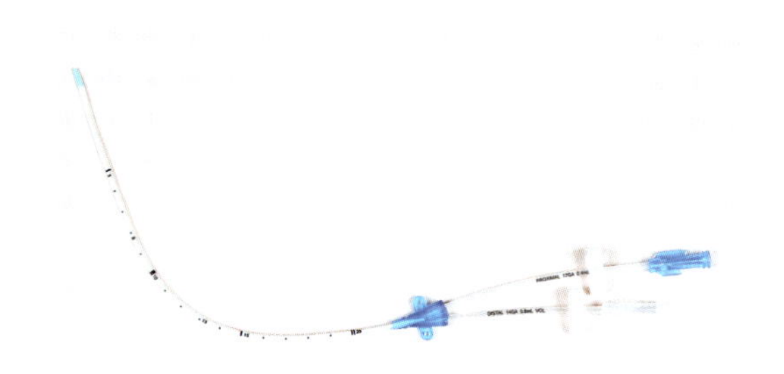

図2-2-3 ダブルルーメンカテーテル
(石松伸一監：ビジュアルプラクティスライン管理中心静脈・動脈穿刺. p.13, 学研メディカル秀潤社, 2014)

❷観察項目と注意点

静脈留置カテーテル留置中と同様の観察を行う.

刺入部については発赤・腫脹・出血・膿などの有無を確認し，またカテーテルの抜けや過挿入あるいはもれがないか，ドレッシング材がはがれたり，汚れたりしていないかなどに注意する．三方活栓や輸液ラインなどについても同様である.

中心静脈栄養(IVH)を実施する場合は，高カロリー輸液を投与することから，血糖値などをはじめとする各種の栄養学的な指標も観察する.

❸部位

中心静脈カテーテル留置部位と，そのメリット，デメリットは以下のとおりである.

1. 内頸静脈

〈メリット〉

・ヘッドダウンによる血管怒張が生じやすく，穿刺が容易である
・解剖学的にとくに右内頸静脈は下大静脈と直列につながっているため，挿入が容易である．挿入後に観察しやすいため，小児にも実施できる

〈デメリット〉

・頸部の向きによるルートの屈曲や閉塞に注意が必要である
・頭髪や耳介によって固定が難しく，抜去の危険性がある
・内頸動脈穿刺，気胸，迷走神経や腕神経，気管などを傷つける危険性がある
・頸部手術後の患者には禁忌となる

2. 鎖骨下静脈

〈メリット〉

・静脈内留置距離が短い
・感染，血栓発生が少ない
・平面で固定しやすく，長期留置に適している

〈デメリット〉

・穿刺時に気胸を合併しやすい
・小児には実施が困難である

3. 大腿静脈

〈メリット〉

・静脈径が大きく，比較的穿刺が容易で迅速に留置できる

〈デメリット〉

・陰部に近く不潔になりやすいため，感染の危険性がある
・CVPなどを測定するには横隔膜上までカテーテルを挿入する必要があり，血栓形成しやすい
・下肢の屈曲を制限し術後の日常生活動作(ADL：activity of daily living)を阻害するため，長期留置に適さない

❹主な合併症

中心静脈カテーテル留置の合併症には，以下

のようなものがある.
・気胸，血胸
・動脈穿刺
・気管損傷
・血腫
・縦隔炎
・不整脈
・カテーテルの位置異常
・血栓症　など

❺術中・術後ケアのポイント

1. 術中

・中心静脈カテーテル挿入はマキシマルバリアプリコーション(マスク，キャップ，滅菌ガウンの着用と，大型の滅菌ドレープにて被覆する)を徹底し，無菌操作で行う
・挿入時，ヘッドダウンや背中に枕を入れるなどをして，挿入しやすい体位をとる

2. 術後

CRBSIは悪寒で始まる高熱などが症状として現れることが多いため，以下の点に注意する.
・悪寒を伴う発熱，高熱が持続していないかを観察する
・刺入部の感染徴候(出血・発赤・腫脹・滲出液)はないかを観察する
・CRBSIの可能性がある場合は医師に報告し，早期に抜去する必要がある
　また，事故抜去を防ぐため，以下の工夫を行う.
　①固定した縫合糸がはずれていないか，カテーテル挿入の長さが変わっていないかを確認する
　②患者の身体の動きを考慮し，ループをつくって固定する
　③テープを使用し，寝衣のボタンなどに固定する

3 動脈留置カテーテル(Aライン)

❶目的と特徴

動脈留置カテーテルは直接動脈へカテーテルを挿入し，圧トランスデューサを用いて血圧を圧波形として直接計測することができる．マンシェットでは血圧測定が困難な場合や，心不全やショックなどで循環動態が不安定な場合の持続的な血圧モニタリングをすることができ，血液ガス分析を要する場合の採血ルートとしても使用される(図2-2-4).

動脈圧測定の数値からは，収縮期圧/拡張期圧と脈圧がわかり，波形からは圧波形の性状，不整脈，呼吸性変動などがわかる．正常な圧波形を覚えておき(図2-2-5)，異常な圧波形を発見した際には，ただちに対応する.

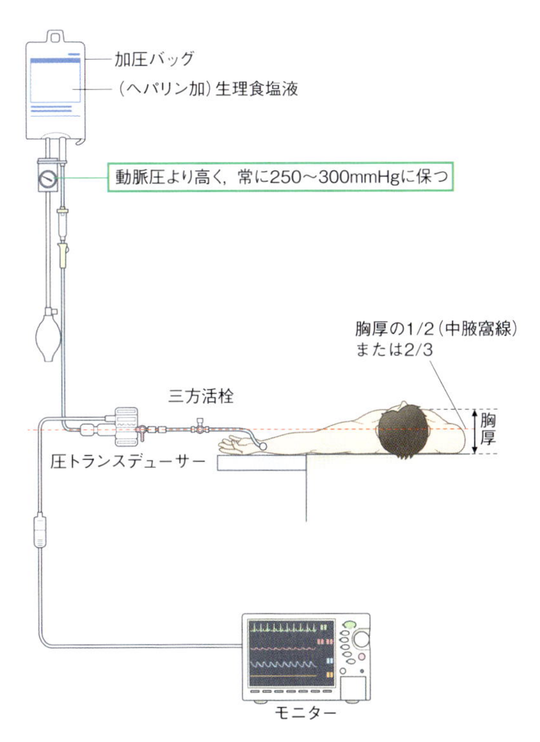

図2-2-4 動脈ラインの回路

(石松伸一監：ビジュアルプラクティスライン管理中心静脈・動脈穿刺．p.37，学研メディカル秀潤社，2014)

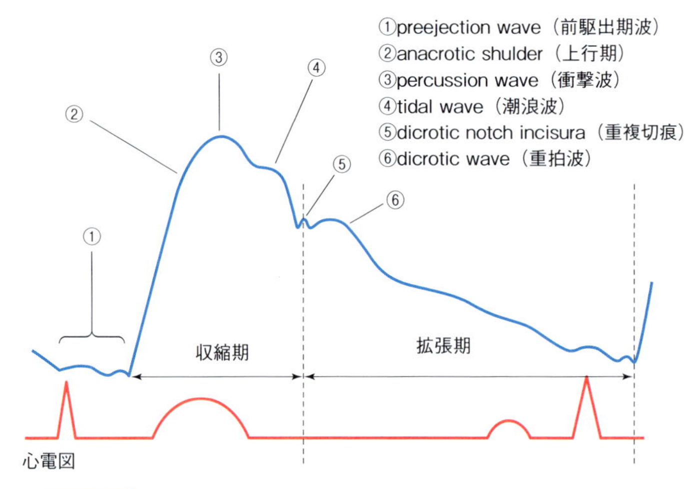

図2-2-5 正常動脈圧波形

②左室の血液駆出に基づく大動脈上昇波，⑤大動脈弁の閉鎖時の圧変化の観察は循環評価には重要．

（百村伸一監：循環器ビジュアルナーシング．p.54，学研メディカル秀潤社，2014）

❷観察項目と注意点

・生食バッグ・モニタリングキット内に空気の混入はないか

Aラインから空気が入ると，空気塞栓による末梢血流障害が生じる．また，回路内に気泡があると，大きな気泡ではオーバーダンピングという鈍った波形(平坦な波形)になり，反対に小さな気泡では共振が生じ，アンダーダンピング(オーバーシュート)という尖った形になる．オーバーダンピングでは収縮期圧が過小評価され，拡張期圧が過大評価される．アンダーダンピングでは収縮期圧が過大評価され，拡張期圧が過小評価される．生食バッグ内・チャンバー内・ルート内の気泡はすべて除去する．

・加圧バッグの設定圧は適切か

300mmHgまで加圧する．加圧バッグに圧がかかっていないと鈍った波形になり，収縮期血圧が低下する．

・ゼロ点の高さは適切か

ゼロ点＝右房の高さである．第4肋間と胸壁の厚さ1/2（中腋窩線）の交点が基準位置となる．トランスデューサのセンサ部をこの位置に合わせ，ゼロ点を較正する．その際，目視では個人差が生じるため，水平器やレーザー水準器を使用する．

・刺入部に異常はないか

刺入部に出血・発赤・腫脹はないか，留置針の屈曲・捻転がないか，刺入部を中心に滅菌ドレッシング材で覆われているかなどを観察する．テープによる圧迫で針の角度が変わらないように固定する．

・固定具やシーネによる圧迫はないか

・ルートの接続部にゆるみはないか

ルートの接続部にゆるみがあると，空気の混入のリスクになる．脱落による大量出血をきたすことがあるため注意が必要である．

❸部位

手術室では，橈骨動脈に穿刺する場合が多い．橈骨動脈は側副血液循環が良好であり，穿刺が比較的容易であることから，よく選択される．動脈穿刺は通常の静脈穿刺よりも穿刺時に疼痛を伴うため，患者への十分な説明を行う．他の穿刺部位としては，尺骨動脈，上腕動脈，下腿動脈などがある．

❹主な合併症

動脈カテーテル留置に伴う合併症の頻度はきわめて低く，重篤な合併症の発生率は1%未満と

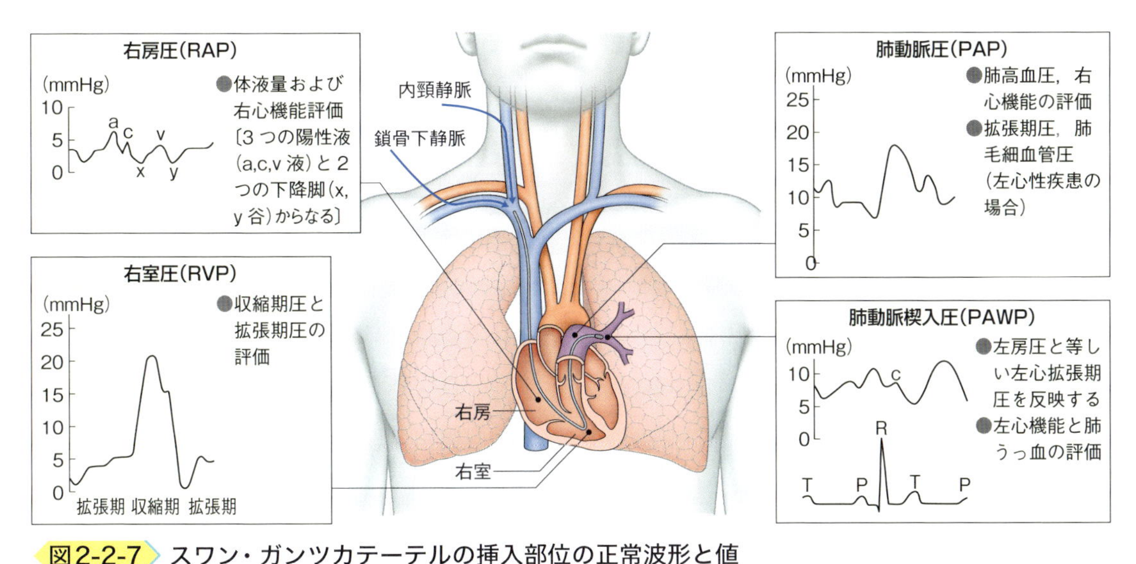

図2-2-7 スワン・ガンツカテーテルの挿入部位の正常波形と値

(落合慈之監：循環器疾患ビジュアルブック，第2版，p57，学研メディカル秀潤社，2017)

いわれている[2]．まれに虚血・閉塞，仮性動脈瘤・動静脈瘤，感染，出血・血腫，末梢神経障害などを引き起こす可能性がある．

⑤術中・術後ケアのポイント

静脈留置カテーテルなどと同様，刺入時には清潔操作に留意し，留置中は刺入部の発赤や腫脹，出血などに注意する．

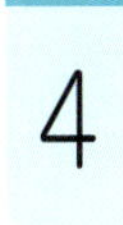

4 スワン・ガンツカテーテル(SGC)

①目的と特徴

スワン・ガンツカテーテルは先端にバルーンがついたカテーテルであり，カテーテル先端孔ルーメンが黄色ライン，先端から30cmの注入用側孔ルーメンに青ライン，輸液用側孔ルーメンに白ラインが通じている(図2-2-6)．肺動脈に挿入して術中術後の心機能を評価するために用いる．

- 右房圧(RAP)，右室圧(RVP)，肺動脈圧(PAP)，肺動脈楔入圧(PAWP)の測定(図2-2-7)
- 心拍出量の測定
- 肺動脈血の採血

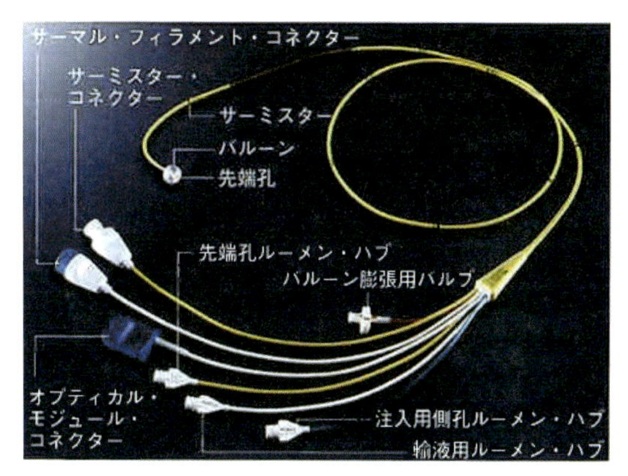

図2-2-6 SGCのしくみ

(落合慈之監：循環器疾患ビジュアルブック，第2版，p57，学研メディカル秀潤社，2017)

PAWP(肺動脈楔入圧)とは肺動脈にバルーンが楔入(＝楔を入れるように右心室からの圧を遮断)したときの肺動脈圧のことをさす．PAWPは，肺動脈拡張期圧に類似するため，参考値として用いることができる．

スワン・ガンツカテーテルから得られる情報は多く，経時的データと患者の状態をアセスメントすることで，患者の心機能や病態を的確に把握することができる．

②観察項目と注意点

- 波形，数値，胸部X線写真からカテーテル位置判断を行い，適切なデータがモニタリング

できているかを確認する

③部位

挿入部位は，中心静脈カテーテルと同様に，鎖骨下静脈，内頸静脈が多い．カテーテルの先端位置は，中心静脈カテーテルは右心房に入る手前であるのに対し，スワン・ガンツカテーテルは右心房，右心室を通って肺動脈に挿入される．

④主な合併症

1. 感染

・中心静脈カテーテルより太く，感染が起きやすいと考えられる．カテーテル挿入時は，マキシマルバリアプリコーションを徹底し，無菌操作で行う
・血液採取時，輸液投与時は，清潔操作で行う
・刺入部の感染徴候（出血，発赤，腫脹，滲出液）はないかを観察する
・必要のなくなったカテーテルは早急に抜去する

2. 心室穿孔，血管損傷

カテーテル挿入に伴い，心筋や血管を穿孔させる可能性がある．開心術による修復が必要となるため，カテーテル挿入時は症状や血行動態に注意し観察する．

3. 肺梗塞，肺動脈破裂

肺梗塞は，空気塞栓・血栓塞栓によって生じる．空気塞栓・血栓塞栓は，穿刺時の穿刺針や外筒・カテーテルから静脈内への空気の引き込み，留置中のコネクタ接続のはずれ，加圧生理食塩水バッグ・ルート内の空気残存，ルート内逆血による血栓形成によって生じる．また，カテーテル先端が末梢へ移動し，自然に楔入状態になることによっても生じる．

長時間のバルーン膨張による肺動脈血流遮断，バルーン過膨張にも注意が必要である．とくに，先端が深く楔入した状態でバルーンを膨張させたり，バルーンが膨張した状態でフラッシュを行ったりすることで，肺動脈破裂を起こす危険がある．
・PAP波形がPAWP波形になっていないか，バルーンが収縮した状態でロックがかかっているかを観察する
・頻繁なPAWP測定を避け，バルーン膨張時間は10～15秒以内，もしくは２呼吸以内にする

4. 不整脈

カテーテル挿入時，心房および心室壁への刺激で上室性頻拍や心室頻拍，脚ブロックや房室ブロックなどが生じることがある．挿入時には，心電図をモニタリングし緊急に備えて抗不整脈薬や除細動器を準備しておく．

引用・参考文献

1）竹内佐和子：体液の管理方法/輸液と輸血の取り扱い/静脈留置カテーテル・胃管カテーテルの管理方法．オペナーシング 28(4)：71，2013
2）日本麻酔科学会・周術期管理チーム委員会編：血圧測定．周術期管理チームテキスト．第3版，p280，日本麻酔科学会，2016
3）瀧寛子ほか：末梢留置カテーテルの「なぜこうする？」．エキスパートナース 31(8)：114-128，2015
4）小畑敬信：観察しよう！カテーテル・ドレーン類の管理方法．オペナーシング 30(4)：52-64，2015
5）安江真澄：目を光らせて！カテーテル・ドレーン類の管理方法．オペナーシング 29(4)：60-61，2014
6）竹内佐和子：体液の管理方法/輸液と輸血の取り扱い/静脈留置カテーテル・胃管カテーテルの管理方法．オペナーシング 28(4)：61，71-72，2013
7）日本麻酔科学会・周術期管理チーム委員会編：周術期管理チームテキスト．第3版，p203-207，p277-285，日本麻酔科学会，2016
8）矢野邦夫：感染対策のキモはここ！『CDCガイドライン』の要チェックポイント．ハートナーシング 26(9)：88-101，2013
9）高橋加菜子：中心静脈カテーテルとスワン・ガンツカテーテル．ハートナーシング 23(4)：39-48，2010
10）NTT東日本関東病院看護部：完全版ビジュアル臨床看護技術ガイド，第３版（坂本すがほか監），p228-238，照林社，2015
11）道又元裕監：ICUビジュアルナーシング．p173-179，学研メディカル秀潤社，2015
12）古賀雄二ほか：中心静脈圧モニター，スワン・ガンツカテーテル．ハートナーシング 24(2)：41–48，2011

2 術後合併症予防とケア ③術後疼痛管理

1 術後疼痛の基礎知識

❶術後疼痛とは

術後疼痛とは，術操作による神経組織損傷や損傷部位での炎症反応による急性疼痛をさす．術後疼痛は，原因が除去されることで痛みは改善されるため，創治癒とともに軽快する．一般的に術直後から8～9時間までが最も強く，1～5日程度で軽減していく．また，ほかの不快感の影響で増強するという特徴がある．

代表的な術後疼痛に「皮膚切創の痛み(創部痛・体性痛)」，「全身筋肉疲労などの複合的な痛み(内臓痛)」がある．

❷術後疼痛の影響

術後疼痛は，長引くと精神的ストレスになるほか，呼吸・循環・代謝機能に悪影響を及ぼす．痛みのため深呼吸や咳ができず術後呼吸器障害を起こすと，低酸素血症となり術創の治癒遅延につながる．また，痛みは心拍数増加，血圧上昇を引き起こし，心臓への負荷となる．

ほかにも，離床が遅れることで深部静脈血栓症(DVT：deep venous thrombosis)，肺血栓塞栓症(PTE：pulmonary thromboembolism)などの術後合併症を引き起こし，回復が遅れることになる．

2 術後疼痛の管理目標

術後疼痛の管理は，患者に痛みのない状態をもたらすことだけが目標ではなく，疼痛が回復に影響を及ぼさないようにすることが大切である．したがって，安静時の痛みは「ない」もしくは「弱い」状態を維持し，疼痛による不随意な体動を防ぎ，安静状態を保つ．

また，体動時においてもできるかぎり軽い痛みとなるようにし，深呼吸や体位変換，歩行が妨げられないようにする．これらにより，早期離床による回復が促進される．

3 疼痛アセスメントとケア

術後疼痛は，体性痛と内臓痛が主体であり，患者の表情やバイタルサインをはじめ，痛みの部位，程度，種類，持続時間，日常生活への影響などから総合的に痛みのアセスメントを行う．具体的な評価の方法としては，フェイススケール，NRS（numerical rating scale，数値評価スケール）VAS（visual analogue scale，視覚アナログスケール）VRS（verbal rating scale，カテゴリースケール）などの疼痛スコアがある(図2-3-1)[1]．

術後疼痛のコントロールは，鎮痛薬の投与など薬剤によるものが中心になる．鎮痛法には，表2-3-1に示すような方法がある．

また，痛みの増強を回避する方法を説明したり，声かけや援助などの精神的な支援を行ったりすることも疼痛緩和の一助となる．とくに同一体位による苦痛などに対しては，体位変換や枕の調整，マッサージなどを行い，安楽な体位の確保に努めることも効果的である．

4 患者自己調節鎮痛法

❶患者自己調節鎮痛法とは

患者自己調節鎮痛法(PCA：patient-controlled analgesia)は，必要なときに患者自身で一定の量の鎮痛薬を投与できる方法であり，近

Numerical Rating Scale (NRS)

0	1	2	3	4	5	6	7	8	9	10

患者自身に痛みのレベルを0から10までの11段階の整数で示してもらう方法である．最も頻用される評価法である．想像しうる最大の痛みを10点，痛みのない状態を0点とし，現在の点数を尋ねる方法である．

Visual Analogue Scale (VAS) 10cm

全く痛みがない　　　　これ以上の強い痛みは考えられない，または最悪の痛み

患者自身に100mmの水平な直線の上に指を置き，痛みの強さを数値化するものである．繰り返し行うことで信頼性が増すといわれている．欠点としては方法を理解できない高齢者，小児，視力障害者および指の動かせない患者には用いることができない．

Verbal Rating Scale (VRS)

痛みなし	少し痛い	痛い	かなり痛い	耐えられないくらい痛い

3段階から5段階の痛みの強さを表す言葉を並べ，患者にその言葉を選択させる方法である．VRSは言語の問題や選択肢が固定されていることが欠点である．

Face Pain Scale (FPS)

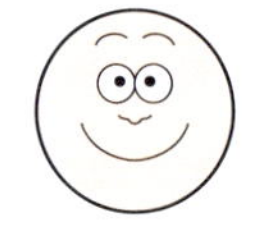
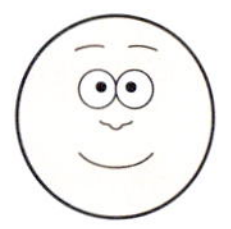
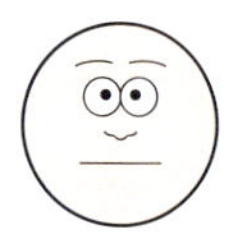
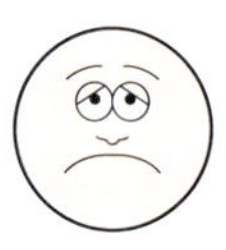
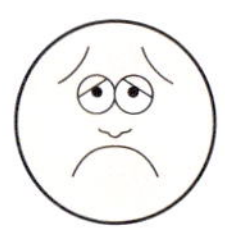
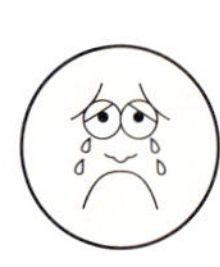

人の表情を記した笑顔から泣き顔までの6段階スケールである．小児に好まれる傾向にある．

図2-3-1 いろいろな疼痛スコア

(Whaley L, et al : Nursing care of infants and children 3rd ed. St louis Mosby, 1987)

年，主流となってきている．患者が激しい痛みを感じたときに医師や看護師を介在させることなく鎮痛薬の投与ができるので，患者に「いつでもすぐに鎮痛薬を投与できる」という安心感をもたらすことができる．

デメリットとしては，投与速度などの設定や機械操作のミスにより重篤な副作用を起こす危険性があげられる．そのため十分な観察と注意が必要となる．

❷投与方法

PCAは，ポンプ機能のある器材で，医師によって前もって時間あたりの用量を設定された鎮痛薬が持続的に投与され，患者が強い痛みを感じたときにはボタンを押して医師があらかじめ決めた追加量を投与(ボーラス投与量設定)できるシステムである(図2-3-2)．

表2-3-1 主な術後鎮痛法

①患者自己調節鎮痛法
②硬膜外持続鎮痛法
③静脈内持続鎮痛法
④NSAIDs，ペンタジンなどの全身投与
⑤神経ブロック

PCAには，静脈内に薬剤を投与する静脈内PCA (IVPCA：intravenous PCA)や皮下に投与する持続皮下PCA (SC-PCA：subcutaneous PCA)，さらに硬膜外腔に投与する硬膜外PCA (PCEA：patient-controlled epidural analgesia)などがある．

❸患者指導のポイント

PCAを開始するときには，以下のような患者指導が必要となる．

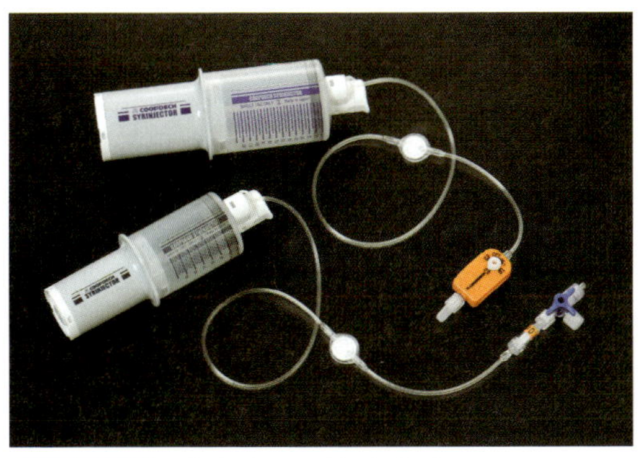

図2-3-2 患者自己調節鎮痛法

クーデックシリンジェクター
（写真提供：大研医器株式会社）

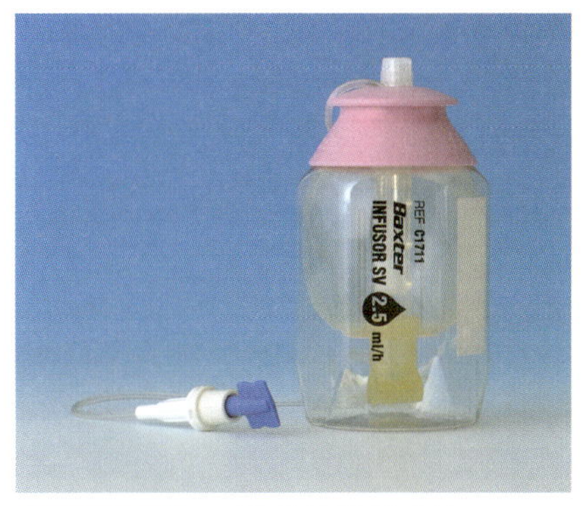

図2-3-3 硬膜外持続鎮痛法

バクスターインフューザー
（写真提供：バクスター株式会社）

1. PCAの概念

疼痛の程度は，患者本人にしかわからない感覚である．PCAは，痛みの状態を最もよく把握している患者本人が鎮痛薬投与について判断できること，痛みが出現したときに迅速に鎮痛薬を投与できる方法であることを説明する．

2. 疼痛を我慢しないこと

PCAによる疼痛管理を成功させるポイントとして，痛みを我慢しないことが重要である．患者に疼痛によって引き起こされる術後合併症について説明し，痛みを我慢することの弊害について理解を得る．

3. ボタンを押すタイミング

ボタンを押すタイミングは，①疼痛が出現し始めたとき，②体動によって痛みが強くなる場合は体動の前，であることを伝える．

合わせて，医療者に遠慮せずにPCAボタンを押してよいこと，投与量は少量であるため副作用も少ないことを説明し，患者がボタン操作を躊躇しないようにする．

4. ロックアウト時間

PCAポンプに過剰投与防止のためロックアウト時間が設定されていることを説明し，安全性の理解を得る．また，ロックアウト時間があることを知らないままロックアウト中にPCAボタンを押してしまい，ポンプの駆動音や注入感などから「鎮痛薬が投与されていないのでは」，「機械が故障しているのでは」などと誤解し治療法に不信感をもたないように説明する．

5. 術前からの指導

患者の理解が得られるよう，術前からの指導が大切である．しかし，術前の患者は不安が強く複雑な心理状態におかれているため，一度の説明で十分に理解するのが難しい場合もある．そのため，繰り返し説明を行う必要がある．

5 硬膜外持続鎮痛法

❶硬膜外持続鎮痛法とは

硬膜外持続鎮痛法とは，硬膜外腔にカテーテルを挿入・留置し，局所麻酔薬やオピオイドを持続投与する鎮痛法である（図2-3-3, p121参照）．抗凝固療法の増加，腹腔鏡下手術の増加による術創の縮小，その他の鎮静法の発達などにより，適応症例が減少してきている．

❷メリットとデメリット

硬膜外持続鎮痛法のメリットとデメリットを，以下にあげる．

1. メリット

・体動時痛に対して鎮痛効果が高い
・腸管の蠕動運動が保たれる
・術後，慢性痛への移行を予防する
・全身麻酔と併用時，全身麻酔薬の使用量を少なくすることが可能

2. デメリット

・硬膜外血腫，硬膜外膿瘍，神経損傷などの合併症がある

❸適応症例

硬膜街持続鎮痛法の適応は，以下のとおりである．

・開腹手術
・股関節や膝関節の手術
・帝王切開

❹硬膜外カテーテルの挿入･留置

硬膜外カテーテルの挿入は，術直前に意識下で行われる．患者が不安を感じやすい処置であるため，心理的支援が必要である．

以下に，挿入手順と観察ポイントを示す．

1. 挿入手順

①穿刺体位の確保･固定を行う

手術台が狭いため，体位変換時の転落に注意する．

②穿刺部位をマーキングする
③消毒し，覆いをかける
④局所浸潤麻酔を行う

バイタルサインの変動，患者の表情や発汗などを観察し，麻酔科医に報告する．

⑤硬膜外穿刺を開始する
⑥硬膜に到達したことを確認する

穿刺針が陰圧の硬膜外腔に達すると，穿刺針につけたシリンジの抵抗がなくなる．

⑦硬膜外カテーテルを挿入･留置する

血液の逆流，抵抗感，神経刺激症状があった場合は，ただちに挿入を中止する．

⑧穿刺針を抜去する
⑨硬膜外カテーテルがくも膜下腔や血管に留置されていないか，位置の確認をする

逆流テスト・吸引テストを行ったのち，エピネフリン添加リドカインなどを注入し確認する．

・血管内挿入→エピネフリン添加リドカイン注入で心拍数上昇，動悸の出現
・くも膜下腔挿入→下肢が温かく感じる，下肢の運動麻痺などの自覚症状の出現．また，逆流テストで髄液の逆流がある

⑩テープで固定する

カテーテルが骨上で固定されたり，テープがしわにならないように注意し，ループをつくって固定する．

2. 硬膜外カテーテル留置中の観察ポイント

・硬膜外カテーテル挿入部位と周辺を観察する

ドレッシング剤が汚れたりはがれたりしていないか/穿刺部からの出血はないか/発赤･圧痛などの感染徴候はないか/薬剤のもれはないか/カテーテルの抜去･切断がないか．

・硬膜外カテーテルが折れていないか，閉塞していないか
・PCAポンプの接続間違い，ゆるみ，もれはないか
・PCA装置の破損はないか
・薬液の残量は正しいか
・術後硬膜外麻酔合併症の症状の有無を観察する

6 静脈内持続鎮痛法

❶静脈内持続鎮痛法とは

静脈内持続鎮痛法とは，静脈経路でオピオイドなどの鎮痛薬を持続投与する鎮痛法である（図2-3-4）．この方法は投与経路の確保が簡単で，抗凝固剤の内服の有無にかかわらず使用することができる．また，血中濃度に応じて鎮静効果が得られ，発現も迅速なため，患者に応じ

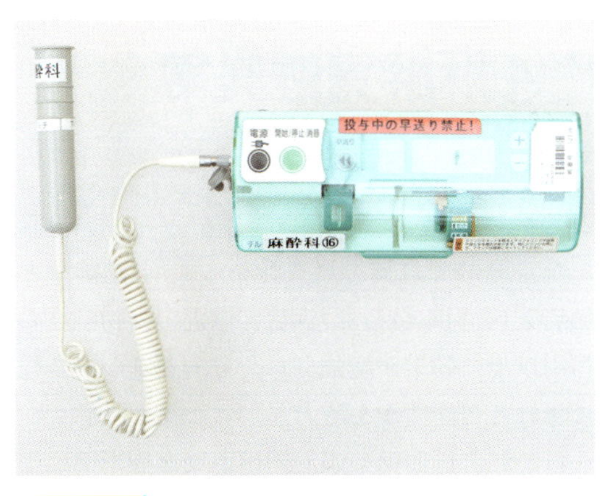

図2-3-4 IV-PCA用のポンプ

た投与量を的確に調節すれば，簡便で安全な鎮痛法である．

デメリットとして硬膜外持続鎮静法に比べて体動時の鎮静効果が劣ること，眠気や呼吸抑制が出現しやすいことがあげられる．

❷静脈内持続投与中の観察ポイント

・持続流量は有効血中濃度を保つためのものであり，痛みの程度によって調節が必要である
・設定値が指示と合っているか，薬液の残量は正しいか，ロックアウト時間は設定されているかを確認する
・ルートの閉塞やゆるみがないかを確認する

引用・参考文献

1) 清水 祐：痛みが管理できれば離床は進む！ 痛くない管理と早期離床の実際．Nursing 37（14）：36-39，2017
2) 竹中元康：第4回周術期セミナー――術後疼痛管理．http://www.anesth.or.jp/58th/pdf/syujyutsuki_3a.pdf（2019年2月15日検索）
3) 井上荘一郎監：術後痛の教室 術後痛コントロールの基礎知識 http://medical.jms.cc/diagnosis/ifp/pca/index_sp.html（2019年2月15日検索）
4) 日本麻酔科学会・周術期管理チーム委員会編：鎮痛法とその実際的運用．周術期管理チームテキスト，第3版，p749-755，日本麻酔科学会，2016
5) 川本利恵子ほか監：術後の患者の状態と看護．ナースのための最新術前・術後ケア，p75-77，学研メディカル秀潤社，2012
6) 小野寺 久監：術後疼痛の管理．ナースのためのやさしくわかる手術看護，p136-139，ナツメ社，2011
7) 中村美知子監：疼痛時のケア．周術期看護，p157-161，インターメディカ，2016
8) 竹末芳生ほか編：疼痛管理．術後ケアとドレーン管理，p202-217，照林社，2009

Memo

2 術後合併症予防とケア ④麻酔覚醒異常

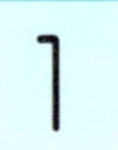

1 覚醒遅延

❶覚醒遅延とは

麻酔から覚醒した状態とは，①自発呼吸が現れること，②意識が戻ること，である．覚醒時に自発呼吸が現れないことを遷延性無呼吸といい，意識が戻らないことを覚醒遅延という．

手術が終了し，麻酔からの覚醒を促す処置を試みているにもかかわらず，患者が麻酔から覚めてこない状態を術後覚醒遅延という．

覚醒遅延の要因としては，麻酔薬の作用残存が最も多いが，ほかにもさまざまな要因があげられる．

❷遷延性無呼吸・覚醒遅延の要因

遅延性無呼吸および覚醒遅延の主な要因として，①薬物作用，②中枢神経障害，③代謝性障害，④神経・筋疾患の4つがあげられる（表2-4-1）．

❸覚醒遅延の背景

覚醒遅延の要因を分析する際には，患者の背景や術中に起こる事象を分析しておくと予防的対処がしやすくなる．

1. 患者要因

通常の麻酔管理を行っていても，高齢者の患者などでは身体的所見や検査結果から予測できない隠れた身体機能の低下や脳神経活動の低下を有していることがあり，それらが覚醒遅延を引き起こす要因となることがある．

術前から患者の年齢，全身状態，基礎疾患，薬物治療，代謝機能の低下，排泄機能の低下などに注目し，覚醒遅延のリスク要因にすみやかに対処していく必要がある．

2. 麻酔要因

全身麻酔で意識を消失させる薬剤（鎮静薬と鎮痛薬）を組み合わせた場合，個別の薬物濃度の作用以上に効果が増強され，覚醒遅延が引き起こされる可能性がある．

ほかに，低血糖や頭蓋内出血など周術期に生じた全身状態の変化によって，薬物作用と代謝・排泄に影響が生じて覚醒遅延が発生する場合もある．

3. 手術要因

高度な侵襲手術（開心術，脳神経外科手術など）は，患者に過度なストレスを与える．手術時間が長時間となり薬剤の使用量が通常の手術より増えることで，使用した薬物が臓器に蓄積され，さらに血液中に移行し作用が遷延する．大量の出血や輸血は，さまざまな臓器の機能を停滞させることとなり，すみやかな麻酔からの覚醒を妨げる要因の1つとなる．

とくに脳手術では，薬剤が中枢神経（意識）そのものに影響を与える．また，広範囲に操作が及ぶ手術も侵襲が多岐にわたり，麻酔覚醒遅延を引き起こす要因となる．

❹覚醒遅延への対応

呼名反応がない，深呼吸できない，開眼できない，手を握れないなど従命に対して反応がないときは，覚醒遅延が生じている可能性が高い．麻酔薬の効果遷延が原因の場合は，基本的には効果の自然消失を待つ．その間全身状態をモニタリングし，低酸素血症などの有無を含め呼吸の状態を評価する．電解質異常や低血糖，低体温などがある場合は，その対応を行う．遷延している麻酔薬の拮抗薬を使用することもあるが，作用時間が遷延薬剤の効果消失時間より短い場合，拮抗された薬剤の作用が再び発現することがある．したがって，拮抗薬投与の際は，

表2-4-1 遅延性無呼吸・覚醒遅延の要因

1. 薬物作用
・麻酔薬・麻薬・鎮痛薬・鎮静薬の過剰投与 ・筋弛緩薬の過剰投与・非脱分極性筋弛緩薬使用後の拮抗薬の投与 ・抗菌薬 ・局所麻酔薬中毒・局所麻酔薬の脊髄腔内注入
2. 中枢神経障害
・術中の低体温・低酸素血症・不整脈などによる脳の虚脱 ・頭蓋内出血 ・脳塞栓 空気塞栓：坐位での手術，人工心肺使用による開心術，トレンデンブルグ体位による子宮や前立腺手術 脳血栓：心房細動，頸動脈雑音・血液凝固亢進 脂肪塞栓：骨盤骨折・大腿骨折を含む多発外傷と大腿骨折手術 ・脳浮腫
3. 代謝障害
・糖尿病，褐色細胞腫などによる低血糖 ・アシドーシス ・過換気によるアルカローシス ・低ナトリウム血症 ・CO2ナルコーシス ・悪性高熱 ・低体温 ・肝・腎機能障害
4. 神経・筋疾患
・ギランバレー症候群 ・重症筋無力症 ・筋無力症候群 ・進行性筋ジストロフィー ・筋緊張性ジストロフィー

投与後の厳重な観察が必要である．

2 覚醒時の興奮

❶覚醒時の興奮とは

患者は，麻酔から覚めるときに興奮状態で覚醒することがある．こうした場合には，患者は点滴ラインを自己抜去したりベッドから転落するなど，安全が守られない状態に陥ってしまうことになる．

したがって，覚醒時の興奮を起こしやすい患者の背景や不快な状態について把握するとともに，隠された重大な身体異常がないかどうかの確認も必要となる．

❷覚醒時の興奮の要因

とくに，高度な侵襲手術を受けた場合や脳神経手術を受けた場合などは，覚醒時の興奮に注意が必要である．

しかし，患者興奮時に鎮静薬や抗不安薬を使用すると，薬によって意識を低下させ理性をコントロールできない状態にさせることで逆に興奮を助長させてしまうことがある．

また，手術後，麻酔薬の代謝が促されていない状態での覚醒は疼痛や不快感を生み，さらに興奮を引き起こす．

患者が興奮している状態では，患者自身が状況把握をすることが困難であり，身体拘束を行うことはさらに興奮を助長する．

❸隠された重篤な身体異常

呼びかけや簡単な命令への反応がない覚醒遅延に比べると，覚醒時の興奮は身体の運動はあり反応が得られることもあって，その原因はさほど十分に考察されないことが多い．しかし，覚醒時の興奮には，その背後に身体の異常が潜んでいたり，重篤な合併症を引き起こす要因が隠されている可能性がある．

中枢神経系の異常：脳梗塞，脳出血，硬膜外血腫，硬膜下血腫，脳ヘルニア，脊髄損傷，脊髄梗塞など．

呼吸系の異常：低酸素血症，高二酸化炭素血症，舌根沈下，喉頭浮腫，気管狭窄，喘息・喀痰による下気道閉塞，誤嚥，肺炎，低換気，過換気症候群，気胸など．

循環系の異常：高度脱水，低血圧，低心拍出量など．

血液・代謝異常：貧血．低血糖．アシドーシス，電解質異常，アンモニア血症など．

❹覚醒時の興奮への対応

覚醒時の興奮は，一般に，小児など手術に対する恐れがあり痛みへの感受性が強い患者や，周囲の状況をよく理解できなかったり意思の疎通が難しい患者に起こりやすい．したがって患者自身の問診は行いがたく，その状態や身体の観察などから原因を探って対処しなければならない．例えば，原因として痛みが考えられるときには鎮痛薬を処方する，呼吸器系の異常ならまず呼吸状態の評価，気道確保，必要なら再挿管も考えるなどである．

引用・参考文献

1）石塚陸子編著：よくわかる周手術期看護．p110．学研メディカル秀潤社，2017
2）日本麻酔科学会・周術期管理チーム委員会編：中枢神経系の問題．周術期管理チームテキスト，第3版，p609-613，日本麻酔科学会，2016
3）川本利恵子ほか監：術後の患者の状態と看護．ナースのための最新術前・術後ケア，p73-75，学研メディカル秀潤社，2012
4）坂本篤裕監：術後管理．周術期診療のポイントマニュアル，p398-399，真興交易医書出版部，2008

Memo

2 術後合併症予防とケア ⑤術後せん妄

1 せん妄とは

せん妄とは，認知症と混同される疾患であるが，数時間から数日という短い期間の中で急速に起こる意識障害や注意障害をさす(表2-5-1)．注意力の欠如，思考の錯乱，意識レベルの変化などの意識の変容・変化で発症し，症状の程度が変化していくのが特徴である．

症状には見当識障害，記憶障害，言語の障害，幻覚，幻聴などの知覚内容の変化があげられ，ほかにも精神運動の興奮や神経行動の変化，覚醒～睡眠サイクルの障害などさまざまなものがある．

2 せん妄の分類

また，せん妄はタイプ分類されており，①過活動型せん妄(hyperactive delirium)，②低活動型せん妄(hypoactive delirium)，③混合型せん妄(mixed delirium)の3タイプに分類される(表2-5-2)．

❶過活動型せん妄

ラインを抜こうとする，そわそわしたりする，いわゆる不穏とよばれる状態をさす．

❷低活動型せん妄

うつ状態，無関心，傾眠傾向を示し，一見おとなしくみえる．そのため，低活動型せん妄は見過ごされがちだが，患者の予後が不良になるなどという観点からも適切な介入が必要である．

❸混合型せん妄

混合型せん妄は過活動型，低活動型の両方を認めるものをさす．

3 せん妄の発生

せん妄の発生には，①直接因子，②誘発因子，③背景因子の3つの因子が関連しており，それらが影響し合って発生することが多い(図2-5-1)．

表2-5-1 せん妄とアルツハイマー型認知症の鑑別の要点

	せん妄	アルツハイマー型認知症
発症様式	急激(数時間～数日)	潜在性(数か月～数年)
経過と持続	動揺性，短時日	慢性進行性，長時間
初発症状	注意集中困難，意識障害	記憶障害
注意力	障害される	通常正常である
覚醒水準	動揺する	正常
誘因	多い	少ない

(日本神経学会監修：認知症疾患治療ガイドライン2017，p9，医学書院，2017)

表2-5-2 せん妄の分類

タイプ	特徴
A. 過活動型せん妄 hyperactive delirium	●ラインを抜こうとしたり，そわそわしたりする ●いわゆる“不穏”と呼ばれる状態
B. 低活動型せん妄 hypoactive delirium	●うつ状態，無関心，傾眠傾向を示す ●一見おとなしそうに見える
C. 混合型せん妄 mixed delirium	●AとBが混合して認める

(道又元裕編：ICUビジュアルナーシング，p305，学研メディカル秀潤社，2014)

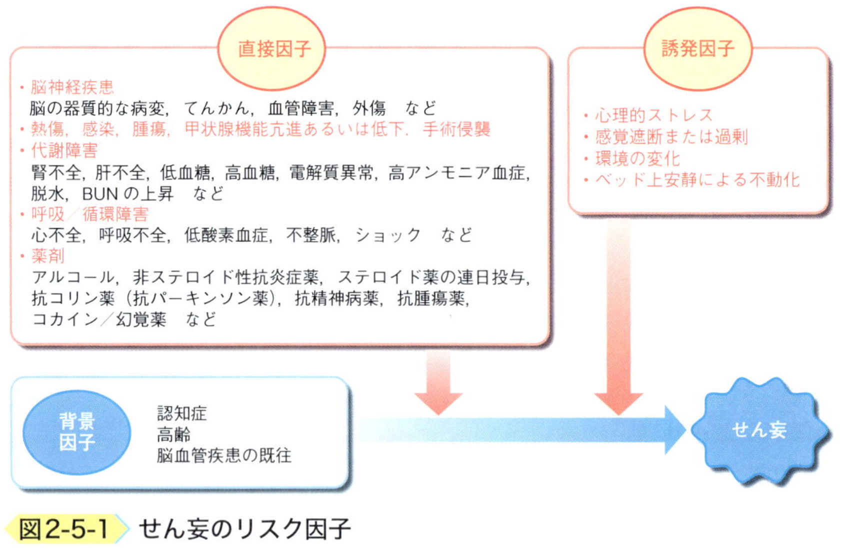

図2-5-1 せん妄のリスク因子

（茂呂悦子編著：せん妄であわてない．p44-45，医学書院，2011を改変）

❶直接因子

炎症反応，手術侵襲，心拍出量の低下，貧血，低アルブミン．

出血，輸液，低酸素症，低血糖，肝障害，電解質異常，ビタミン異常物など．

❷誘発因子

疼痛，睡眠障害，不動化，ベンゾジアゼピン，オピオイドの使用，ストレスなど環境の変化，身体拘束

❸背景因子

認知機能障害，脳梗塞，高齢者，高血圧，動脈硬化，糖尿病，アルコール依存，腎障害，肝障害，パーキンソン病，喫煙．

4 術後せん妄

せん妄の多くは一過性で，通常10～12日ほどで元に戻っていくが(高齢の場合は1か月以上かかる場合もある)，術後にせん妄を発症すると，周術期合併症や機能障害の発生リスクを高めることになり，注意を要する．

手術では，身体に過度な侵襲が及ぶ．加えて手術による鎮痛薬や鎮静薬の使用が影響し，術後せん妄の発症を起こしやすい状態であるといえる．

5 せん妄の診断基準

表2-5-3に示す，アメリカ精神医学会発行の『DSM-5精神疾患の診断・統計マニュアル』の基準A～Eすべてを満たすものをせん妄と診断する．

6 術後せん妄を引き起こしやすい薬剤

周術期に使用する薬剤は術後せん妄を引き起こす可能性が高いため，場合によっては使用を制限しておくこともある．また，中止したことでせん妄が起こることもあり，薬剤の使用や中止には注意が必要である．

以下の薬剤使用時は，せん妄の直接因子になる可能性があることを認識しておく．

・全身麻酔の主体となる鎮静薬と鎮痛薬(麻薬・オピオイド)，ベンゾジアゼピン系

・抗痙攣薬や抗コリン薬(アトロピン・スコポラ

ミンと向精神薬の一部)
・ステロイド
・喘息治療薬(アミノフィリン・エフェドリン)
・カテコールアミンなどの血管作動薬

7 術後せん妄への対応

❶術後せん妄の予防

せん妄は発症すると治療が困難な場合が多いため，予防に重点をおく．せん妄の予防としては，早期離床とリハビリテーション，光や音など環境の調節，ケア時間の検討，睡眠時間を十分とるなどの環境や睡眠覚醒リズムの調整が第一にあげられる．

せん妄は急に発症することが多いが，前駆症状として落ち着きのなさや不安，奇妙な行動，刺激に対する過剰反応を伴うことが多い．医療者間で情報を共有するとともに，家族からの情報も得ると参考になる．

❷術後せん妄の治療

せん妄の治療には，環境調整とともにせん妄を引き起こしている身体的，環境的，薬剤的な原因を特定して，介入していく必要がある．

また，薬剤を用いたせん妄の治療には，非定型抗精神病薬，定型抗精神病薬，抗不安薬などが用いられているが，明らかに有効性が確認されているものが存在しないため，予防と早期発見が重要となる．

❸術後せん妄のケア

患者の安全確保を重視し，患者の様子や行動を注意深く観察する．

術中・術後は，手術台やベッドからの転落，点滴ラインやカテーテル，ドレーンなどの自己抜去を避けるために抑制が必要になる場合がある．しかし，抑制はせん妄の要因ともなるため，最小限の抑制となるよう検討して，患者の身の安全をはかる．

そのほか，患者へのケアとともに，家族の不安を軽減するための説明やサポートも大切である．

表2-5-3 せん妄のDSM-5診断基準

A.	注意の障害(すなわち，注意の方向づけ，集中，維持，転換する能力の低下)および意識の障害(環境に対する見当識の低下)
B.	その障害は短期間のうちに出現し(通常数時間～数日)，もととなる注意および意識水準からの変化を示し，さらに1日の経過中で重症度が変動する傾向がある
C.	さらに認知の障害を伴う(例：記憶欠損，失見当識，言語，視空間認知，知覚)
D.	基準AおよびCに示す障害は，他の既存の，確定した，または進行中の神経認知障害ではうまく説明されないし，昏睡のような覚醒水準の著しい低下という状況下で起こるものではない
E.	病歴，身体診察，臨床検査所見から，その障害が他の医学的疾患，物質中毒または離脱(すなわち，乱用薬物や医療品によるもの)，または毒物への曝露，または複数の病因による直接的な生理学的結果により引き起こされたという証拠がある

(American Psychiatric Association，日本精神神経学会日本語版用語監修，髙橋三郎，大野 裕監訳：DSM-5精神疾患の診断・統計マニュアル，p588，医学書院，2014)

引用・参考文献

1) 小田陽彦ほか：特集 せん妄を考える．臨床麻酔 39(12)：1627-1635，1645-1654，1661-1668，2015
2) 林淑朗ほか編：特集 疼痛・興奮・譫妄．INTENSIVIST(6)1：9-20，65-72，2014
3) 日本麻酔科学会・周術期管理チーム委員会編：中枢神経の問題．周術期管理チームテキスト，第3版，p609-619，日本麻酔科学会，2011
4) 川本利恵子ほか監：術後の患者の状態と看護．ナースのための最新術前・術後ケア，p73-75，学研メディカル秀潤社，2012
5) 平井俊策編：よくわかって役に立つ認知症のすべて．改訂第3版，p34，p6-77，永井書店，2011
6) 道又元裕監：ICUでの特徴的な症状・ケアマネジメント．ICUビジュアルナーシング，p304-306，学研メディカル秀潤社，2014
7) American Psychiatric Association，日本精神神経学会日本語版用語監，髙橋三郎，大野 裕監訳：DSM-5精神疾患の診断・統計マニュアル．医学書院，2014

2 術後合併症予防とケア ⑥呼吸器合併症

1 はじめに

全身麻酔を用いた手術においては，麻酔薬や筋弛緩薬の影響により呼吸機能が抑制されるため，気管挿管による人工呼吸を行う．術後，意識が回復している，十分な自発呼吸がある，循環動態が安定しているなど一定の基準を満たしていることを確認したうえで抜管が行われるが，時に全身麻酔薬の残存により舌根沈下，上気道閉塞，低酸素血症などの気道・呼吸のトラブルが起こりやすい．したがって十分な観察を行い，すみやかに治療が行えるように援助することが必要である．

2 呼吸器合併症のリスク因子

呼吸器合併症のリスク因子としては，以下に示すようなものがある[1]．

- 高齢者
- 術前呼吸機能不良者：%肺活量80%未満，1秒率70%未満
- 既往歴や現病歴に呼吸器系疾患がある
- 糖尿病患者
- 呼吸器系器官に侵襲が及ぶ手術
- 肥満者
- ヘビースモーカー

3 観察のポイント

観察の際の主なポイントを，以下に示す．

・視診

呼吸数，呼吸の性状(深さ・リズム)，咽頭・胸郭の動き，口唇・顔面・四肢の血色，舌根沈下，上気道閉塞の有無，気道分泌物の程度などを確認する．

・聴診

胸部および咽頭の呼吸音(狭窄音の有無，左右・部位による差)を確認する．

・パルスオキシメータ測定値

動脈血酸素飽和度(SpO_2)が95%以上あることを確認する．95%未満では呼吸不全が疑われ，90%未満では低酸素血症をきたすので酸素吸入など積極的な対処が必要となる．

・意識レベルと筋力の回復をチェック

呼びかけへの反応および開眼・開口・握手などの指示に対する反応を確認する．

・患者の訴え

咽頭痛，創痛，呼吸困難感の有無などを確認する．

4 気道・呼吸トラブルの原因とケア

術後の主な気道・呼吸トラブルには，舌根沈下，上気道閉塞，低酸素血症，無気肺などがある．以下にそれぞれの原因とケアについて示す．

❶舌根沈下

1. 原因

- 麻酔薬の残存

2. 処置・看護

- SpO_2値，胸郭が上がっているか，陥没呼吸の有無，いびきの有無を確認する．
- 上気道を開通させることが必要であるため，①下顎挙上，②経口もしくは経鼻エアウェイの挿入，③ラリンジアルマスクの挿入，④再挿管，の順で対応する．

❷ 上気道閉塞

1. 原因

上気道とは，鼻腔・口腔および咽頭，喉頭をいう．その閉塞の原因としては，前項で示した舌根沈下（それによって咽頭部の閉塞をきたす）や喉頭痙攣，口腔や頸部の手術操作に伴って生じうる気道浮腫などがある．

2. 処置・看護

1）咽頭部の閉塞

「舌根沈下」の項に示したように下顎挙上を行って気道の開通を試みるが，効果が得られないときは経鼻エアウェイなどによる処置が求められる．エアウェイ挿入時には，鼻出血，嘔吐反射（誤嚥），喉頭痙攣などに注意することが必要である．

2）筋弛緩薬残存

拮抗薬と副作用（徐脈，分泌物増加）予防のためのアトロピンを準備し，拮抗薬の使用後は副作用の発現に注意する．併せて筋弛緩モニタを準備し，その観察を行う．

3）喉頭痙攣

喉頭痙攣は，急速に気道の完全閉塞をきたすため，早急な治療が必要である．気道を確保し，バッグバルブマスクを用いた陽圧換気の援助を行う．改善されなければ，筋弛緩薬投与の準備をする．

4）気道浮腫

抜管前に眼瞼浮腫が強い場合は，喉頭浮腫が起こっている可能性があるため注意が必要である．咽頭浮腫が予見される，あるいは発現している場合は，副腎皮質ステロイド投与の準備やエピネフリンの吸入，改善されなければ再挿管の準備および介助を行う．その際，浮腫による気道閉塞で挿管できないときは気管切開を行うこともある．

❸ 低酸素血症

1. 原因

低酸素血症は，肺におけるガス交換，すなわち血液中への酸素の取り込みと外気中への二酸化炭素の排出の過程に問題があることによって生じる．その主な原因には，肺胞低換気のほか肺胞酸素分圧の低下や換気血流の不均衡，シャント血流の増加，肺胞から血流中への酸素の拡散障害などがある．

2. 処置・看護

1）肺胞低換気

拘束性換気障害，閉塞性換気障害，中枢性換気障害などによる肺胞低換気には，酸素マスクや鼻カニューレを用いての酸素投与が有効である．

2）肺胞酸素分圧の低下，換気血流不均衡，シャント血流の増加，拡散障害など

呼気終末陽圧（PEEP：positive end-expiratory pressure）は，換気血流の不均衡やシャント増加による低酸素血症に有効で，すべての呼気時相に陽圧をかけることによって，虚脱傾向にある肺胞を拡張させ，機能的残気量（FRC：functional residual capacity）を増加させることによって酸素化を改善する．

また，低酸素血症を起こしやすい患者をアセスメントして異常の早期発見に努め，さらに喀痰を促し，体位ドレナージを行うなど無気肺の予防に努めることが大事である．

❹ 無気肺

1. 原因

無気肺は，痰などの分泌物の貯留によって起こるため，体位排痰法を行い排痰を促すケアを行うことが重要である（図2-6-1）．以下に示すような要因によって気道内の分泌物が過剰になることによって生じる．

- 片肺換気
- 腹腔鏡下手術，側臥位手術，長時間手術
- 肥満
- 肺気腫
- 喫煙

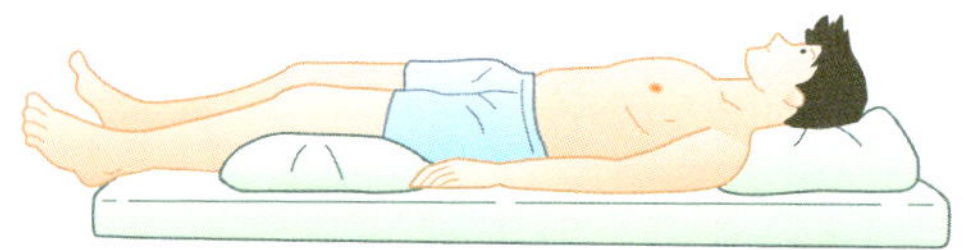
a. 背臥位：肺尖区，前上葉区，前肺底区

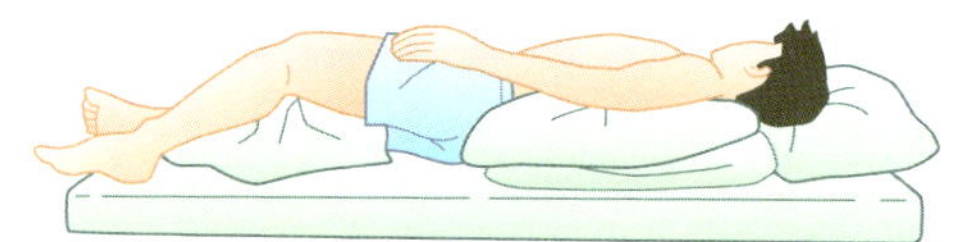
b. 後傾側臥位：中葉・舌区

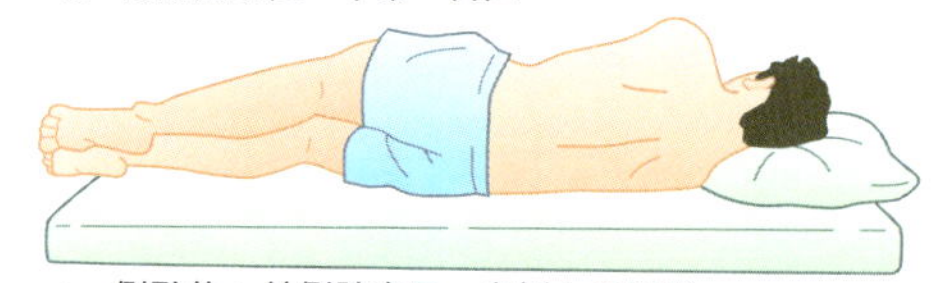
c. 側臥位：外側肺底区，患側上の肺野

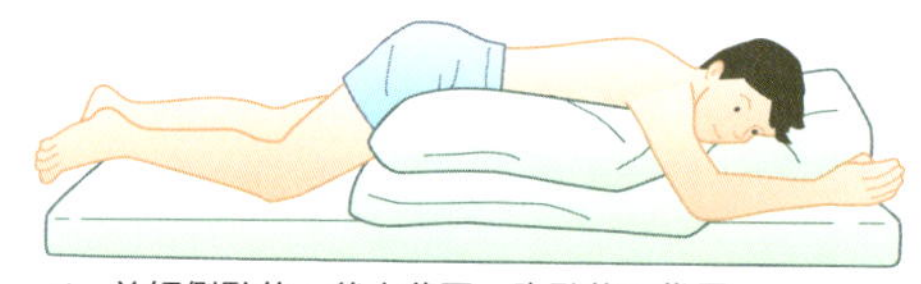
d. 前傾側臥位：後上葉区，腹臥位の代用

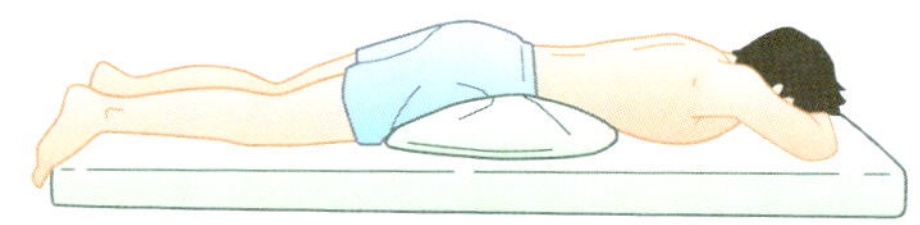
e. 腹臥位：上下葉区，後肺底区

図2-6-1 修正体位排痰法

2. 処置・看護

術中に無気肺が起こった場合は，まず気管内吸引によって分泌物を除去し，虚脱した肺胞を再開通させるために，機械換気(強制換気)から用手換気に戻し一時的に高い気道内圧をかけ，無気肺の解除を試みる．

引用・参考文献

1) 石塚陸子編著：よくわかる周手術期看護，p34，p148，学研メディカル秀潤社，2017
2) 倉橋順子ほか：はじめての手術看護，メディカ出版，2012
3) 川本理恵子ほか監：術後の患者の状態と看護．ナースのための最新術前・術後ケア，p73–79，学研メディカル秀潤社，2012
4) 笠置益弘：呼吸器系合併症．麻酔の術前・術中・術後合併症のリスクとことん講座．オペナーシング 30(10)：32-33，2015
5) 小野寺久監：肺合併症．ナースのためのやさしくわかる手術看護，p156-157，ナツメ社，2011

Memo

2 術後合併症予防とケア ⑦循環器合併症

1 循環器合併症のリスク因子

循環器合併症発生に寄与する因子としては，狭心症や心筋梗塞などの心疾患の既往をはじめ，高血圧，糖尿病，閉塞性・拘束性呼吸器疾患，喫煙や飲酒などの生活習慣，あるいは高齢であることなど，リスクの高い，低いにかかわらずさまざまなものがある．これに関して米国心臓病学会・米国心臓協会(ACC/AHA)は，1996年に「非心臓手術患者の周術期心血管系評価ガイドライン」を作成，2007年に改訂版を発表した．表2-7-1は，2007年版に示されたリスク因子の一覧である．術前のリスク評価で，複数の因子を有する患者では合併症発生のリスクが高まる．

2 観察のポイント

術後合併症を予防し，異常を早期に発見するために，体温，脈拍数，血圧，呼吸状態，尿量・尿比重，意識レベルなどのバイタルサインをはじめ，心電図や観血的動脈圧モニタなどの種々のモニタリングをチェックする．したがって，表2-7-2に示す心機能の主な検査基準値など，モニタの数値を正確に理解して分析する能力が必要になる．また，心電図モニタでは，徐脈，頻脈，期外収縮などの不整脈の有無を確認するとともに，Ⅱ誘導，V_4・V_6誘導を行って心筋虚血がないかを確認する．

さらに，末梢動脈皮膚の触知，浮腫の有無，皮膚状態などを確認する．ドレーンを挿入している場合は，その排液量や性状を注意深く観察する．患者の微細な変化も見逃さない観察力とフィジカルアセスメント能力が重要となる．

3 循環器合併症の原因とケア

主な循環器合併症の原因とケアの方法は，以下のとおりである．

表2-7-1 ACC/AHA非心臓手術のための術前リスク因子

活動性心疾患
○不安定冠動脈症候群 ・最近(発症から7日以上30日以内の心筋梗塞 ・不安定狭心症，重症狭心症(CCS分類クラスⅢあるいはⅣ) ○非代償性心不全(NYHA分類クラスⅣ) ○重症不整脈 ・高度/Mobitz Ⅱ/Ⅲ度房室ブロック ・最近の心室頻拍 ・症候性心室不整脈 ・症候性徐脈 ・心拍数＞100のコントロール不良の上室不整脈 ○重症弁膜症，重症大動脈弁狭窄症・症候性僧帽弁狭窄症
臨床リスク因子
○心疾患の既往 ○代償性心不全の既往 ○脳血管疾患の既往 ○糖尿病 ○腎機能障害
軽度のリスク因子
○高齢(≧70歳) ○心電図異常(左室肥大，左脚ブロック，ST-T異常) ○洞調律以外のリズム(例えば心房細動) ○コントロール不良の高血圧
複数の軽度リスク因子を有する場合，冠動脈疾患の可能性がより高くなるが，単独で周術期リスクを増加させるというエビデンスがないため，治療勧告に組み込まれていない．

(杉浦孝広ほか：循環器合併症．周術期管理ナビゲーション(野村実編)，p250，医学書院，2014)

表2-7-2 心機能に関する検査基準値

項目	基準値	
肺動脈圧(PAP)	収縮/拡張	15〜30/4〜12mmHg
	平　均	10〜18mmHg
肺動脈楔入圧(PCWP)	4〜12mmHg	
中心静脈圧(CVP)	2〜8mmHg/5〜10cmH_2O	
心拍出量(CO)	4〜8L/分	
心係数(CI)	2.5〜4.0L/分/m^2	

(落合慈之監:循環器疾患ビジュアルブック第2版. p.56, 学研メディカル秀潤社, 2017)

❶出血性ショック

1. 原因

術後は，手術の機械的操作や体外循環によるヘパリン効果の残存，血小板・血液凝固因子の減少，低体温や血圧上昇などの原因により出血が起こりやすい．術中・術後を通して出血が多くなると，循環血液量が不足し，血圧を低下させ，主要臓器の血流障害を引き起こし，出血性ショックとなる(表2-7-3)．出血傾向のある患者や術前に血液凝固阻止薬を使用していた患者は，術後出血を起こす可能性が高いため，事前に確認しておく．

2. ケア

まず出血の有無を注意深く観察することが必要である．ドレーンの排液量や性状の観察は，出血を早期に発見して対応するために重要である．また，患者の全身状態を観察し，皮膚の蒼白，冷感，冷汗，頻呼吸，浅呼吸，頻脈などのショックの初期段階から対応していくことが重要である．

❷血圧の異常(高血圧・低血圧)

1. 原因

1) 高血圧

高血圧とは，140/90mmHg以上の血圧をいい(図2-7-1)，本態性高血圧と二次性高血圧に分類される．本態性高血圧は原因不明の高血圧であり，術後の二次性高血圧は，疼痛，輸液過剰，低酸素血症・高二酸化炭素血症，カテコールアミン過剰などさまざまな原因が考えられる．

2) 低血圧

低血圧は，明確には定義されていないが，一般に収縮期血圧が80mmHg未満，あるいは平均血圧が50mmHg未満の血圧をいう．低血圧では臓器への血流が不十分となって，脳や心筋など重要臓器の虚血のリスクが高くなる．

低血圧には心前性，心原性，心後性の3つがあり，心前性とは静脈還流量すなわち循環血液量の減少による低血圧をいい，輸液量の不足，出血の持続，体液の分布異常などを原因として起こる．

心原性は，心臓自体が血液を十分に駆出できない(心不全)ことによる低血圧で，心タンポナーデや心筋虚血などを原因として起こる．胸部不快感や呼吸困難，チアノーゼなどの症状がみられる．

心後性は，心臓からの血液の駆出には問題はないものの，末梢の血管が拡張しすぎることによって生じる低血圧である．敗血症性ショックやアナフィラキシーショック状態など，あるいは脊髄くも膜下麻酔や硬膜外麻酔の施行が原因となる．

表2-7-3 出血性ショックの程度と徴候

ショックインデックスと出血量の推定 脈拍(心拍)(回/分) ÷収縮期血圧＝ショックインデックス(ショック指数)						
出血量の推定(mL)	出血量(循環血液量%)	臨床症状	Ht値(%)	心拍数(HR：回/分)	収縮期血圧(SBP：mmHg)	ショック指数(HR÷SBP)
750	15以下	めまい，立ちくらみ，皮膚冷感	42	60	120	0.5
750〜1250	15〜25	冷汗，皮膚の湿潤，四肢冷感，蒼白，全身倦怠感，口渇，めまい〜失神	38	100	100	1
1250〜1750	25〜35	不安，興奮，錯乱，毛細血管充満時間低下	34	100〜120	90以下	1.5
1750〜2300	35〜45	橈骨動脈触知不可，呼吸促迫，傾眠，反応の遅延，極度の蒼白，チアノーゼ	30以下	120以上	70以下	2.0以上
2300以上	45以上	昏睡，チアノーゼ，下顎呼吸	10〜20	触れない	40以下	−

＊出血のめやす：コップ1杯＝およそ250mL，洗面器1杯＝およそ1000mL，吸引ビン＝およそ1600mL
(黒田啓子：暗紅色の血が口から噴き出た！ 消化器出血の場合．エキスパートナース 23(12)：109，2007を改変)

2. ケア

1) 高血圧

術後高血圧の患者のケアに際しては，まず血圧を正しく測り，原因を検索してそれを除去しなければならない．前述のように原因はさまざまであるが，種々のモニタリングの数値や患者の観察などから判断することが重要である．例えば，術後疼痛によって高血圧をきたしている場合は鎮痛薬を投与，低酸素血症・高二酸化炭素血症による場合は酸素を投与するなどして改善をはかり，必要な場合は降圧剤を用いる．

また，相対的な高血圧にも注意しなければならない．例えば心臓・大血管手術後などでは，収縮気血圧が140mmHg未満でも術後出血のリスクが上昇するため，相対的な高血圧とみなされる．そのため適正な値まで血圧を下げることが必要になる．

2) 低血圧

心前性低血圧では，輸液負荷によって循環血流量を増し，それでも改善されない場合には昇圧剤を用いる．心原性の場合は，原因となる病態によって治療方針が異なってくるが，例えば心タンポナーデに起因する場合などではドレーンを挿入する，あるいは再開胸を行うことにより血腫を除去して改善をはかる．

低血圧においても，相対的な低血圧への注意が必要である．例えば，脳梗塞などで血管抵抗が上昇しているときに高めの血圧により臓器血流を維持しなければならない．

❸虚血性心疾患

1. 原因

狭心症や心筋梗塞などの虚血性心疾患は術後合併症の1つで，なかでも周術期心筋梗塞(PMI：perioperative myocardial infarction)は死亡率が高く，長期生存率の低下をもたらす．したがってPMIを早期に発見できるよう努めることが重要であり，短期または長期の予後を改善するために積極的な治療が求められる．

PMIの原因としては，冠動脈の急激な閉塞による急性心筋虚血や，心筋酸素需要と供給の慢性的な不均衡が考えられる．通常，周術期ストレスに伴って生じる血圧上昇や頻脈は，急性心筋虚血の危険因子となる．また，周術期の頻脈，不整脈や心機能の低下は，心筋酸素需給バランスを乱す要因となる．

2. ケア

PMIは，麻酔の影響や術後疼痛などにより，典型的な胸痛を示す胸部症状として意識されにくいため，発見が遅れがちになる．

心電図や患者の主訴などから心筋虚血が疑われる場合はただちに主治医に連絡をし，12誘導を含む心電図や血圧・酸素飽和度をモニターし，酸素・薬剤投与を行う．

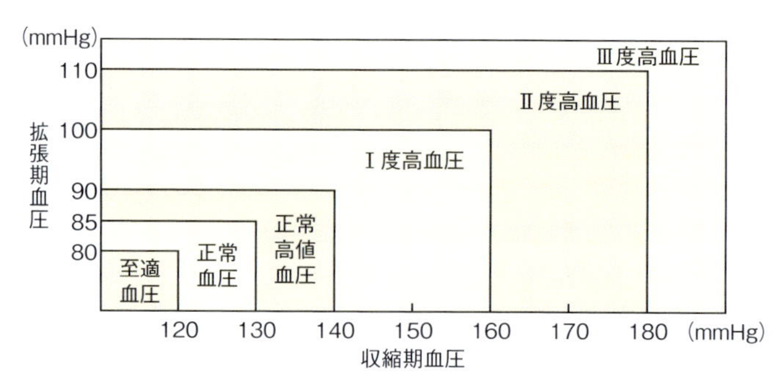

図2-7-1 成人における血圧値の分類

(日本高血圧学会高血圧治療ガイドライン作成委員会：高血圧治療ガイドライン2014．p19，日本高血圧学会，2014をもとに作図)

❹不整脈

1. 原因

術後にみられる不整脈にはさまざまなものがある．すなわち，脈が遅くなる(心拍数50回/分以下)徐脈性不整脈や、逆に脈が速くなる(100回/分以上)上室性あるいは心室性の頻脈性不整脈，期外収縮などで，これらは症状の進行に伴って心拍出量が減少する．多くが基礎心疾患に由来するが，術後早期の不整脈は，血圧異常，電解質異常，低酸素血症など心臓以外の問題に起因することも多い．

2. ケア

周術期には，徐脈や頻脈などの不整脈が起こりやすくなる．したがって，心電図や脈拍，血圧など種々のモニタリングをチェックするとともに，末梢皮膚の状態や浮腫の有無，呼吸の状態，意識レベル等の全身状態あるいはドレーン排液の量および性状などを慎重に観察し，異常の早期発見に努めることが重要である．

術後の不整脈は一過性のものも含めよくみられるが，血行動態を破綻させてしまうような150回/分以上の頻脈などでは積極的な治療が必要となる．また，一時的なペーシングが必要となる高度な徐脈などでは洞不全症候群などの疾患が隠れていることもあり，注意して見極めることが重要である．

参考文献

1) 河野易子：術後の患者の状態と看護．ナースのための最新術前・術後ケア(川本利恵子ほか監)，p73-79，学研メディカル秀潤社，2012
2) 郷津亜紀：術後の循環器アセスメント．術後ケアとドレーン管理(竹末芳生ほか編)，p24-31，照林社，2009
3) 杉浦孝広ほか：循環器合併症．周術期管理ナビゲーション，p248-251，医学書院，2014
4) 須東光江：大血管術後患者の循環管理．重症患者の循環管理(尾野俊明編)，急性・重症患者ケア 2(3)：548-558，2013
5) 日本循環器学会ほか：非心臓手術における合併心疾患の評価と管理に関するガイドライン(2014年改訂版)，p6-7，p27-30，p54-58，2014
http://www.j-circ.or.jp/guideline/pdf/JCS2014_kyo_h.pdf (2017年8月5日検索)
6) 日本麻酔科学会・周術期管理チーム委員会編：高血圧と低血圧．周術期管理チームテキスト，第3版，p596-598，日本麻酔科学会，2016

2 術後合併症予防とケア ⑧術後感染

1 術後感染症とは

術後感染症は，手術操作あるいは術中・術後の患者管理に関連して，ブドウ球菌や連鎖球菌などグラム陽性球菌，腸内細菌群や緑膿菌などグラム陰性桿菌，およびクロストリジウム・ディフィシル(*Clostridium difficile*)などの嫌気性菌を主な起因菌に，手術部位や呼吸器・尿路などその他の部位に起こる感染症である．術後感染症は，感染部位によって表2-8-1に示すように分類される．

手術部位感染(SSI：surgical site infection)は，術後30日以内に発生する手術操作の及ぶ部位の感染をいい(第3章「3. 手術室における感染管理」p80参照)，遠隔部位感染(RI：remote infection)は，手術に関連はあるが手術の侵襲が直接加わっていない部位の感染症をいう．RIの出現時期は個人差があり，一定ではない．

SSIの原因菌は消化管内細菌や皮膚常在菌などで，内因性感染であり，一方RIは，院内感染や医療従事者を介した外因性感染も多い．

いずれの感染症も予防すべきであるが，周術期において最も重視すべきはSSIの予防である．

なお術後感染症は，吸収熱が一度下がったのち術後3～5日頃から再燃する発熱と創痛が特徴である．

2 術後感染が生じやすい理由

❶免疫力低下

手術侵襲によりTリンパ球の産生能が低下することで細胞性免疫による異物排除機能が抑制され，感染が起こりやすくなる．また，気道が異物を排出する機能が低下し，IgA抗体の分泌も低下することによって呼吸器感染症に罹患しやすくなる．

❷活動量低下・低栄養

活動量や食事量が少なくなることによって基礎代謝が減少し，筋肉すなわちタンパク質の喪失が進んで全身状態が脆弱化するなど抵抗力が低下して，感染が起こりやすくなる．また，低栄養・低タンパク血症などを発症し，創傷治癒が遅延する．

❸患者が有する基礎疾患

高血糖状態は，好中球やマクロファージの食菌作用や異物の認識作用を阻害し，免疫力を低下させる．とくに糖尿病がある患者の場合は，注意を要する．そのほかにも，患者が有する基礎疾患によっては感染症を生じやすくするもの

表2-8-1 術後感染症の種類

手術操作の及んだ部位
・手術に直接関連する部位：手術部位感染(surgical site infection：SSI) ・手術に間接的に関連する感染：ドレーンからの逆行性感染など
手術操作に関連しない部位：遠隔部位感染(remote infection：RI)
・呼吸器感染 ・尿路感染 ・血流感染

(松岡美恵：手術室における感染管理．ナースのための最新術前・術後ケア(川本利恵子ほか監)，p41-44，学研メディカル秀潤社，2012を参考に作成)

もあるので注意が必要である．

❹その他

手術操作や手技，周術期のドレーン管理など医療行為にかかわる事項，あるいは高度耐性菌の出現など起因菌そのものにかかわる問題が，感染症を生じやすくする要因となることもある．

3 症状

術後感染症としては，一般的に発熱や白血球増加，CRP上昇などがみられ，創部の発赤や腫脹，熱感，滲出液や膿の排出の増加をきたす．また，脈拍や血圧，呼吸数，意識状態などバイタルサインにも変化が生じる．

さらに，呼吸器感染では咳嗽・喀痰や胸痛が，尿路感染では尿の白濁など出現するなど，感染部位に応じた症状がみられる．

4 予防的抗菌薬の投与

❶投与の適応

予防的抗菌薬(antimicrobial prophylaxis：AMP)は，患者の微生物に対する防御機構が対応できるレベルまで微生物数を減らす目的で投与するもので，術中に汚染された手術部位を無菌にすることが目的ではない．

また，RIは対象とならず，SSIの予防を目的に行われるものである．

AMPの適応は，手術創分類でクラスⅠおよびクラスⅡのものとなる(第3章「3.手術室における感染管理」p80参照)．

❷術後感染予防のための抗菌薬

術後感染予防のために使用する抗菌薬の種類およびその半減期は，表2-8-2に示すとおりである．

表2-8-2 抗菌薬の種類と半減期

抗菌薬	半減期（腎機能正常者）
セファゾリン	1.2～2.2時間
スルバクタム/アンピシリン	0.8～1.3時間
ピペラシリン	1.3時間
セフメタゾール	1～1.3時間
セフォチアム	60～68分
フロモキセフ	50分
アズトレオナム	1.6～1.8時間
セフトリアキソン	5.4～10.9時間
クリンダマイシン	2～4時間
シプロフロキサシン	3～7時間
レボフロキサシン	6～8時間
ゲンタマイシン	2～3時間
バンコマイシン	4～8時間
テイコプラニン	85.7時間
メトロニダゾール	6～8時間

(日本化学療法学会／日本外科感染症学会術後感染予防抗菌薬適正使用に関するガイドライン作成委員会編：術後感染予防抗菌薬適正使用のための実践ガイドライン．日本化学療法学会／日本外科感染症学会，p11，2016を改変)

❸投与方法

- 手術開始前に十分な組織内濃度を確保するため，切開開始前の30分～1時間前に投与する．
- 手術中３時間ごとに追加投与を行う．

❹投与期間

１～３日間を原則とする．

5 その他の予防対策

そのほか，術中・術後の予防対策としては，手術時の手洗い，医療従事者の正しい着衣，術野消毒，体温管理などがあげられる．

周術期の低体温は，免疫機能の低下，血管が収縮し，創部局所の血流が低下し，組織が低酸素状態になるため，免疫機能を低下させる．したがって，術中は中枢温を37℃前後に保つことが望ましい．

6 術後創管理

手術で縫合閉鎖した創部は，術後1～2日滅菌材料で被覆して保護する．正常創の滲出液は，縫合閉鎖後徐々に減少し，2日で皮膚の上皮化が完成する．そのため，それ以降は被覆の必要はなく，基本的に創部を消毒する必要もない．

ドレーンは閉鎖式を用い，できるだけ早期に抜去する．

引用・参考文献

1）術後合併症～術後感染症～．根拠がわかる看護義塾 https://kango.pw/archives/559（2018年4月27日検索）
2）松岡美恵：手術室における感染管理．ナースのための最新術前・術後ケア（川本利恵子ほか監），p41-44，学研メディカル秀潤社，2012
3）杉浦孝広ほか：術後感染．周術期管理ナビゲーション（野村実編），p254-257，医学書院，2014
4）日本化学療法学会／日本外科感染症学会術後感染予防抗菌薬適正使用に関するガイドライン作成委員会編：術後感染予防抗菌薬適正使用のための実践ガイドライン．日本化学療法学会／日本外科感染症学会，2016 http://www.chemotherapy.or.jp/guideline/jyutsugo_shiyou_jissen.pdf（2019年2月15日検索）
5）日本麻酔科学会・周術期管理チーム委員会編：感染症対策．周術期管理チームテキスト，第3版，p71-78，日本麻酔科学会，2016

Memo

2 術後合併症予防とケア ⑨深部静脈血栓症と肺血栓塞栓症

1 定義

周術期に多くみられる静脈血栓塞栓症(VTE：venous thromboembolism)としては，深部静脈血栓症(DVT：deep vein thrombosis)と肺血栓塞栓症(PTE：pulmonary thromboembolism)の2つがある．

❶深部静脈血栓症(DVT)

下肢や骨盤腔内などの身体深部の静脈に血栓が生じ，うっ血をきたす疾患である(図2-9-1)．とくに，下肢のヒラメ静脈などに発生しやすい．

❷肺血栓塞栓症(PTE)

肺外で形成された血栓が肺動脈に移動して閉塞を引き起こすことで生じる肺塞栓症をいう(図2-9-1)．PTEの原因のほとんどはDVTであり，両者は連続した病態と考えられている．したがって，なによりもDVTが生じないように予防することが重要である．

2 要因

血栓症は，以下に示すウィルヒョウの3徴とよばれる要因の1つまたは複数によって引き起こされる．とくに周術期はこのすべてがかかわってくることから，発生リスクが高い．

①血流の停滞

手術中の同一体位維持，長時間の手術，安静臥床，術中陽圧呼吸に伴う静脈還流の阻害，さらに筋弛緩薬の影響により下肢の筋・静脈のポンプ作用が低下する．

②血管壁の障害

手術操作，あるいは高ホモシスティン血症などの基礎疾患の影響により血管内皮細胞が損傷される．

③血液凝固能亢進・線溶活性低下

血管の損傷，組織トロンボプラスチンの流入などにより，血液が凝固しやすくなる．

3 症状・臨床所見

DVT，PTEそれぞれの主な症状・臨床所見を，以下に示す．

1. DVT

一般に無症状のことが多いが，血栓が大きくなって血流が停滞すると，下肢の腫脹や疼痛，熱感，表在静脈の拡張，皮膚チアノーゼなどがみられるようになる．また，下肢を伸ばした状態で足首を背屈してときに腓腹部(ふくらはぎ)に痛みあるいは不快感が生じる，ホーマンズ徴候がみられる(図2-9-2)．

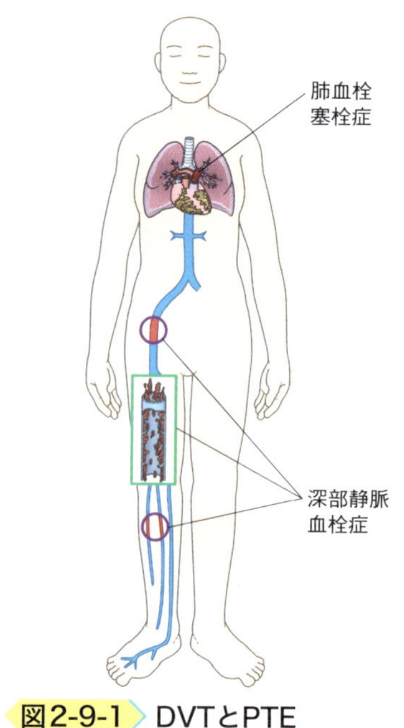

図2-9-1 DVTとPTE

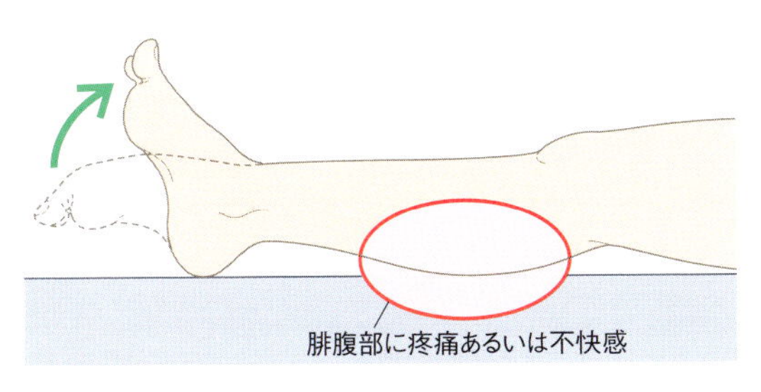

図2-9-2 ホーマンズ徴候

2. PTE

深部静脈に生じた血栓が肺動脈に移動しても小さなものでは溶解されてしまうので症状が現れることはないが，大きな血栓が肺動脈を閉塞させると，急激に肺高血圧症や低酸素血症に陥り，呼吸困難や頻呼吸，強い倦怠感，閉塞部での胸痛が引き起こされる．失神やショックを呈することもある．

4 検査・診断

DVTやPTEの診断は，以下の検査によって行われる．

〈超音波検査〉

ドップラー法，デュープレックス法により，逆流の有無や深部静脈状態を確認する．

〈胸部X線写真〉

肺高血圧に伴う右室拡張像，肺動脈拡張像が示される．また，肺動脈陰影の中断，中枢部の血管拡大を呈すナックルサインや，末梢野の血管影が減少し肺野が黒くみえるウェスターマーク徴候がみられる．

〈心電図〉

V_1 ～V_3の陰性T波，ST低下，V_5の深いS波，V_1の高いR波が出現する．

〈動脈血ガス分析〉

低酸素血症の指標となるPaO_2の低下が示される．

〈心エコー〉

右室拡大，三尖弁逆流，肺動脈弁逆流などがみられる．

〈血液検査〉

Dダイマー上昇，白血球増加，LDH上昇，CRP上昇などがみられる．

〈肺血流シンチグラム〉

血流の欠損像がみられる．

〈造影CT・MR血管造影〉

血流の欠損像がみられる．

5 予防

❶予防のためのガイドライン

周術期はDVTあるいはPTEの発生リスクが高く，急激な発症から重篤な状態となることがある．したがって，術前から予防のための対策を講じることが重要である．

その指標として，2004年に日本血栓止血学会ほかによる『肺血栓塞栓症/深部静脈血栓症（静脈血栓塞栓症）予防ガイドライン』，日本循環器学会ほかによる『肺血栓塞栓症および深部静脈血栓症の診断，治療，予防に関するガイドライン』が策定された．表2-9-1に示す周術期各領域のリスク分類，表2-9-2の付加的な危険因子の強度，表2-9-3の推奨されるリスクレベルの予防法を総合的に判断して，患者一人ひとりに的確な予防法を確定・実施することが求められている．さらに，症状の知識をもち，異常の早期発見のための観察とアセスメント，急変時の対応がすみやかにできるようになることが重要である．

❷具体的予防策

周術期における予防方法は，発生要因のなかでも血流の停滞に対するものが中心となる．

1. 早期離床・ベッド上運動療法

血流促進をはかるため，早期離床して立位歩行をすることで下肢の筋肉を動かすよう促す．離床できない場合は，ベッド上での足関節の自動・他動運動やマッサージを実施する．

表2-9-1 周術期各領域のリスク分類

リスクレベル	一般外科	泌尿器科	婦人科	産科	整形外科	脳神経外科	重度外傷 脊髄損傷
低リスク	60歳未満の非大手術 40歳未満の大手術	60歳未満の非大手術 40歳未満の大手術	30分以内の小手術	正常分娩	上肢の手術	開頭術以外の脳神経外科手術	
中リスク	60歳以上，あるいは危険因子のある非大手術 40歳以上，あるいは危険因子がある大手術	60歳以上，あるいは危険因子のある非大手術 40歳以上，あるいは危険因子がある大手術	良性疾患手術（開腹，経腟，腹腔鏡） 悪性疾患で良性疾患に準じる手術 ホルモン療法中の患者に対する手術	帝王切開術（高リスク以外）	脊椎手術 骨盤・下肢手術（股関節全置換術，膝関節全置換術，股関節骨折手術を除く）	脳腫瘍以外の回頭術	
高リスク	40歳以上のがんの大手術	40歳以上のがんの大手術	骨盤内悪性腫瘍根治術 静脈血栓塞栓症の既往あるいは血栓性素因のある良性疾患手術	高齢肥満妊婦の帝王切開術 静脈血栓塞栓症の既往あるいは血栓性素因のある経腟分娩	股関節全置換術 膝関節全置換術 股関節骨折手術	脳腫瘍の開頭術	重度外傷，運動麻痺を伴う完全または不完全脊髄損傷
最高リスク	静脈血栓塞栓症の既往あるいは血栓性素因のある大手術	静脈血栓塞栓症の既往あるいは血栓性素因のある大手術	静脈血栓塞栓症の既往あるいは血栓性素因のある大手術	静脈血栓塞栓症の既往あるいは血栓性素因のある帝王切開術	「高」リスクの手術を受ける患者に，静脈血栓塞栓症の既往，血栓性素因が存在する場合	静脈血栓塞栓症の既往や血栓性素因のある脳腫瘍の開頭手術	

（肺血栓塞栓症/深部静脈血栓症（静脈血栓塞栓症）予防ガイドライン作成委員会：肺血栓塞栓症/深部静脈血栓症（静脈血栓塞栓症）予防ガイドライン．p19，メディカルフロントインターナショナルリミテッド，2004を改変）

表2-9-2 静脈血栓塞栓症の付加的な危険因子の強度

危険因子の強度	危険因子
弱い	肥満 エストロゲン治療 下肢静脈瘤
中等度	高齢 長期臥床 うっ血性心不全 呼吸不全 悪性疾患 中心静脈カテーテル留置 癌化学療法 重症感染症
強い	静脈血栓塞栓症の既往 血栓性素因 下肢麻痺 下肢ギプス包帯固定

（肺血栓塞栓症/深部静脈血栓症（静脈血栓塞栓症）予防ガイドライン作成委員会：肺血栓塞栓症/深部静脈血栓症（静脈血栓塞栓症）予防ガイドライン．p8，メディカルフロントインターナショナルリミテッド，2004）

表2-9-3 推奨されるリスクレベルの予防法

リスクレベル	推奨予防法
低リスク	早期離床および積極的な運動
中リスク	弾性ストッキングあるいは間欠的空気圧迫法
高リスク	間欠的空気圧迫法あるいは低用量未分画へパリン
最高リスク	（低用量未分画へパリンと間欠的空気圧迫法の併用）あるいは（低用量未分画へパリンと弾性ストッキングの併用）

（肺血栓塞栓症/深部静脈血栓症（静脈血栓塞栓症）予防ガイドライン作成委員会：肺血栓塞栓症/深部静脈血栓症（静脈血栓塞栓症）予防ガイドライン．p19，メディカルフロントインターナショナルリミテッド，2004）

2. 圧迫療法

1）下肢圧迫法

弾性ストッキング（図2-9-3）により下肢の表在静脈を圧迫して，血液を深部静脈に集め，血流を増加させる方法である．この弾性ストッキングは，足首部から大腿部へ向かって徐々に圧力が低下するようにつくられている．

〈観察のポイント〉

弾性ストッキングは適正なサイズか，しわや

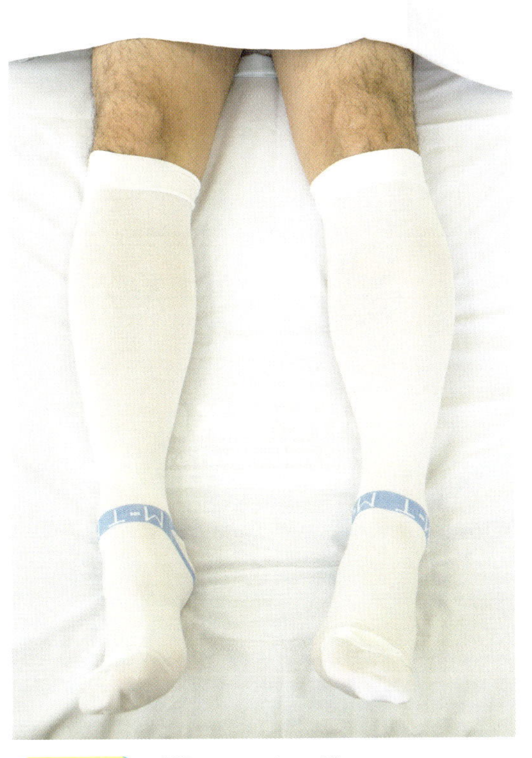

図2-9-3 弾性ストッキング

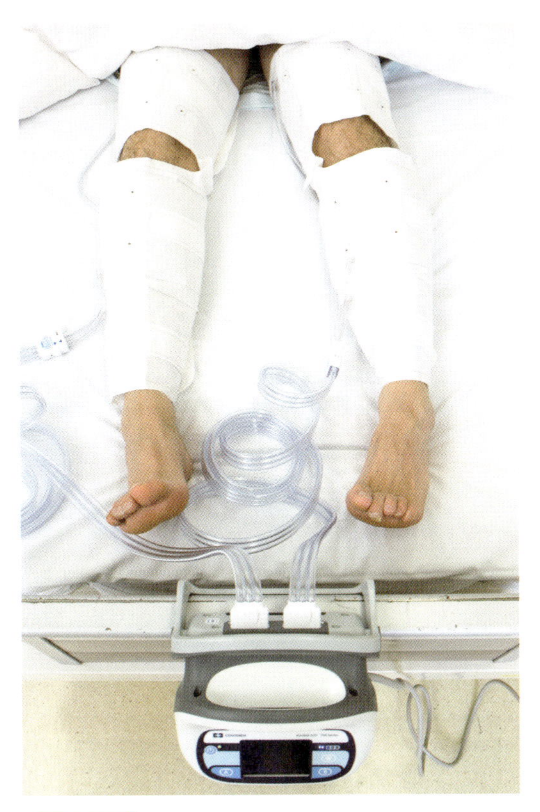

図2-9-4 間欠的空気圧迫法

よじれがないか，観察窓から足がはみだしていないか，皮膚や爪の色が異常に変化していないか，血行状態，バンド部などの接触性皮膚炎がないか，疼痛やしびれ，瘙痒感など患者の自覚症状がないか確認する．

2)間欠的空気圧迫法

下肢加圧装置＝フットポンプを用いて腓腹筋を反復圧迫し，下腿の血流増加を促す方法である．ふくらはぎ全体を覆うタイプ(図2-9-4)，足底部を圧迫して足底部静脈叢に作用するタイプ(図2-9-5)がある．

〈観察のポイント〉

スリーブのサイズや圧迫圧の設定は適正か，スリーブとホースが患者の皮膚を圧迫していないか，また開始時から術中適宜，作動状態に問題がないか確認する．

3. 抗凝固療法

高リスクの患者では，血栓の形成を予防するためにワルファリンの経口投与や未分画ヘパリンの静注を行う．これらは，治療的な観点からも用いられる薬剤である．

6 看護ケア

❶術前情報の把握

- 手術領域や術式によるリスクレベルと，患者の付加的なリスク因子を総合的に判断して予防対策を立てる．
- 抗血小板薬や抗凝固薬内服中の患者の処方内容を把握し，血液検査を確認する．薬剤により適切な休薬ができているか確認する．
- 術前訪問時，深部静脈血栓の徴候がないか観察する．

❷術中・終了時

- 前述の〈観察のポイント〉に記した項目に注意し，計画した予防法を確実に実施する．

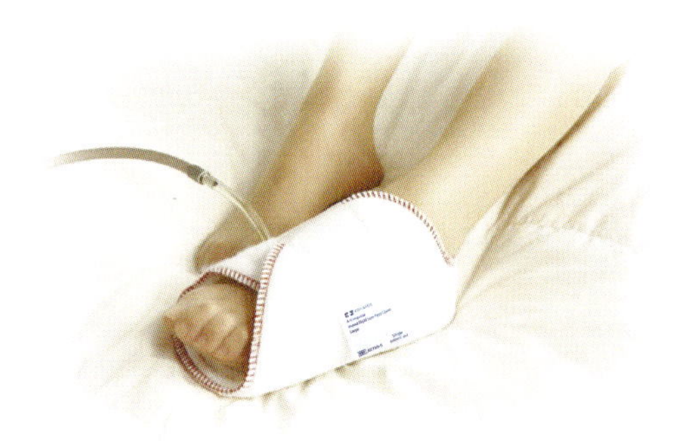

図2-9-5 間欠的空気圧迫法(A-Vインパルスシステム)
(写真提供:日本メディカルネクスト株式会社)

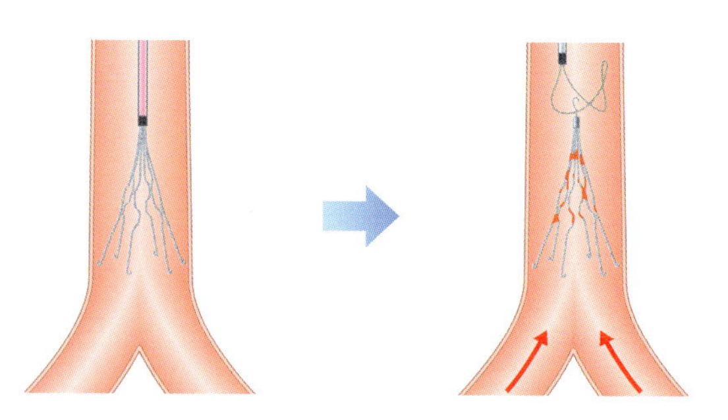

図2-9-6 下大静脈フィルタ
深部静脈に形成された血栓によってPTEが引き起こされるのを防ぐために挿入する.

・DVTやPTEの徴候の有無を注意深く観察し,異常を認めた場合はただちに医師に連絡する.
・離床時のバイタルサインの変動やPTEの徴候に注意する.

7 急変時の対応

ショックや血圧低下を伴う急性PTEの場合,①呼吸管理(酸素・人工呼吸),②循環管理(カテコールアミン投与,経皮的心肺補助装置:PCPS),③下大静脈フィルタ挿入(図2-9-6),④血栓除去術などの治療を開始する.

そのため,ただちに人員を確保し,必要物品を準備して実施できるように手配する.

参考文献

1) 日本麻酔科学会・周術期管理チーム委員会編:血栓症.周術期管理チームテキスト,第3版,p.472-475,日本麻酔科学会,2016
2) 百村伸一監:循環器ビジュアルナーシング.学研メディカル秀潤社,2014
3) 落合慈之:循環器疾患ビジュアルブック,第2版,学研メディカル秀潤社,2017
4) 肺血栓塞栓症/深部静脈血栓症(静脈血栓塞栓症)予防ガイドライン作成委員会:肺血栓塞栓症/深部静脈血栓症(静脈血栓塞栓症)予防ガイドライン.メディカルフロントインターナショナルリミテッド,2004
5) 日本循環器学会ほか:肺血栓塞栓症および深部静脈血栓症の診断,治療,予防に関するガイドライン.2009年改訂版,2009 http://www.j-circ.or.jp/guideline/pdf/JCS2009_andoh_h.pdf (2019年2月15日検索)

2 術後合併症予防とケア ⑩術後悪心・嘔吐

1 術後悪心・嘔吐とは

手術に用いられた全身麻酔薬の影響などにより，術後に悪心・嘔吐が生じることがある．これは，術後悪心・嘔吐(PONV：postoperative nausea and vomiting)とよばれ，すべての術後患者の30％程度に起こるとされている．

PONVは，患者にとっては大きな苦痛であり，発生すると術後の回復にも影響しうる．したがって，リスクを評価して予防対策を講じることが求められる．

2 PONVの危険因子

成人においてPONVを引き起こす主な危険因子は患者因子，麻酔因子，手術因子に区分され，表2-10-1に示すような項目があげられる．そのほか術後危険因子として，術後疼痛，めまい，強制的経口摂取，低ナトリウム血症，低クロール血症などがある．

なかでも①女性，②非喫煙，③PONV歴・乗り物酔いの既往，④術後オピオイドの使用は四大危険因子とされ，Apfelらは，四大危険因子を0，1，2，3，4個有する場合，それに比してPONVの予測頻度もそれぞれ10%，20%，40%，60%，80%と高くなるとした[1)]．

3 PONVの予防

Ganらは，前述の四大危険因子の数が0～1個の場合を低リスク群，2～3個を中リスク群，すべてある場合は高リスク群に分類，中リスク群以上では予防が必要であるとした[2)]．低リスク群では，予防の必要はないとしている．

1. 予防

PONVのリスクを軽減する方策として麻酔法によるものは，全身麻酔ではなく区域麻酔を使用する，吸入麻酔薬ではなくプロポフォールにより導入と維持を行う，亜酸化窒素を用いない，などがある[2)]．また，手術の前に内関とよばれるツボに刺激を加えることでもリスク軽減の効果が得られる(図2-10-1)．

薬剤によるPONVの予防法としては，オンダンセトロンやグラニセトロン，デキサメタゾン，

表2-10-1 PONVの主な危険因子

患者因子	①女性(男性はリスク15%，女性はリスク45%と男性の3倍) ②非喫煙者 ③肥満患者 ④PONV歴，乗り物酔いの既往 ⑤年齢：思春期，若年成人
麻酔因子	①2時間以上の揮発性麻酔薬の使用(吸入麻酔はプロポフォール持続静注よりもリスクが高い) ②亜酸化窒素 ③手術中と手術後のオピオイドの使用
手術因子	①手術時間(手術時間が30分増えるごとにPONVのリスクが60%増加) ②手術の種類(腹腔鏡手術，耳鼻咽喉科，脳外科，乳腺，斜視，開腹術，形成外科)

(GanT. J, et al：Consensus guidelines for managing postoperative nausea and vomiting. Anesth Analg 97：62-71, 2003を参考に作成)

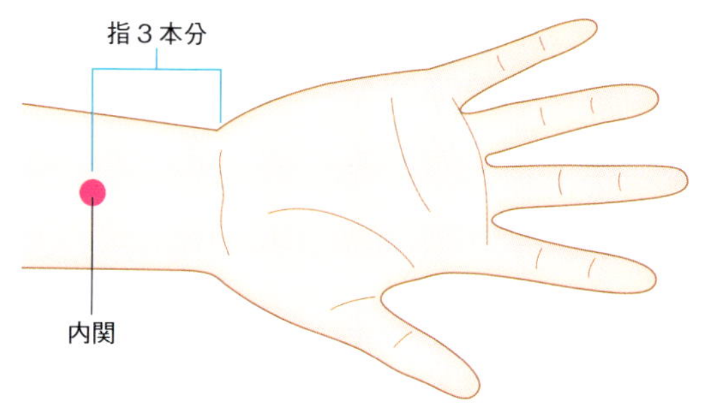

図2-10-1 内関

手首の内側にあるしわから指3本分中枢側にある.

ドロペリドールなどの制吐薬を術前あるいは術後に投与する．ただし，わが国では多くが保険適用を認められていないので，使用できる薬剤はかぎられている．

ちなみにわが国で保険適応が認められているのは，メトクロプラミド，プロクラルペラジン，ヒドロキシジンなどである．

2. 治療

制吐薬の予防投与などを行わなかった患者にPONVが生じたときは，予防と同様の処置を行う．薬剤療法では，予防と治療では用量が異なることがあるので注意が必要である．また，薬剤を投与したのにもかかわらず生じたときは，予防投与時とは異なった作用機序の薬剤を用いる．

4 PONVのケア

PONVのケアにあたっては，術前にアセスメントをしっかりと行って，乗り物酔いやPONVの既往がある患者など発生のリスクが高いとされた場合には，前述の予防対策を行う．

また，悪心がある患者では，制吐薬を使用して症状をやわらげるとともに，万一の嘔吐が起こった場合のためにガーグルベースンを準備する．覚醒遅延の患者に嘔吐がみられる場合には，誤嚥を起こさないように体位を整えることも必要である．

引用・参考文献

1) Apfel CC, et al : A simplified risk score for predicting postoperative nausea and vomiting. Ansethesiology 91 (3) : 693-700, 1999
2) Gan TJ, et al : Consensus guidelines for managing postoperative nausea and vomiting. Anesth Analg 97(1) : 62-71, 2003
3) 槇田浩史 : PONV対策と麻酔. Anet 8(2) : 18-24, 2004
4) 日本麻酔科学会・周術期管理チーム委員会編 : 術後悪心・嘔吐(PONV). 周術期管理チームテキスト第3版, p723-725, 日本麻酔科学会, 2016

2 術後合併症予防とケア ⑪シバリング

1 シバリングとは

シバリングとは全身の筋肉が小刻みにふるえることで，意思によって制御できない不随意運動である．そのふるえは，多いときには1分間に200～250回にも及び，その運動によって熱産生を増加させることで体温調節にかかわっている(ときに体温調節にかかわらないシバリングもあるが，その区別はあいまいである)．術後は，麻酔の影響によって体温の調節機構がうまく働かないこと，また術中温度の低い環境にさらされていることから，多くの患者で低体温に陥りやすい状況にあり，それに対する防御反応としてのシバリングがみられる．

術後にシバリングが起こると，酸素の消費量が急激に増加して心臓への負担も増すことから，虚血性心疾患や重篤な不整脈にいたる可能性がある．したがって，高齢者や心肺機能の低い患者では特に危険な合併症である．また，頻回の筋肉のふるえは手術創にも影響を及ぼして，疼痛を増大させることもある．さらに，シバリングは寒冷反応であり，術直後の不快感につながるものとの指摘もある．

シバリングの発生機序を理解し，予防することが重要となる．

2 シバリングの発生機序

体温は，視床下部にある体温調節中枢によって制御されている．通常，この体温調節中枢が維持しようとする目標温度は37.0±0.2℃と一定で，これはセットポイントとよばれている．体温は，麻酔をされていない正常な状態ではこのセットポイントの狭い範囲内(閾値間域：自律性体温調節反応が起こらない体温域)に維持されているが，術中の全身麻酔下においては体温調節中枢が抑制されるために閾値間域が拡大されてセットポイントも低下する．このために，体温は環境温の影響を受けやすくなって低下するのである．

麻酔からの覚醒に伴って体温調節中枢は正常に働くようになり，低体温に陥ることを回避するために自律性体温調節反応が機能して熱産生を行う．末梢血管応答や交感神経系を介した非ふるえ熱産生などに次いで，シバリングが起こるのである．とくに麻酔から急速に覚醒した場合には体温上昇が伴わないので，寒冷反応としてのシバリングが起こりやすい．

3 術後シバリングの危険因子

❶術中低体温

適切な加温がなされないと，全身麻酔からの覚醒時にシバリングの閾値以下の低体温となり，シバリングが起こる．

1. 全身麻酔

麻酔の影響で急激な末梢血管拡張が起こることにより，熱容量が中枢から末梢へ移動し中枢温が低下する(再分布性低体温)．また，全身麻酔中は血管収縮による体温調節反応が抑制されているため，体表面からの熱喪失によっても低体温となる．

2. 手術侵襲

開胸，開腹などの長時間手術は広範囲な術野からの熱の放散が起こりやすく，また長時間の低温環境への曝露も低体温をきたしやすくする．

3. 大量の輸液，輸血

体温以下の温度の輸液製剤の急速な投与によっても，体温が低下する

❷疼痛刺激によるシバリング閾値温度の上昇

炎症性サイトカインの影響により，体温調節中枢のセットポイントが上昇し，低体温でなくてもシバリングが生じる．

❸レミフェンタニル塩酸塩の使用

レミフェンタニル塩酸塩は，オピオイドを使用した場合に比べてシバリングが生じるリスクが2倍になる．

麻酔薬として作用時間が非常に短いレミフェンタニル塩酸塩を用いると，前述のように麻酔からの覚醒に体温の上昇が伴わずにシバリングが生じる．

4 シバリングの予防と治療

❶麻酔前保温

麻酔を受ける前からあらかじめ患者の身体の加温を行っておくと，全身麻酔による体温低下(再分布性低体温)を抑制できる．全身麻酔を導入する1～2時間前から体外式の加温装置で保温を行った群では，通常の麻酔患者に比べて全身麻酔による体温低下を有意に小さく抑えられたと報告されている[1]．

手術室入室前から患者を保温(プレウォーミング)することや，入室後でも，麻酔導入前からの加温は術後のシバリング予防に有効である．

❷体温保持

シバリングの予防は体温の低下を防ぐことが大切である．室温の調節，灌流式・温風式加温装置(図2-11-1)で患者の身体を温める必要がある．輸液製剤を加温して使用することも，体温保持につながる．

❸アミノ酸投与

アミノ酸投与は代謝に影響をあたえ，熱産生効果があるので，周術期に投与することで，体温保持が期待できる．

❹NSAIDs投与

NSDAIDsは，閾値間域を高温側に移動させる炎症性サイトカインを抑制する効果が期待できる．

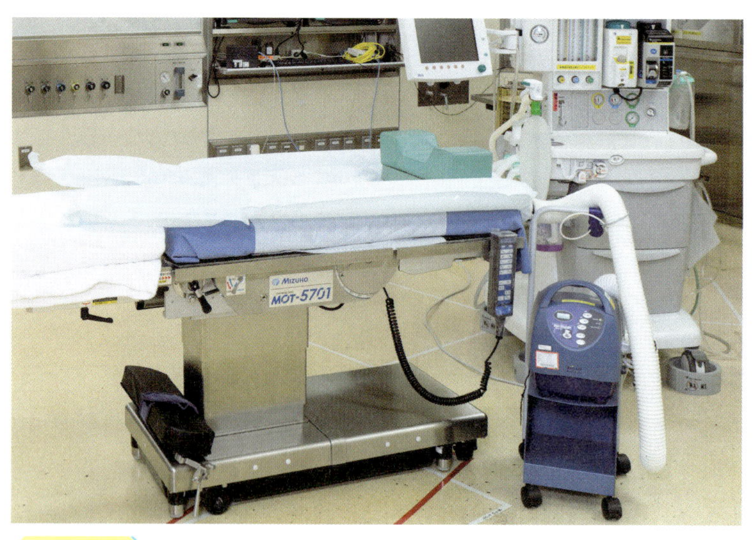

図2-11-1 温風注入器による保温

❺マグネシウム投与

セットポイントを低下させるために，抗シバリング作用がある陽イオンのマグネシウムを投与する．マグネシウムを含む輸液製剤を投与することも効果がある．

❻ドキサプラム（ドプラム）投与

ドキサプラムは末梢性の呼吸刺激薬として知られ，機序は不明であるがシバリングの抑制作用を有することが知られている．

❼オピオイドの投与

抗シバリング治療薬としてオピオイドは有効であり，ペチジンはとりわけ効果が高く，シバリング閾値温度を体温調節性末梢血管応答時より1/2に下げる．投与後は呼吸抑制がみられるため，呼吸の観察が重要である．

❽酸素投与

急激に増加した酸素消費量（シバリング発生時の酸素消費量は，通常に比べ100～300％増加する）に対応し，冠虚血や末梢酸素供給低下を避けるため酸素投与を行う必要がある．

引用・参考文献

1）日本麻酔科学会・周術期管理チームプロジェクト編：体温とシバリング．周術期管理チームテキスト，第3版，p631-635，日本麻酔科学会，2016
2）高木俊一：シバリング．周術期管理ナビゲーション（野村実編），p230-231，医学書院，2014
3）廣田和美：シバリング：原理と予防法．周術期の体温管理（山蔭道明編），p176-195，克誠堂出版，2011

Memo

2 術後合併症予防とケア ⑫嗄声

1 嗄声とは

嗄声（させい）は，一般に「しわがれ声」などといわれ，喉頭とくにその上部に位置する声帯の異常によって生じる．発声は，声門が閉じ肺からの呼気により声帯が振動して口腔や鼻腔を共鳴させることで起こる．この際，喉頭や声帯などに異常があると声門の閉鎖や声帯の振動が正常になされずに音声の異常が生じるのである．

全身麻酔下で気管挿管がなされた手術では，嗄声はよくみられる術後合併症である．麻酔覚醒直後や麻酔当日では，気管チューブや喉頭鏡の刺激によって咽頭や喉頭の組織に炎症が生じることことから，70%を超える発声頻度になるだろうと考えられている．また，ラリンジアルマスクの使用後にもしばしば嗄声が生じる[1]．

2 嗄声の原因

術後合併症としての嗄声は，前述のように気道確保のための挿管器具の機械的刺激による喉頭炎などで生じることが多いが，その症状は数日以内に治まることが一般的である．しかし，それ以上の長期にわたって症状が続くこともある．そのような場合では，表2-12-1に示すような原因によって症状が出現していることがある．

- 声帯やその周囲器官に浮腫や血腫が生じると，それに伴って嗄声の症状はより強くなる．そのような声帯の損傷は，気管チューブのサイズが不適切であったり，挿管手技が未熟あるいは粗雑または長時間に及ぶことなどによって起こる．
- 披裂軟骨は，声帯や周囲の筋肉の付着部となり，声帯の緊張・弛緩，声門の開閉に関与する．挿管時に外力が加わることで前方または後方に脱臼することがまれにある．それに伴って，声帯は正常な緊張を得ることができず，嗄声を生じる．
- 反回神経は声帯の筋肉を動かす神経で，それが麻痺すると嗄声となる．反回神経麻痺は，気管チューブが声門を越えて十分に挿管されていないとき，あるいは甲状腺，食道がん，頸部リンパ節郭清，縦隔腫瘍，胸部大動脈手術などに伴って反回神経が損傷されて生じることがある．

嗄声が長期にわたって持続する場合には，耳鼻咽喉科による詳細な検査を依頼することが望ましい．

3 嗄声の予防

嗄声が生じるのを予防するためには，前述したそれぞれの原因が起こらないように注意することが大切である．

- 声帯への機械的な刺激をできるかぎり抑えるためには，適切なサイズの気管チューブを用いて，挿管手技は愛護的に行うようする．また，気管挿管はできるかぎり短い時間にしなければならない．
- 披裂軟骨に外力がかからないようにするために，挿管時には正しい体位を確保するようにして，喉頭展開は可能なかぎり小さな力で行い，喉頭鏡ブレードの先端が正しい位置にかかるようにする．

表2-12-1 嗄声の原因

①声帯や周囲器官の浮腫や血腫
②披裂軟骨脱臼
③反回神経麻痺

・気管チューブの挿入後カフに空気を入れ，声門を越えて正しい位置に挿入されていることを確認する．また，カフ圧計（図2-12-1）を用いて適切なカフ圧にするなどして，反回神経を不用意に圧迫しないようにする．

4 嗄声が生じたときの処置

嗄声が持続する場合の検査は，耳鼻咽喉科で喉頭ファイバースコープやCT，MRI，筋電図などを用いた詳細な検査を行う．

その結果，喉頭浮腫が認められたときは，ステロイドを投与し治療する．また，声帯の浮腫あるいは反回神経麻痺が両側に認められるときには再挿管や気管切開が必要になる場合があるので，慎重に観察する．嗄声のほかに呼吸困難や嚥下困難，SpO_2の低下，喘鳴などが認められるときは，低酸素血症に陥るのを避けるために十分な酸素投与を行う[3]．

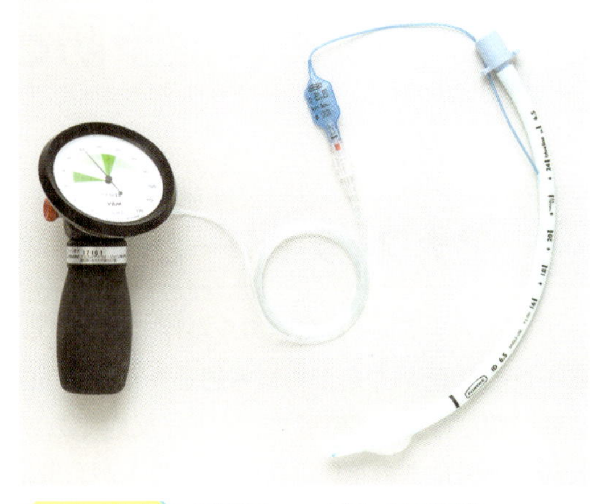

図2-12-1 気管チューブとカフ圧計

引用・参考文献

1）鈴木広隆ほか：嗄声．周術期管理ナビゲーション（野村実編），p222-223，医学書院，2014
2）中本志郎：抜管に伴う合併症．麻酔の術前・術中・術後合併症のリスクとことん講座．オペナーシング 30（10）：69, 2015
3）松尾綾芳：抜管・麻酔覚醒～退室．執刀前・中・後の合併症先読みスクール．オペナーシング 29（7）：54，2014
4）落合慈之監：耳鼻咽喉科疾患ビジュアルブック．p37，p218，学研メディカル秀潤社，2011

Memo

2 術後合併症予防とケア ⑬アナフィラキシー

1 アナフィラキシーとは

アナフィラキシーは急性の全身性Ｉ型アレルギー反応の1つで，麻酔中にも起こりうる．IgE抗体の関与による即時型アレルギー反応であるため，過去にその抗原と接触したことがあり，そのときに体内にIgE抗体ができてしまうために起こる．

アナフィラキシーが重篤になって血圧低下や意識障害を伴う場合をアナフィラキシーショックといい，ときに死にいたることがあるため慎重な観察とすみやかな対応が求められる．わが国における麻酔中のアナフィラキシーショックの発生頻度は，1990年には約1万例に1例，死亡率は5%程度とされ，2001年および2002年の統計では4万例に1例と報告されている[1)]．

2 発生機序

アナフィラキシーは，生体内に入った異物（アレルゲン）とIgE抗体との抗原抗体反応により，数分～1時間程度で発現することが多い．

IgEとアレルゲンとの結合は，全身にさまざまな症状を引き起こすが，特に以下の機序によって循環血液量が減少し，血圧が急激に低下する．

①抗原抗体反応で生じたヒスタミンが血管透過性を亢進させ，組織間へ血漿が漏出する．
②末梢血管抵抗の低下により血管が拡大して血管容量が増大する．
③抗原抗体反応が軽度の場合は頻脈で経過するが，強度の場合は頻脈から徐脈へ移行しショックに陥る．

3 麻酔中の原因物質

アナフィラキシーショックの原因として，一般に，血液製剤，ワクチン注射，造影剤，抗菌薬，食物アレルギー，虫刺され（蜂）などがあげられる．とくに，抗菌薬と造影剤はリスクが高いとされる[2)]．

表2-13-1に，麻酔中のアナフィラキシーショックの原因物質とその頻度を示す．1999～2000年，フランスにおいて麻酔中に生じた518症例の報告である．原因物質としては，筋弛緩薬が圧倒的に多い．それに次ぐラテックスは医療用品に含まれる天然ゴムで，それに含まれるタンパク質に対する反応として発現する．

4 症状

アナフィラキシーショックの主な症状には，以下に示すようなものがある．

・高度の血圧低下
・全身発赤
・咽頭・喉頭浮腫，気管支収縮
・急激な気道内圧の上昇
・じん麻疹様発赤
・徐脈，頻脈，脈拍微弱，無呼吸，心肺停止

5 術中発生時の対応

術中にアナフィラキシーショクが発生した場合は，以下の手順で対応する．

①高濃度酸素投与を行う（セボフルランOFF，純酸素投与）．
②気管挿管する（挿管されていなかった場合．喉頭・咽頭浮腫による呼吸困難を防ぐ）．

表2-13-1 麻酔中アナフィラキシーショックの原因物質と頻度

原因物質	頻度
筋弛緩薬(ロクロニウム，ベクロニウム，スキサメトニウム)	58.2%
ラテックス	16.7%
抗菌薬	15.1%
デキストラン製材(ヒドロキシエチルデンプン)	4.0%
鎮静薬	3.4%
オピオイド	1.3%
その他	1.3%

(Mertes PM, et al : Anaphylactic and anaphylactoid reactions occurring during anesthesia in france in 1999-2000. Anesthesiology 99(9):536-545, 2003をもとに作成)

③補液を最大限投与する(血圧が回復するまで).
④アドレナリン0.1mg静注を投与する(必要時，追加・反復投与).
⑤ステロイドを投与する(ソル・メドロール®，ソル・コーテフ®).
⑥気管支拡張薬を投与する.
⑦アドレナリン，ノルアドレナリンを持続投与する.
⑧糖質コルチコイドを投与する.
⑨(抜管前)上気道の評価を行う.
⑨抗ヒスタミン剤投与(ポララミン®など)も検討する.

6 看護ケア

・術中は患者に覆布がかかっているため，皮膚状態などの観察が困難な場合が多いが，モニタリングなどでアナフィラキシーが疑われる場合は，可能なかぎり覆布をめくって観察を行う.
・アナフィラキシーを誘発する薬剤でのアレルギーやアナフィラキシーの既往がある患者に同様の薬剤を投与する場合は，再発生のリスクが上昇するため慎重に行う.
・発生時には応援のスタッフを呼び，経時的記録・麻酔科医の補助などそれぞれが役割を担って対応する.
・アナフィラキシーショックが発生した場合，使用した薬剤の空アンプルや器材は破棄せず，原因が明確になるまで保管しておく.

引用・参考文献

1) 日本麻酔科学会・周術期管理チーム委員会編：循環系の緊急事態．周手術期管理チームテキスト，第3版，p577-580，日本麻酔科学会，2016.
2) 前掲書1)，p578
3) Mertes PM, et al : Anaphylactic and anaphylactoid reactions occurring during anesthesia in france in 1999-2000. Anesthesiology 99(9) : 536-545，2003.

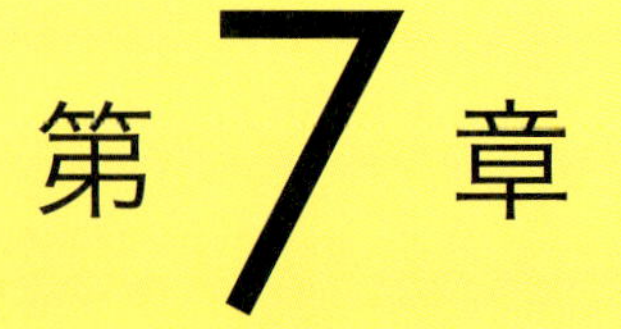

第7章 主な手術別患者ケア

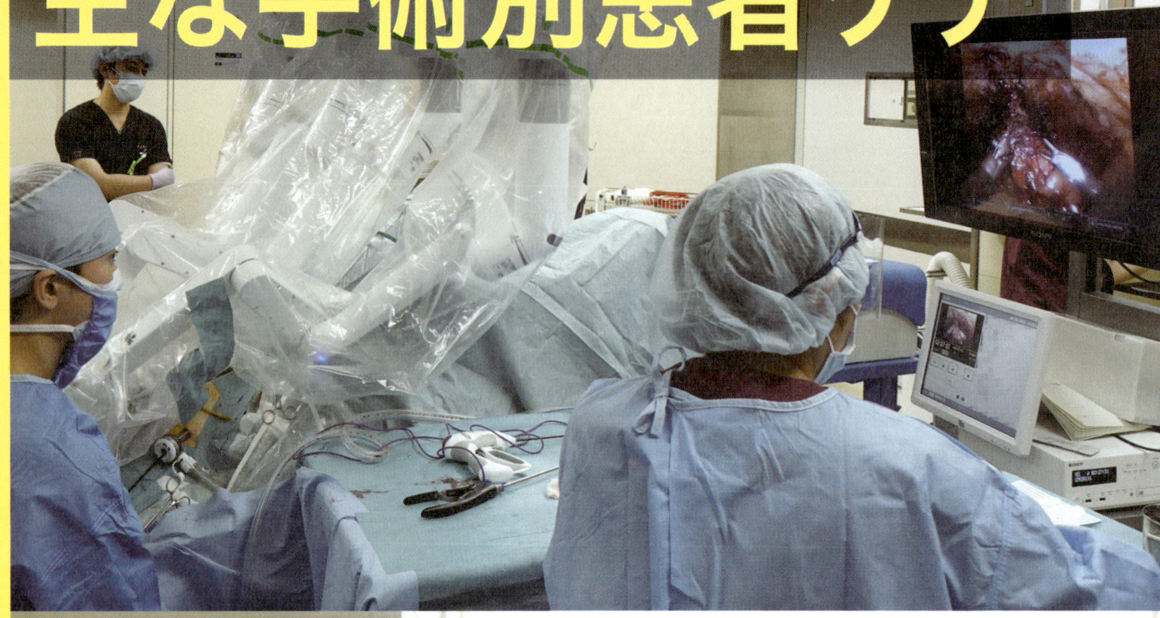

CONTENTS

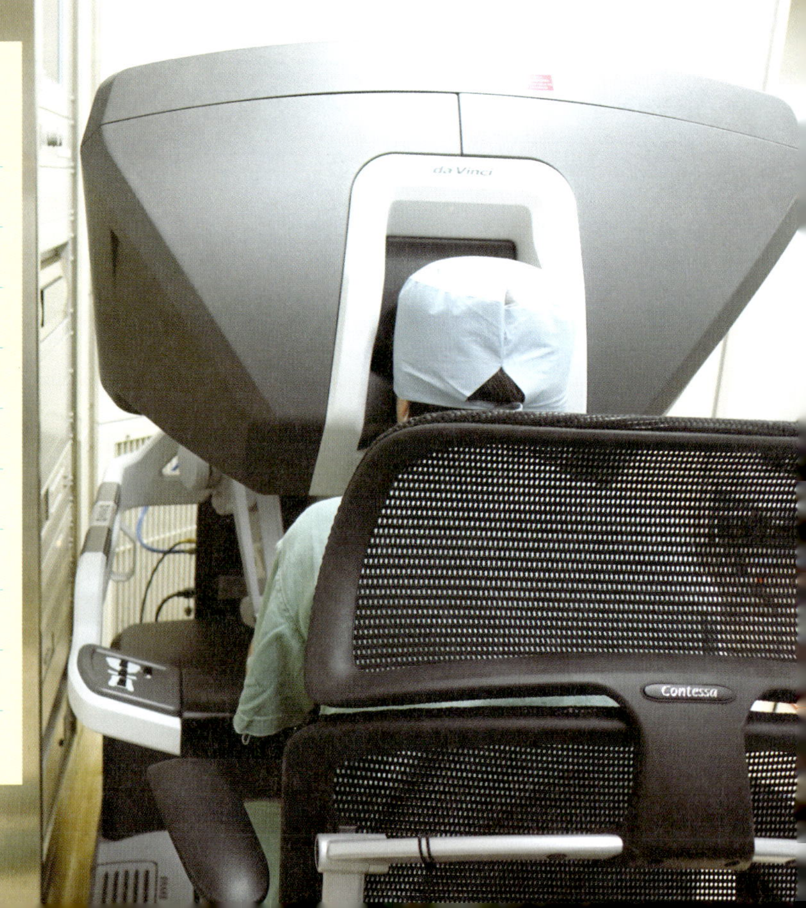

1 腹腔鏡手術

1 腹腔鏡手術とは

腹腔鏡手術は，胸腔鏡手術や関節鏡手術などと同様に鏡視下手術の1つで，体表に開けたいくつかの小さな穴から腹腔鏡(内視鏡＝カメラ)および電気メス，鉗子などを挿入して，外部のモニタに映し出された画像をみながら行う手術手技である(図1-1)．腹腔鏡手術には，腹腔に炭酸ガス(CO_2)を注入して膨らませ，腔内を視認しやすくして行う「気腹式」と，ガスを用いずに腹壁を吊り上げて行う「吊り上げ式」がある．

こうした鏡視下手術は，従来の外科手術に比べて手術創が小さく侵襲が少ない，術後疼痛が軽度であるなどのメリットに，医療機器の進歩や手術手技の向上，さらに保険適用などが相まって，近年は施行されることがより多くなってきている．ここでは，「気腹式」による腹腔鏡手術について述べる．

2 腹腔鏡手術の適応

腹部のほとんどの疾患には腹腔鏡手術の適応が可能である．ただし適応の対象であっても，開腹歴がある患者や腫瘍や筋腫の大きさによっては開腹手術を選択することもある．ほかに，全身麻酔が難しい患者や出血傾向のある患者も適応外となる．

3 鏡視下手術のメリットとデメリット

❶メリット

・開腹手術に比べて低侵襲で手術創が小さい(図1-2)．
・美容的な観点からも患者の満足度が高い．
・画像をモニタに映し出すため，手術部位がよりよく観察でき，さらに拡大することもできるので神経温存などの細かな操作が行いやすい．また，執刀医だけでなく助手や看護師，麻酔科医が，同じ術野をみることができ，情報の共有が可能である．
・手術創が小さく術後疼痛が軽度であることなどから，周術期合併症が起こりにくくなる．
・以上の理由から，また口からの食物摂取を早

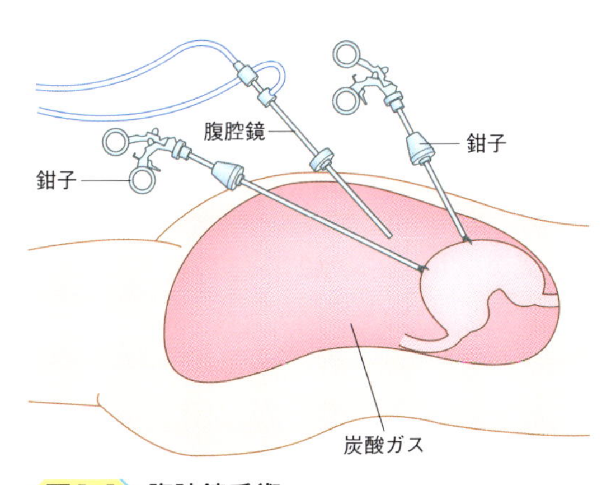

図1-1 腹腔鏡手術

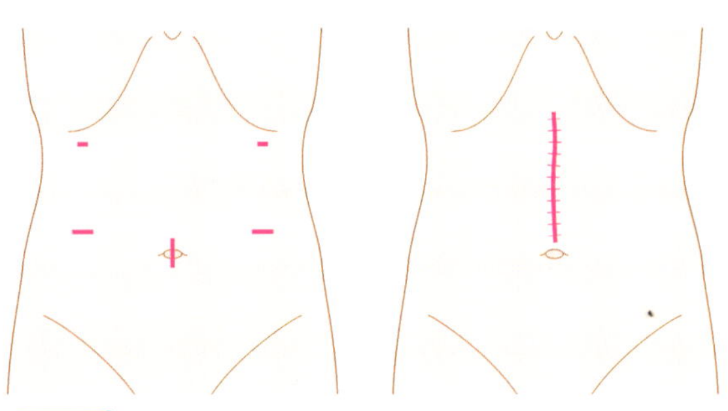

図1-2 開腹手術と腹腔鏡手術の手術創の比較(胃)

期に再開できることなども相まって，回復が早く，入院期間が短縮できる．

❷デメリット

- 手術手技が難しいため，習熟度の差が現れやすく，通常の手術より時間がかかる傾向がある．
- 腹腔鏡(内視鏡)など高価な機器が多く，超音波凝固装置やモニタ類などの周辺機器も多い．
- 術中にみることができる術野が狭く，限られている．
- 特殊な体位に伴う合併症が生じることがある．
- 体腔内の癒着が強いときや進行したがんなどには施行できないことがある．

4 麻酔の方法

気腹法による腹腔鏡手術においては，一般に全身麻酔あるいは全身麻酔と硬膜外麻酔などの組み合わせが適しているとされる．麻酔薬の選択は特定されないが，亜酸化窒素(笑気ガス)は術中に腸管が膨張する可能性や，腹腔内に拡散することで機器の操作に伴って燃焼するリスクがあるとも指摘されている．

気腹時にバッキング(咳き込むこと)が起こると臓器の損傷や出血をきたす可能性があるため，筋弛緩状態は慎重に維持しなければならない．一方で，筋弛緩薬の効果が遷延すると早期回復の障害となる．

5 腹腔鏡手術に伴う合併症とケア

気腹式は，炭酸ガス(CO_2)で腹腔内の圧を高めることでさまざまな合併症を引き起こす可能性がある．

❶空気塞栓・皮下気腫

気腹を行うために用いられる炭酸ガスによって，空気塞栓や皮下気腫が起こりやすい．大血管損傷時に気腹圧を上げすぎると，炭酸ガスが血管内に入り，肺の末梢血管に詰まり，呼吸障害を起こすことがある．そのため，カプノメータ，パルスオキシメータ，血圧，換気状態などを注意深く観察する必要がある．

万が一，空気塞栓が発生してしまった場合は，ただちに送気を中止し，純酸素・過換気とし，心肺蘇生を含めた対症療法を行う．

❷体位のズレによる皮膚障害

腹腔鏡手術では，手術台をローテーションすることで腹腔内の臓器を動かし視野を得るため，体位のズレによる皮膚障害を生じやすい．皮膚障害を防ぐためには，麻酔導入後の体位固定時に神経圧迫や局所圧迫がないか，リネンのしわなどがないか，また，術中手術台をローテーションした際は，その都度身体にズレが生じていないかを確認する必要がある．

術前のうちに患者のリスク因子を考慮して，麻酔導入前にスキンバリアクリーム(皮膚保護剤)を塗布したり，圧迫が生じる部位に除圧パッドを用いるなど，術前の対策も重要となる．

❸体内残遺

腹腔鏡手術で使用する器械は，部品が小さなものも多い．そのため，部品の欠落・ゆるみ・破損がないかを使用前後で確認し，体内遺残防止策をとることが重要である．

❹熱傷

腹腔鏡手術では，映像をモニタに映し出すために光源を用いる．光源コードは使用時に熱をもち，短時間でも接続部が高温になるため，先端部分が体表に触れていると熱傷を起こす可能性がある．カメラを使用していないときは光源をオフにして，皮膚に触れていないことを医師，器械出し看護師とともに確認する．

❺下大静脈血栓症

腹腔鏡手術では，体位や気腹によって下大静脈が圧迫され血栓が生じやすい．そのため使用禁忌の疾患がない場合，間欠的空気圧迫装置や弾性ストッキングの着用を厳守する．

❻低体温

術中は冷たい炭酸ガスで気腹し続けるため低体温になりやすい．したがって，術前からの加温を行い，低体温を防止する．術中膀胱温は気腹による影響を受け数値に信憑性がないため，食道温や鼻咽頭温などで体温を把握することもある．

参考文献

1）川本利恵子ほか監：ナースのための最新術前・術後ケア．学研メディカル秀潤社，2012
2）日本麻酔科学会・周術期管理チームプロジェクト編：腹腔鏡下手術の麻酔．周術期管理チームテキスト，第3版，p677-680，日本麻酔科学会，2016

Memo

2 婦人科開腹と帝王切開術

1 腹式単純子宮全摘術

❶腹式単純子宮全摘術とは

腹式単純子宮全摘術(ATH：abdominal total hysterectomy)は，婦人科手術のなかで最も代表的で，施行されることが最も多い手術である[1]．腹部を切開して子宮のみを全摘出するもので，良性疾患のほか悪性腫瘍でも行われる(図2-1)．

❷適応

子宮筋腫や子宮腺筋症などの良性疾患，子宮体がんや早期の子宮頸がんなどの悪性腫瘍で適応となる．前者では，月経過多による貧血，筋腫による腹部圧迫症状などの改善・根治のために，後者では病変の摘出による根治のために行われる．また，重篤な産後出血など産科救急時にも適応される．

❸麻酔の方法

一般に，全身麻酔のみ，または全身麻酔と硬膜外麻酔の併用で行われる．

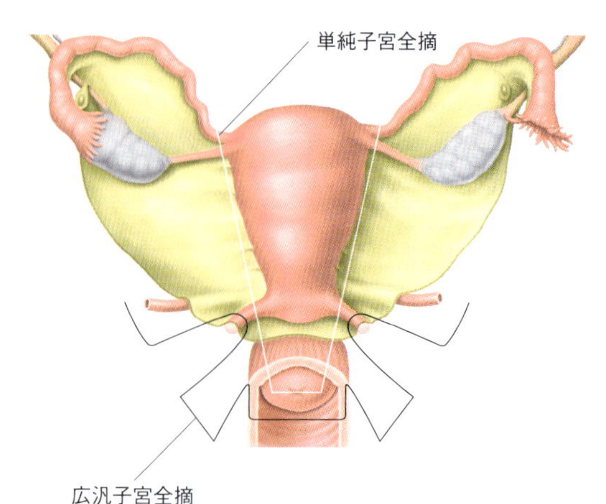

図2-1 腹式単純子宮全摘術および広汎子宮全摘術の切除範囲

❹看護のポイント

手術の既往歴，特に開腹歴の確認をまず行う．開腹歴がある場合は，癒着の可能性が高く，手術時間の延長や出血量の増加の可能性があるためである．また，貧血や合併症の有無，X線画像などから腹水貯留の有無や筋腫あるいは腫瘍の大きさを術前に確認しておく必要もある．なかでも卵巣がんは，術前に確定診断がなされていないことが多く，術中において迅速に確定診断が行われることがある．それによって術式が変更になることもあり，事前の準備を確実に行うために，術前の情報収集が重要となる．

❺器械出し看護の術中の注意点

腟管の切開とともに不潔操作となるため，清潔野と不潔野の区別を行い，器械の取り扱いに注意する．癒着や炎症が強い場合は，大量の出血を伴うことがあるため，それらを予測できる手術では，ガーゼや縫合糸の十分な術前準備を行う．また，高度な癒着が存する場合には尿管の走行が不明瞭となり，尿管損傷を避けるために尿管鉤を使用することもある．術後は，すぐ内診にて止血確認を行うため，器械を清潔に保持しておく必要がある．

2 帝王切開術

❶帝王切開術とは

自然分娩が母体および胎児にとって危険を伴う，あるいは困難な場合は，子宮を切開して胎児を取り出す．これを帝王切開術(CS：cesarean section)という．予定帝王切開の場合は美容的な観点から横切開，緊急帝王切開の場合は手術

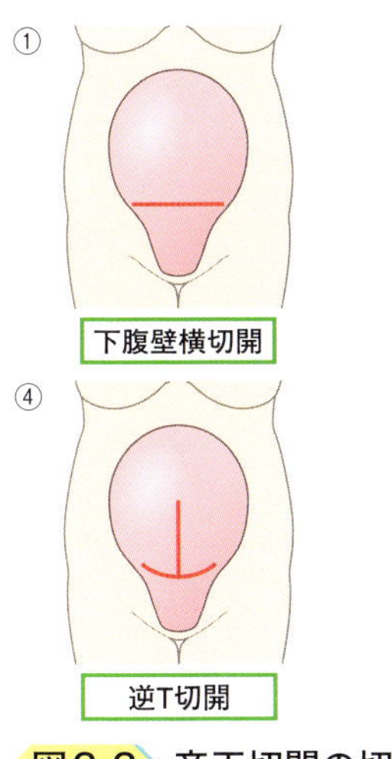

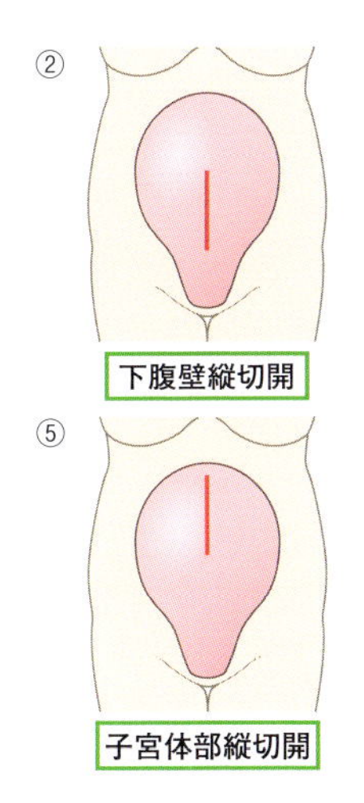

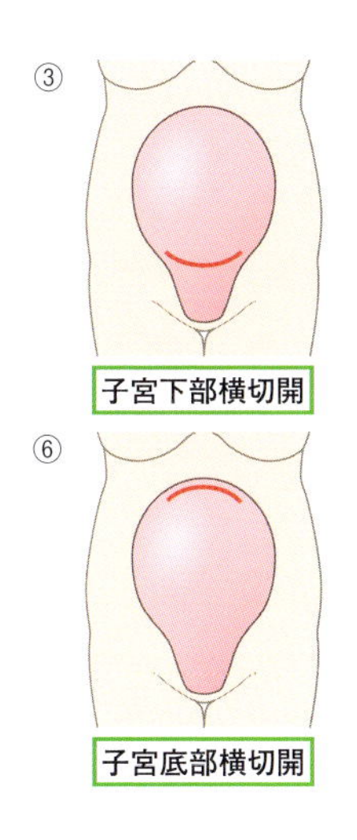

図2-2 帝王切開の切開ライン

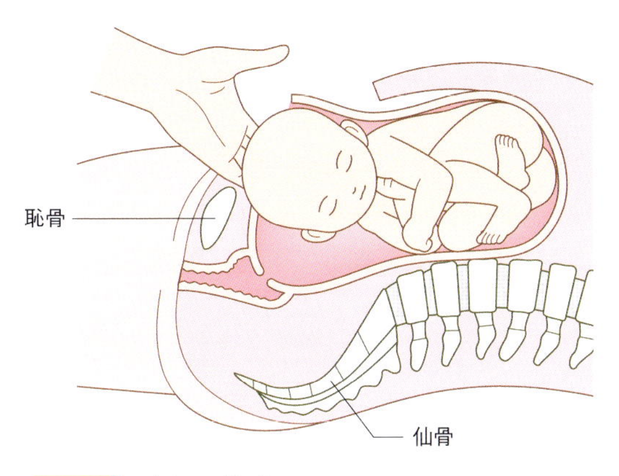

図2-3 胎児の娩出

手技が比較的容易な縦切開によって腹壁，子宮筋層を切開し(図2-2)，用手的に児頭を子宮外に誘導・娩出させる(図2-3).

❷適応

CSは，胎児適応と母体適応に大きく分けられる．胎児側の理由で適応となる場合には，胎児機能不全，臍帯脱出，巨大児，重篤な奇形児などがある．母体側の適応としては，狭骨盤，児頭骨盤不均衡(CPD：cephalopelvic disproportion)，切迫子宮破裂，前置胎盤・部分前置胎盤，分娩停止などがある．

さらに，早期に胎児を娩出させたいにもかかわらずそれができないと判断される場合，例えば重症妊娠中毒症，子癇発作，常位胎盤早期剝離などにおいても適応となる．また，骨盤位，帝王切開既往，子宮筋腫核出術後，母体合併症や産道感染の危険性がある場合も，より安全であるとの考えから適応される．

❸麻酔の方法

通常の予定帝王切開術での麻酔は，脊髄くも膜下麻酔と硬膜外麻酔を併用して行われることが多い．緊急帝王切開の場合は，胃内容物が存在していることもあり，一般的に脊髄くも膜下麻酔のみとする．ただし，超緊急帝王切開術では，全身麻酔を選択する場合もある．

❹看護のポイント

はじめに，なぜ帝王切開が適応となったのかを確認することが重要である．適応理由によって，母体，胎児の状態や緊急度を把握することができる．

緊急帝王切開の場合は，患者は突然の手術の不安に加え，生まれてくる子どもの心配をしている．手術に対して不安を抱えながら入室してくる場合が多く，このような特殊な心理状態を十分に理解して接する必要がある．

また，脊髄くも膜下麻酔の場合，術中は意識下で手術が開始されるため，術中のチーム間の言動や妊婦に対する声かけなどは，とくに注意を要する．

⑤術中の注意・観察ポイント

1. 出血

前置胎盤の症例では，癒着胎盤を合併していることも多く大量出血の原因となる．大量出血に備え，術前に自己血貯血が行われる．術前に輸血確保がなされているかどうかの確認を必ず行う．

術中に出血が止まらない場合は，やむをえず子宮全摘術を行う場合があるため，その準備を事前にしておくことも重要である．

2. 体温

脊髄くも膜下麻酔の影響によって末梢血管が拡張し，体温が下がりやすいため加温・保温に注意する．また，生まれてくる児に影響が及ばないよう，児が退室するまでは室温を28℃に保つ．

3. 麻酔

脊髄くも膜下麻酔では，術中も麻酔区域が変動するため，術中にも麻酔範囲の確認を行う．悪心，呼吸抑制など脊髄くも膜下麻酔の合併症の症状がないかどうか観察を行う．

4. 循環

妊婦は，増大した子宮に圧迫されることによって下半身からの静脈灌流が阻害されやすい．心拍出量が減少し動脈圧が低下する仰臥位低血圧症候群になりやすいため，血圧変動に注意して観察を行う．また，脊髄くも膜下麻酔の影響で，血圧がさらに下降しやすくなる状態であることを十分に理解しておく必要がある．

5. 呼吸

脊髄くも膜下麻酔の影響で呼吸抑制が生じることがあるため，麻酔区域の確認と呼吸状態に注意し観察を行う．

⑥器械出し看護における術中の注意点

全身麻酔および脊髄くも膜下麻酔において，子宮切開～児娩出までの時間が3分をこえると，児のアシドーシスやアプガースコア低値の割合が増加するといわれている．そのため，早く正確な器械出し看護が求められる．

術中は胎児の娩出(図2-3)に伴って，術野周囲の器械を回収し，胎児への損傷が起こらないように注意する．

あわただしい手術のため，ガーゼカウント，器械カウントはより念入りに行う．

3 超緊急帝王切開術

①超緊急帝王切開術とは

CSの緊急度は，母体，胎児双方の適応によってさまざまであり，施設によってもルールが異なる．そのなかで，母体，胎児に生命の危険が迫っており，一刻も早く胎児の娩出をはかる必要がある場合に行う帝王切開術を超緊急帝王切開術という．

例えば当院では，超緊急帝王切開術をグレードAとして，CS決定から胎児の娩出までを30分以内と定めている(表2-1)．しかし，すべての症例に30分以内での娩出があてはまるとはかぎらない．

②手術の適応

CS適応の選択をするなかで，母体あるいは胎児の生命に危機が差し迫り，一刻を争う状況もある場合にはグレードA，すなわち超緊急帝王切開術が適応される．この超緊急手術の場合には，高度かつ持続的な胎児徐脈や臍帯脱出，常位胎盤早期剝離などによる母体の出血性ショックなどが想定される．

③麻酔の方法

前述したように，グレードAにおける麻酔では全身麻酔が選択される場合がある．全身麻酔が選択された場合，通常の急速導入(rapid induction)とは異なり，迅速導入(crash induc-

表2-1 帝王切開術緊急度の例

グレード	CS決定から児娩出までの目標時間	NICE*の分類
A（超緊急）	30分以内	母体あるいは胎児の生命に危機が差し迫っている
B（緊急）	75分以内	母体あるいは胎児に生命の危機が差し迫っているわけではないが危険な状態にある
C（準緊急）	2〜3時間以内	母体あるいは胎児が危険な状態にあるわけではないが早期の娩出が必要である
D（予定手術）	予定手術	母体または医療者の都合によって娩出時期の調整ができる

＊NICE：英国国立医療技術評価機構（National Institute for Health and Care Excellence）

tion）が選択される．

1. 迅速導入とは

迅速導入は，緊急手術などにおいてフルストマック（絶飲・絶食時間が十分に確保されていない，もしくは不明の場合や，上部消化管閉塞がある場合）によって誤嚥性肺炎の危険性が高いときに行われる，麻酔導入から気管挿管までをできるかぎり短い時間とした導入方法である．

迅速導入では，十分な酸素化を行い，胃内容物を吸引した後，静脈麻酔薬と筋弛緩薬を一度に投与してマスク換気を行わずに気管挿管を行う．挿管後ただちにカフを膨らまし，換気が確認できるまで輪状軟骨を圧迫，食道を閉鎖して逆流を防ぐことを同時に行う（図2-4）．輪状軟骨は気管の全周を取り巻いており，輪状軟骨を外側から圧迫すると気管の下にある食道が圧迫される．

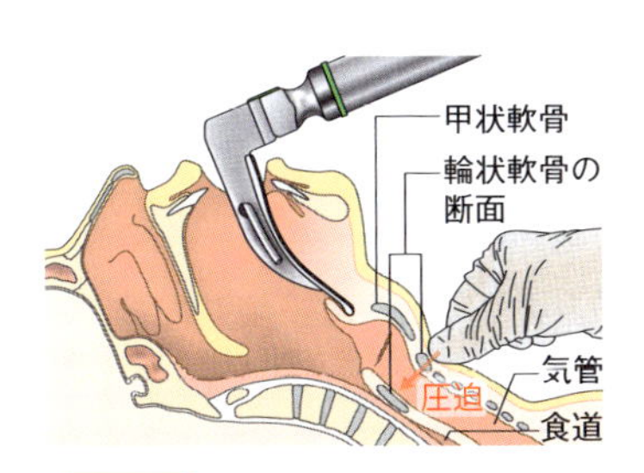

図2-4 輪状軟骨圧迫法

迅速導入は，通常，フルストマック患者の導入方法であるが，妊娠による生理的変化が影響するため，超緊急帝王切開術の妊婦にも行う必要がある（表2-2）．

2. 迅速導入の手順

超緊急帝王切開術における迅速導入は，以下の手順で行う．

①子宮左方転位をとる（図2-5）

胎盤の血流維持のため，血圧低下の有無にかかわらず行う．

②100％酸素投与下に8回の深呼吸を60秒以上行う[2)]

低酸素症になりやすいため，マスクを顔に密着させて行う．

③手術体位をとり，術野の消毒とドレーピングを行う

④静脈麻酔薬・筋弛緩薬を投与し，輪状軟骨を

表2-2 妊娠による生理的変化

1	妊娠で子宮が大きくなることによって腹圧が上昇し，胃内圧が上昇する
2	ホルモンの変化の影響を受け，胃酸の酸度が上昇する
3	胃内容物が停滞しやすくなる
4	食道と胃の角度が変化する
5	下部食道括約筋緊張が減弱する

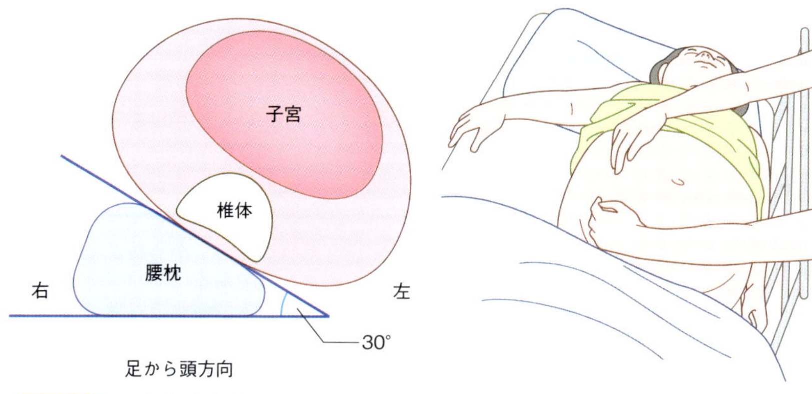

図2-5 子宮左方転位

圧迫する．

⑤挿管し，同時にカフ注入を行う

⑥換気開始，同時に手術を開始する

❺看護のポイント

グレードAの超緊急帝王切開術にいつでも対応できるよう，常に手術ができる準備をしておくことが重要である．例えば，当院ではグレードA専用台車を常時準備しており，手術・麻酔物品(脊髄くも膜下麻酔，全身麻酔に対応する物品・薬品)がすぐ使用できるよう準備してある(図2-6)．

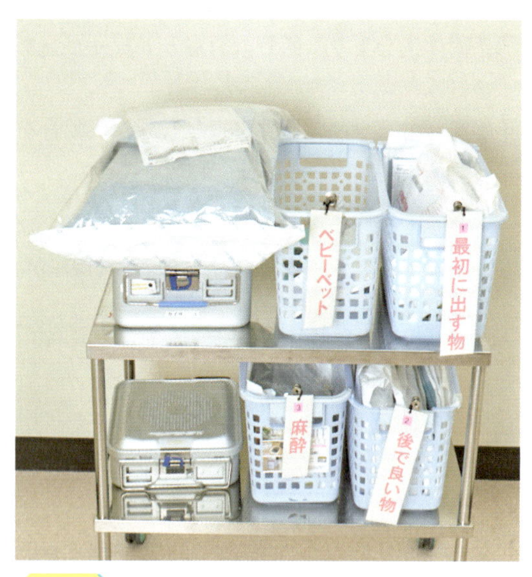

図2-6 グレードA専用台車の例

❻器械出し看護における術中の注意点

超緊急帝王切開術では通常以上にスピードが求められるため，準備から胎児の娩出にいたるまで，器械・ガーゼ・物品のカウントや取り扱いには細心の注意を払ってあたることが大切である．

例えば当院では，グレードAに対応した専用台車からすばやく必要物品を準備し，器械は婦人科開腹のコンテナ内に上下2段で目皿が準備されており，上段の目皿内の器械のみで帝王切開ができるよう工夫している．そのため準備，器械カウントをすばやく行うことが可能である．

引用・参考文献

1) 宮﨑康二：腹式単純子宮全摘術．日本産科婦人科学会雑誌 61(9)：576-579，2009
2) 島田宗明ほか：超緊急帝王切開の麻酔管理．臨床麻酔 39(5)：711，2015
3) 足立麻礼：腹式単純子宮全摘術．オペナーシング秋季増刊：236-239，2013
4) 角田肇ほか．子宮全摘術(腹式)．オペナーシング臨時増刊：206-210，2010
5) 日本麻酔科学会・周術期管理チーム委員会編：周術期管理チームテキスト，第3版．p327-329，p356-359，日本麻酔科学会，2011
6) 足立麻礼：帝王切開術．オペナーシング秋季増刊：232-235，2013
7) 角田肇ほか：帝王切開術．オペナーシング臨時増刊：202-205，2010
8) 島田宗明ほか：超緊急帝王切開の麻酔管理．臨床麻酔 39(5)：707-715，2015
9) 道方香織ほか：産科疾患の診断・治療・管理−妊娠の生理．日本産婦人科学会雑誌 59(12)：691-696，2007
10) 埼玉医科大学総合医療センター麻酔科：帝王切開麻酔ガイド，2014 http://www.masuika-smc.com/material/pdf/SMC%20CS%20manual.pdf（2019年2月15日検索）
11) 日本麻酔科学会・周術期管理チーム委員会編：妊婦の手術の麻酔．周術期管理チームテキスト，第3版．p687-700，日本麻酔科学会，2016

3 ロボット手術(ダヴィンチ手術)

1 ロボット手術とは

❶ダヴィンチ・システムとは

ロボット手術とは，執刀医が直接患者の臓器に触れることなく，内視鏡手術支援ロボットである「ダヴィンチ・システム(da Vinci Surgical System)」に命令を出し遠隔操作で手術を行う，ロボット工学を応用した手術のことである．

鏡視下手術と同様，患者の身体に複数の小さな穴を開けて行うため，開腹手術に比べて身体への負担が少ない手術である．摘出する組織が深部にあっても術者以外の医師や看護師，その他の医療従事者が，モニタを通じて視野を共有することができる(図3-1)．

また，ロボット手術で用いる鉗子は，人間の手や鏡視下で使用する鉗子の可動域よりも自由度が高いため，腹腔内での精密な切開や正確な縫合をすばやく行うことが可能である．そのため，術中の出血量を極端に少なく抑えることができ，操作性の向上による緻密な動きにより，血管や神経の保護といった機能温存の可能性が高くなるメリットがある．

このようにロボット手術は，鏡視下手術にロボットの機能を組み合わせて発展した手術といえる．

❷増加するロボット手術

わが国において，2016年9月末現在237台の手術支援ロボット「ダヴィンチ・システム」が導入されている[4)]．2012年4月の前立腺全摘手術への保険適用以降，ロボットを使用した手術件数は増加している(表3-1)．2018年4月に保険適用となった術式が増えたため，今後もこの傾向が続くと考えられる．

そのうえで，執刀医，麻酔科医，看護師，臨床工学技士などそれぞれが役割を担うチーム医療であることを認識する必要がある．

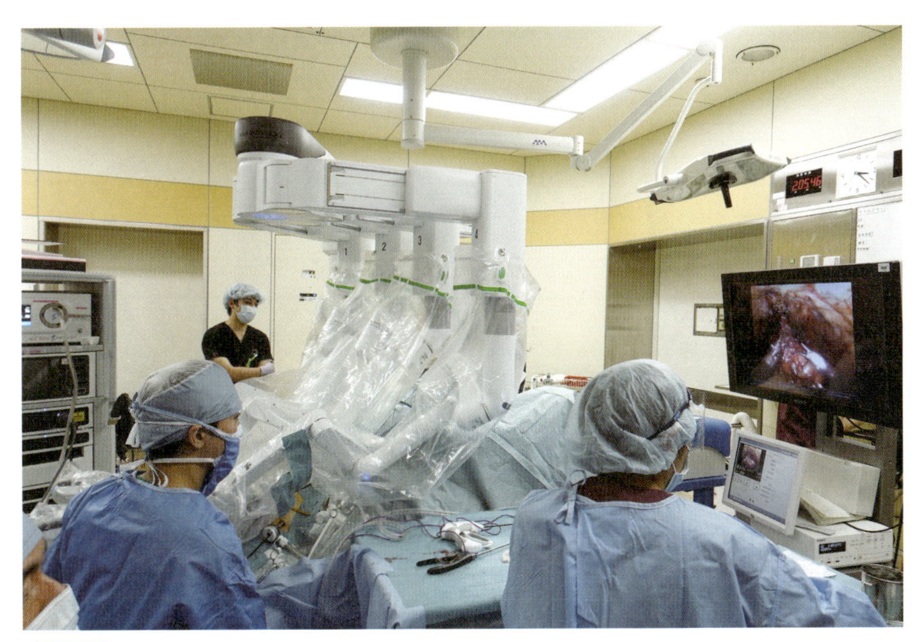

図3-1 ロボット手術

表3-1 日本のロボット手術の内訳

	症例数	2014年	2015年
泌尿器	27,489	8,780	12,404
消化器	2,174	626	544
婦人科	819	202	170
胸部外科	494	129	110
累計	30,976	9,737	13,228

(2015年12月末現在，2016年以降はメーカーの開示がない)
(日本ロボット外科学会：da Vinci の手術件数．da Vinciについて．日本ロボット外科学会ホームページ．
http://j-robo.or.jp/da-vinci/ope02.html 2019年2月15日検索)

2 手術の適応

ロボット手術は高度な先進医療であり，従来は泌尿器科の前立腺がん，腎がん摘出術のみ保険適用であったが，2018年4月より胃がん，食道がん，肺がん，直腸がん，子宮体がん，膀胱がん，縦隔悪性腫瘍の7種のがんを含む12の術式が保険適用となった[6]．

3 手術に用いる器械

ロボット手術において使用する機器・鉗子について説明する．

❶サージョンコンソール

サージョンコンソールはコントロールセンターであり，執刀医はビューポートをのぞき込み三次元表示モニタを見ながら手術を行う．両手で2本のマスターコントローラーを，足ではフットスイッチを不潔域にて操作する(図3-2)．

❷ペイシェントカート

ペイシェントカートは実際に手術操作を行う部分であり，4本のアームからなる(ダヴィンチＸｉシリーズ)．

4本のアームのうち3本を鉗子用に用い，1本はカメラ用として使用する．サージョンコンソールの執刀医によってアームが動き，手術を行う(図3-3)．

❸ビジョンカート

ビジョンカートによって，サージョンコンソールで操作をしている執刀医と同じ映像を見ることができる．これによって術者以外の医師・看護師，その他医療従事者も術中の様子を把握できる(図3-4)．

❹インストルメント

ダヴィンチ・システムに装着できる専用の鉗

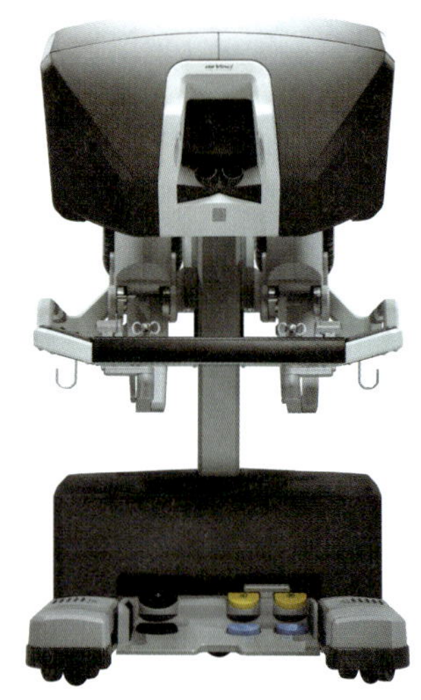

図3-2 サージョンコンソール(Xiシステム)
(写真提供：©インテュイティブサージカル合同会社)

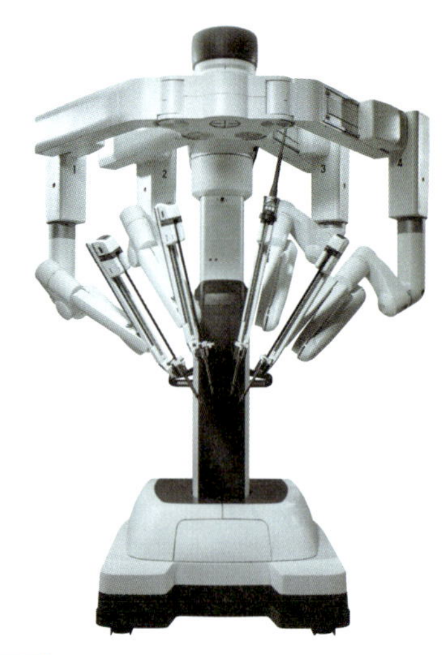

図3-3 ペイシェントカート(Xiシステム)
(写真提供：©インテュイティブサージカル合同会社)

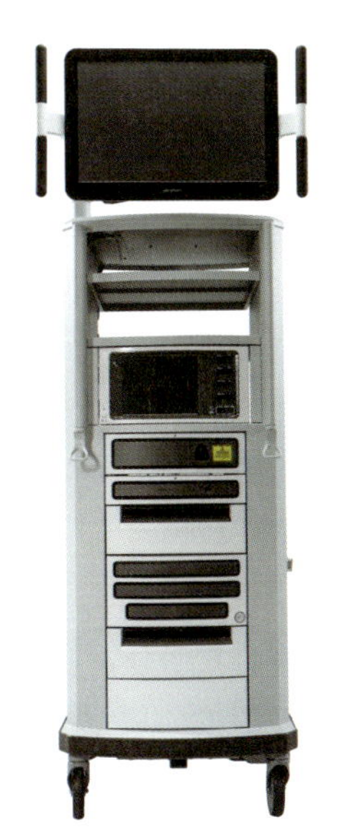

図3-4 ビジョンカート（Xiシステム）
（写真提供：©インテュイティブサージカル合同会社）

子．持針器，把持鉗子，剪刀7，モノポーラ，バイポーラ鉗子など多数の目的に応じた鉗子がある（図3-5）．

4 手術の流れ

❶手術の手順

⑴術前

・ダヴィンチ・システムの各種接続および電子顕微鏡コードを接続する．
・看護師が，ペイシェントカートのドレーピングを行う．
・ベッドに体位固定器具および加温装置の準備をする．
・必要な点滴ラインを準備する．

⑵患者の入室，麻酔導入（各術式に合わせて行う）

⑶体位の固定（各術式に合わせて行う）

例えば，前立腺全摘術では，術中30°頭低位にするため，ハグユーバック®などの体位固定具を用いての体位保持後，実際に術中体位をとり安全性の確認を実施する．

また，体格などによって褥瘡発生のリスクが

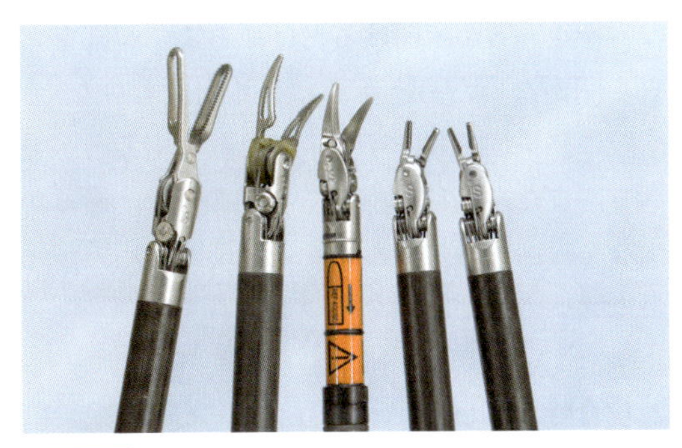

図3-5 さまざまな鉗子

特に高い患者の場合は，当院では皮膚・排泄ケア認定看護師（WOC看護師）や理学療法士が介入し，安全な体位を保持できるようにしている．

⑷手術開始

⑸トロッカー挿入

⑹ロールイン

ペイシェントカートを，清潔野である手術台の上に移動する．

⑺ドッキング

執刀医が，患者に留置されたトロカーにペイシェントカートのアームを接続し，スコープおよびインストルメントを装着する．

⑻コンソール開始

執刀医が，非清潔野であるサージョンコンソールに移動し，内視鏡手術を開始する．

サージョンコンソールで行う手術をコンソールとよぶ．

⑼ロールアウト

コンソール操作を終了し，ペイシェントカートを清潔野より外す．

⑽組織摘出

⑾閉創

5 手術のメリットとデメリット

❶メリット

1. 低侵襲であり入院期間が短い

内視鏡手術同様，腹部に鉗子を挿入する小さ

な穴を4～5か所開けるだけである．腹部を大きく開かないため，手術による出血も少なく，術後に感染症を起こすリスクを減らすことができる．また，傷口が小さくなることで，痛みが少なく，回復も早いため，入院期間を短縮し元の生活への早期復帰を可能とする．

2. 安全性が高い

ダヴィンチ・システムでは，高画質な三次元立体画像が操作する医師のモニタに映し出される．奥行きを読み取って鉗子を動かすことができるため，より大きな可動域を確保することができ，より正確かつ安全に手術を行うことが可能である．また，手ぶれ防止機能がついており，カメラ自体を術者が自在に操作できるため，精緻な手術を可能にする．

3. 多彩な操作が可能である

内視鏡手術の鉗子と異なり，ロボットに装着する鉗子しかできない動き(関節の360°回転など)が可能となり，開腹や内視鏡手術では困難であった手術操作を可能にする．

❷デメリット

1. 力覚および触覚に乏しい

視野の外で，臓器損傷などなんらかのトラブルを起こした場合，触感を感知する機能がないために気がつくことができない．

6 ロボット手術の看護のポイント

❶器械出し看護師

1. 看護のポイント

術式の理解だけではなく，ロボット手術において必要である特殊な器械についての知識および取り扱い方法について知る必要がある．

また，執刀医および助手はサージョンコンソールおよびモニタに注意を集中させるため，器械出し看護師は，手術をスムーズに進行できるように器械を準備するほか，ロボットアームの患者への接触の有無の確認をし，気腹チューブやスコープ，電気メスのコードなどがロボットアームや助手の妨げにならないように整理する必要がある．

❷外回り看護師

1. 看護のポイント

ロボット手術はほかの手術と比較して実施件数が少なく，患者にとっては具体的にイメージしにくい．そのため，外回り看護師は，術前訪問などにおける直接の面談を通じて，ロボット手術を受けることに対する患者の意思や認識を確認し，不安を和らげより安心して手術に臨むことができるようにサポートをする．

また，内視鏡手術とは異なる特殊体位で行われることがあるため，カルテや面談を通じた情報収集によって，体格や既往歴など，合併症発生のリスクを分析し，術前から予防策を考え，術中術後の観察に努める．

参考文献

1) 鳥取大学医学部附属病院低侵襲外科センター編：ロボット手術マニュアル―da Vinci手術を始めるときに読む本．メジカルビュー社，2012
2) 大堀理ほか：前立腺がんに対するロボット手術―連続写真と動画で学ぶ手技のコツと落とし穴．ベクトル・コア，2012
3) 東京医科大学病院：手術支援ロボット「ダヴィンチ」徹底解剖．東京医科大学ホームページ．
http://hospinfo.tokyo-med.ac.jp/davinci/top/index.html (2019年2月18日検索)
4) 日本ロボット外科学会：da Vinciについて．日本ロボット外科学会ホームページ．
http://j-robo.or.jp/da-vinci/index.html (2019年2月18日検索)
5) 竹中　篤：ロボット支援手術の利点と問題点．内分泌甲状腺外会誌31(2)：83-86，2014
https://www.jstage.jst.go.jp/article/jaesjsts/31/2/31_83/_pdf (2019年2月18日検索)
6) 厚生労働省：中央社会保険医療協議会総会議事　内視鏡手術用支援機器を用いた内視鏡手術に対する評価について
http://www.mhlw.go.jp/file/05-Shingikai-12404000-Hokenkyoku-Iryouka/0000191263.pdf (2019年2月18日検索)

4 脳神経外科手術

脳神経外科手術とは，脳や脊髄，末梢神経系に生じた疾患に対して行われる外科的治療をいう．

1 脳神経外科手術とは

❶主な対象疾患

脳神経外科手術の対象となる疾患は，脳血管障害や脳腫瘍，外傷から，機能的疾患などにいたるまで実に多様である．主な対象疾患を，**表4-1**に示す．

また，乳幼児から高齢者までほぼすべての発達段階の患者が対象となり，その対象部位も頭蓋内から脊椎まで多様である．したがって手術体位は，疾患部位へのアプローチ法によって種々に異なる．

❷主な脳神経外科手術

脳神経外科の領域で施行される術式には，基本的な手技である開頭術（図4-1）や穿頭術（図4-2）をはじめ，カテーテルを離れた部位の血管から挿入して疾患部位を治療する血管内治療，一般的な放射線治療や近年盛んに行われるようになった定位放射線治療であるガンマナイフ，また内視鏡を用いた手術などがある．

以下に，主な術式について簡単に解説する．

表4-1 脳神経外科疾患の主な対象疾患

脳血管障害	くも膜下出血，脳出血，脳梗塞（アテローム血栓性脳梗塞，ラクナ梗塞など），一過性脳虚血発作，もやもや病など
脳腫瘍	神経膠腫（グリオーマ），髄膜腫，下垂体腺腫，頭蓋咽頭腫，聴神経腫瘍，神経鞘腫，転移性脳腫瘍など
頭部外傷	頭蓋内出血，脳挫傷，頭蓋骨骨折，急性硬膜外血腫，急性硬膜下血腫，慢性硬膜下血腫など
先天奇形	水頭症，二分脊椎，キアリ奇形など
脊椎・脊髄	脊髄梗塞，脊髄動静脈奇形，脊髄腫瘍など
機能的疾患	パーキンソン病，てんかん外科，顔面痙攣，三叉神経痛など

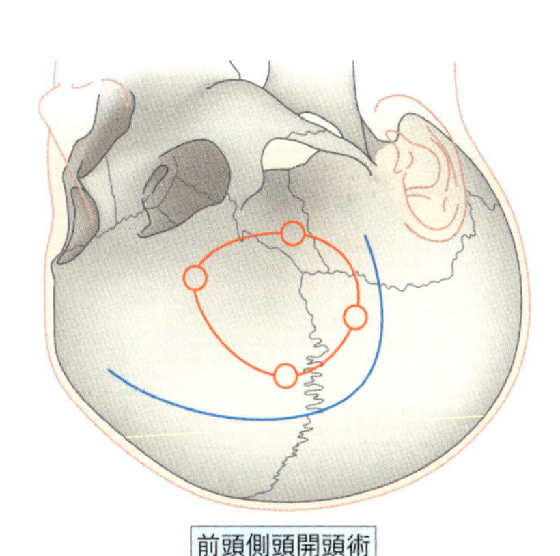

図4-1 脳神経外科手術の最も基本的な開頭術

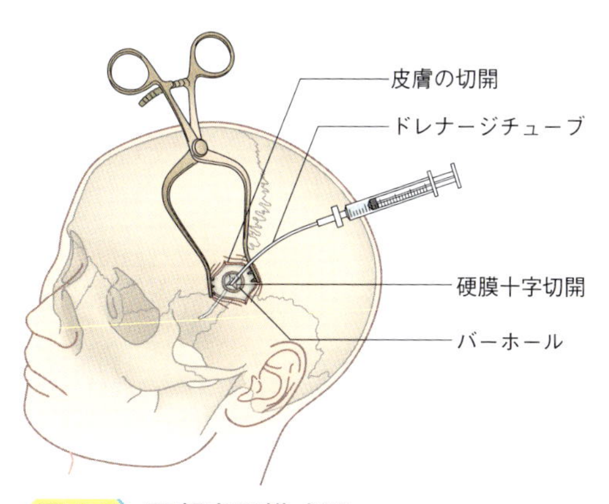

図4-2 頭部穿頭模式図

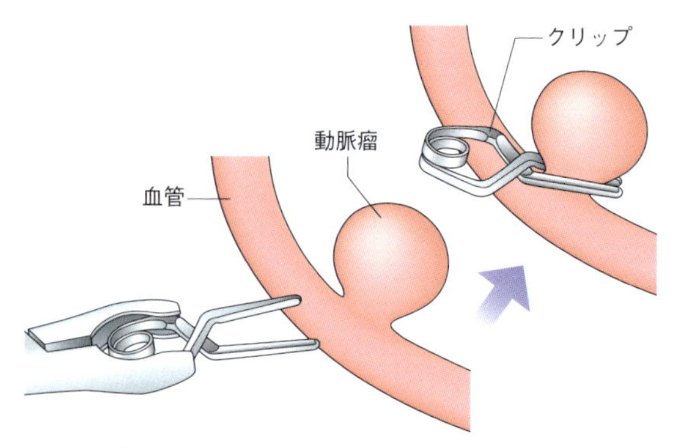

図4-3 クリッピング術

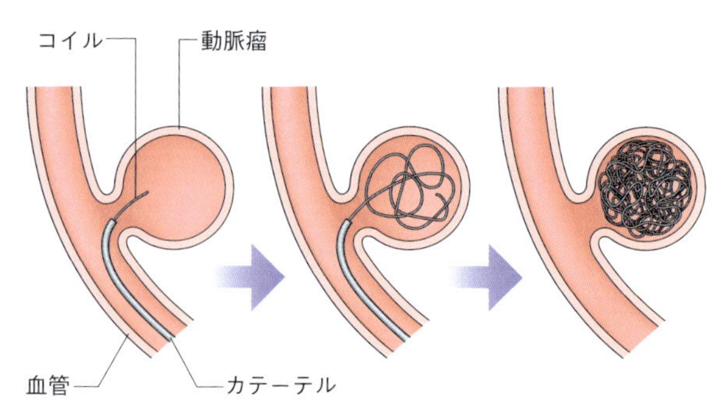

図4-4 コイル塞栓術

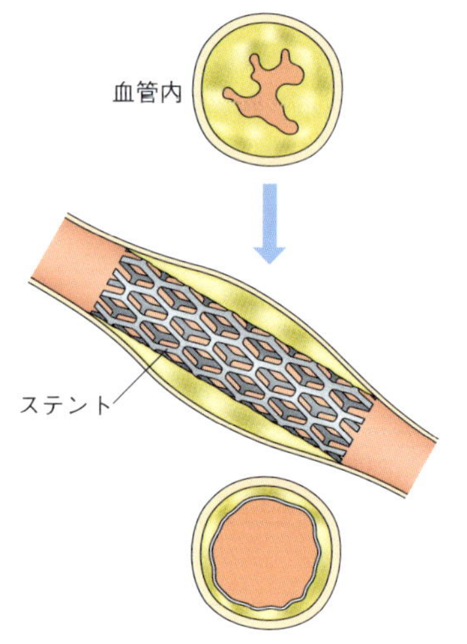

図4-5 ステント留置術

1. 開頭術

開頭術は脳神経外科手術において最も基本的な手技であり，手術部位によって前頭，側頭，後頭など切開部位や切開範囲を決めて頭部を固定，皮膚→筋膜→頭蓋骨→硬膜→くも膜と開けて脳を露出させる手技である．切開範囲の決定にあたっては，できるだけ小さな切開で十分な手術野を確保し，また切開した皮膚の血流が維持されるようにする．

開頭術で脳を露出した後，種々の脳腫瘍の摘出や脳血管障害の治療などは十分な照明下に微細構造を拡大してみることができる顕微鏡下で行われる．開頭術によって行われる手術には，脳動脈瘤クリッピング術(図4-3)，脳腫瘍・頭蓋底部腫瘍摘出術，頭蓋内血腫除去術などがある．

2. 血管内治療

足の付け根や肘の内側の血管などからカテーテルを挿入して血管内を疾患部位まで進め，治療する方法である．開頭しないので患者への侵襲が小さく，一般に入院期間を短く抑えられる．また，直接アプローチすることが難しい脳の中心部でも治療することが可能である．一方で，カテーテルという異物を血管内に挿入することに伴い血栓が形成されて，血管が閉塞されてしまうことがありうる．

脳動脈瘤や脳動静脈奇形，血管狭窄などを対象として，コイルを動脈瘤の中に埋め込むコイル塞栓術(図4-4)や，ステントを留置することで血管の狭窄部を拡張させるステント留置術(図4-5)などの術式が施行される．

3. ガンマナイフ治療

放射線治療は，開頭することなくX線やγ線，あるいは中性子線などを外部から照射して病変部位に集中させて，腫瘍細胞などを死滅させるものである．放射線の照射は，一般に複数回に分割して行われる．また近年では，ガンマナイフといわれる定位放射線治療が盛んに行われるようになった(図4-6)．

ガンマナイフは，多数のコバルト線源から放出されるガンマ線を病変に収束させて，基本的に1回の照射で治療を完結するものである．しかし，病変部を取り除いてしまうわけではないため，CTやMRIなどによる定期的なフォローアップが必要である．

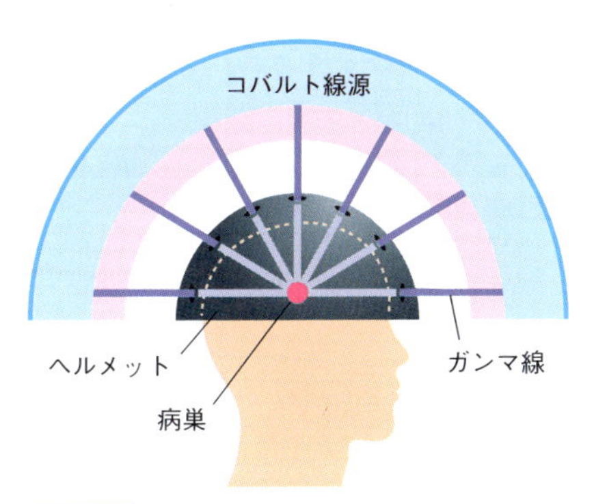

図4-6 ガンマナイフ治療

ガンマナイフは，悪性脳腫瘍の治療のほか，脳動静脈奇形，パーキンソン病やてんかんなどの機能性疾患にも適応がある．

4. 神経内視鏡手術

近年，脳神経外科領域においても穿頭術により内視鏡を挿入して用いる手術が行われるようになり，この術式を神経内視鏡手術という．内視鏡には硬性鏡と軟性鏡がある．前者は光学レンズを利用したスコープで，視界が明瞭で高画質ではあるが，金属の鏡筒をもつため可動性に乏しい．一方，後者は，画質は多少劣るものの可動性のある樹脂製で脳室深部まで進めることができる．

内視鏡単独で行う手術と，顕微鏡を使ったマイクロサージェリーの際に内視鏡を併用する術式，すなわち内視鏡支援手術がある．脳室内，脳血腔内などの観察や経鼻的下垂体腫瘍摘出術などには硬性鏡が，脳室深部の観察や内視鏡支援手術には軟性鏡が用いられる．

2 麻酔の方法

一般に全身麻酔下で行われるが，血管内治療などでは局所麻酔で行うことも可能である．

脳神経外科手術では，術後の神経症状の悪化防ぐために，術中にしばしば脳機能の電気的なモニタリングが行われる(後述)．その場合，多くの麻酔薬が誘発電位を抑制することから，使用できる麻酔薬はかぎられることになる．レミフェンタニルやプロポフォールを用いた全静脈麻酔(TIVA：total intravenous anesthesia)で管理することが望ましいようである．詳しくは文献3)を参照されたい．

3 脳神経外科手術の看護

❶器械出し看護師の役割

前述のように，脳神経外科手術はほぼすべての発達段階が対象となり，疾患が多様である．また，手術部位や手術体位も多様で，手術によって器械が異なり，その種類も多い．したがって，器械出し看護師の役割は，ただ「術者に器械を手渡す」だけの単純作業でないことはいうまでもないだろう．

器械出し看護師は，常に「今行われている操作」を理解し，「次に行われる操作の予測」，「トラブルを想定した準備」，「安全かつ的確な器具の提供」を考えながら，手術の進行に沿った対応を行う．

術野から得る情報を，「目」や「耳」で収集し，外回り看護師に「言葉」で伝えなければならない．

❷外回り看護師の役割

1. 意識レベルの確認

術前に種々の情報を収集して全身状態を評価するにあたっては，バイタルサインのチェックだけでなく意識レベルをも確認しておくことは，術後に神経学的症状の評価をする際の比較データともなり，非常に重要である．意識レベルは，ジャパン・コーマ・スケール(JCS：Japan coma scale)やグラスゴー・コーマ・スケール(GCS：Glasgow coma scale)を用いて確認する（表4-2，4-3）．さらに，瞳孔不同の有無や対光反射などの眼症状の確認を行う．

また，頭蓋内圧亢進の有無や程度についても評価する．通常の頭蓋内腔は主に脳実質・脳脊髄液・血管からなり，一定の圧に保たれている．しかし，腫瘍や出血などによって頭蓋内容積が増大すると，骨で閉鎖された空間である頭蓋内圧が亢進する．その主な徴候は，頭痛，嘔吐，うっ血乳頭の3つである．

2. 術中のケア

入室から開頭までの外回り看護のポイントを，表4-4に示す．

なお，術後の神経学的症状の悪化を予防する目的で，しばしば，次に述べるような脳機能の電気的モニタリングが行われる．術式や手術の内容によって用いられる方法は異なるが，それぞれのモニタリングについて理解し，術中，留意することが必要である．

表4-2 ジャパン・コーマ・スケール（JCS，3-3-9度方式）

点数	状態	図
Ⅰ．刺激しないでも覚醒している状態（せん妄，錯乱，気を失う：1桁で表現）		
1点	だいたい意識清明だが，いまひとつはっきりしない．	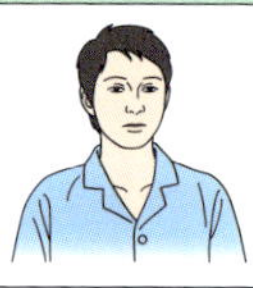
2点	見当識障害がある．	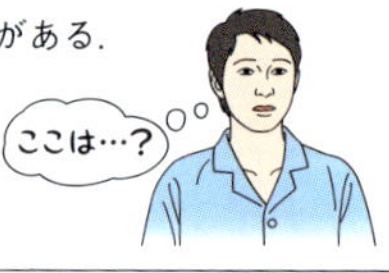
3点	自分の名前，生年月日がいえない．	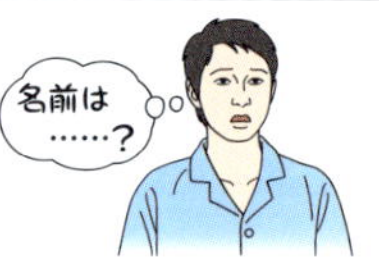
Ⅱ．刺激すると覚醒する状態（刺激をやめると眠り込む）（昏迷，嗜眠，傾眠：2桁で表現）		
10点	普通の呼びかけで容易に開眼する．	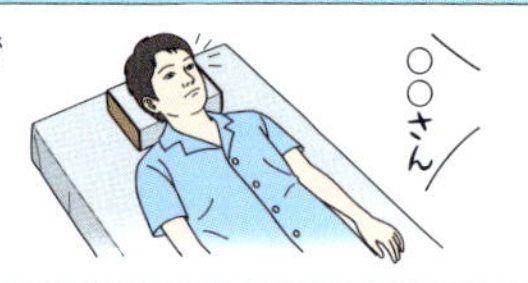
20点	大きな声または身体を揺さぶることにより開眼する．	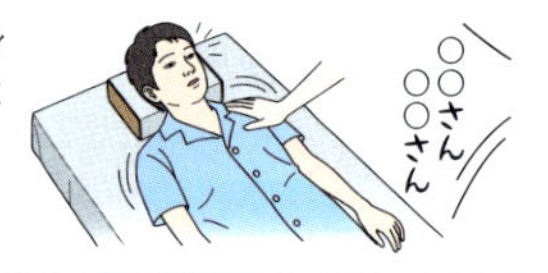
30点	痛み刺激を加えつつ，呼びかけを繰り返すとかろうじて開眼する．	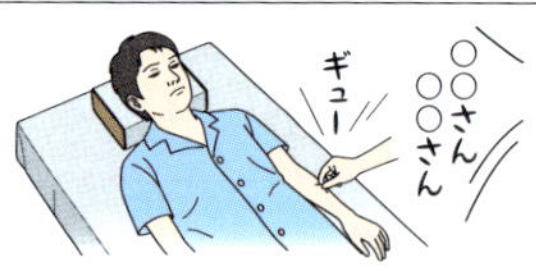
Ⅲ．刺激をしても覚醒しない状態（昏睡，半昏睡：3桁で表現）		
100点	痛み刺激に対し，払いのけるような動作をする．	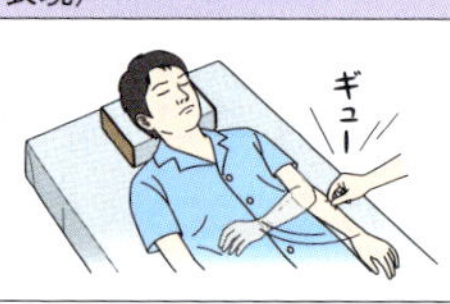
200点	痛み刺激で少し手足を動かしたり，顔をしかめる．	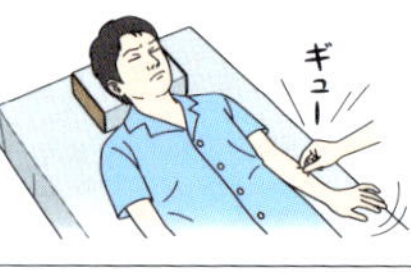
300点	痛み刺激に反応しない．	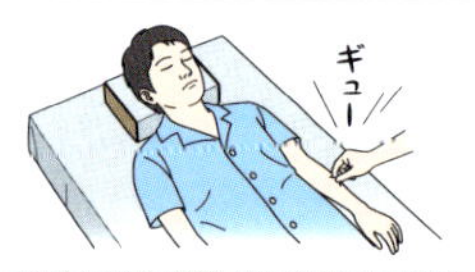

注）R：restlessness（不穏状態）
　　I：incontinence（失禁）
　　A：akinetic mutism（無動無言），
　　　apallic state（失外套状態：大脳の機能が失われた状態）
　　例：100-I，20-RIなど

4 脳機能の電気的モニタリング

❶運動誘発電位

運動誘発電位（MEP：motor evoked potential）は，大脳の運動野を電気刺激して，その運動神経が支配する筋肉の収縮を筋電図として感知する．MEPは，運動神経の伝達路である錐体路の損傷をモニタリングする．

完全静脈麻酔が望ましい．筋弛緩薬は影響が大きいため麻酔導入時のみに用い，追加投与はしない．

❷体性感覚誘発電位

体性感覚誘発電位（SEP：somatosensory evoked potential）は，上肢または下肢の感覚神経を電気刺激して，感覚野に対応する頭皮上，あるいは開頭部位の脳表から導出する．SEPは，感覚神経の伝達路である脊髄・脳幹・視床・内包・大脳皮質のモニタリングとして用いられる．

吸入麻酔下でも記録できるが，麻酔深度によ

表4-3 グラスゴー・コーマ・スケール(GCS)

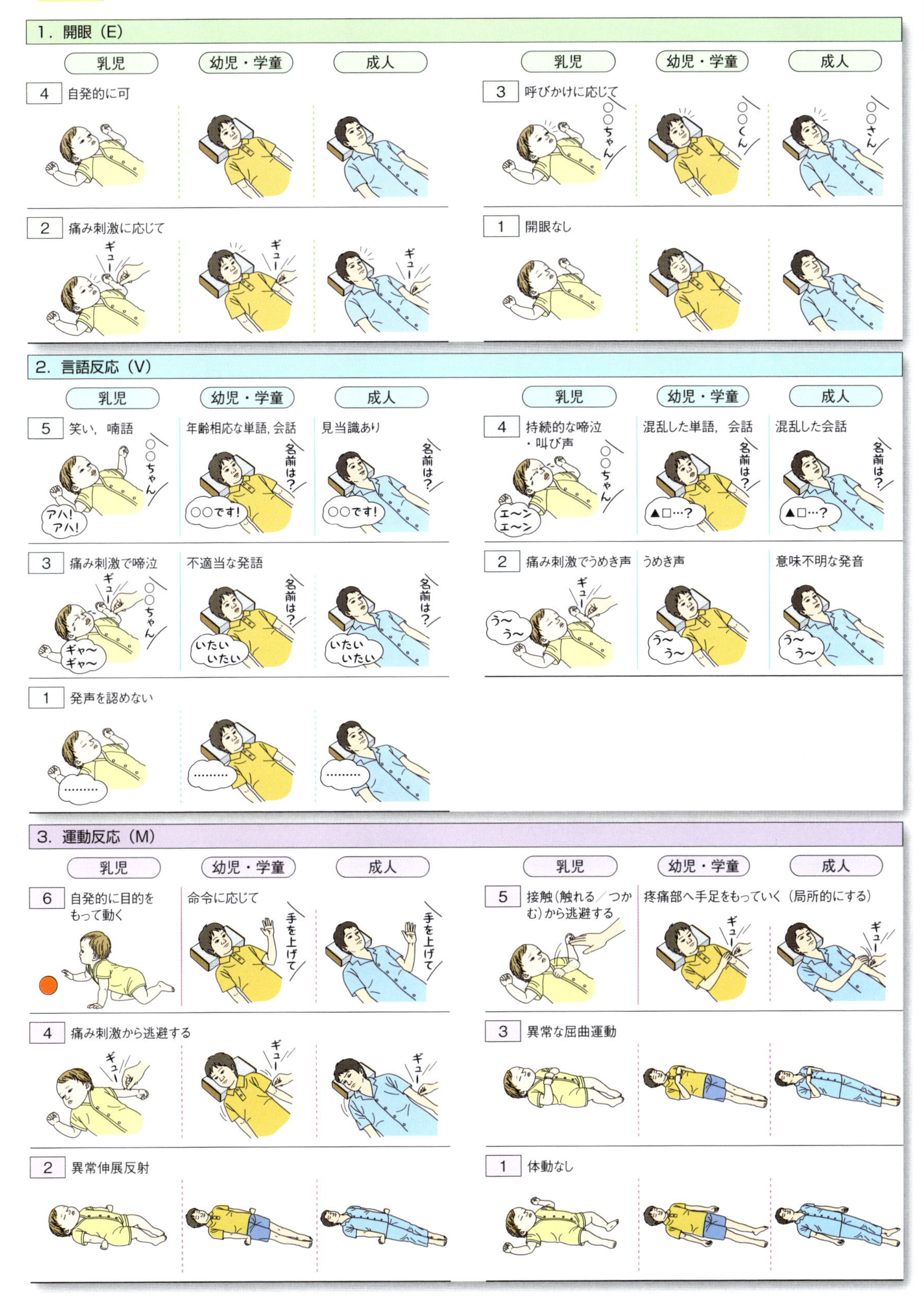

表4-4 外回り看護のポイント

主な手順	起こりうること・留意点
患者入室 全身麻酔の導入	・入室に伴う緊張・挿管の刺激により血圧が上昇，頭蓋内圧の亢進となる ・動脈瘤の場合破裂の危険性がある
体位固定	・動脈瘤や腫瘍の位置によって，体位が異なる ・長時間手術になることもあるため，神経損傷や皮膚障害が起こらないように医師と協力しながら体位をとる
３点固定ピンの装着	・血圧の上昇 ・頭蓋内圧の亢進に注意する
手術開始	・皮切前に局所麻酔薬を使用する ・(皮切の痛み軽減・出血のリスク回避目的)
穿頭・骨片除去 (開頭)	・骨片を外したことによる血圧の低下 ・頭蓋内圧が亢進している場合は，脳室ドレーンの挿入・マンニトールなどの薬剤を使用する
各術式に応じる クリッピング	・血管剝離時の大量出血の危険性 ・血管攣縮による脳虚血をまねく危険性 ・動脈瘤の破裂
腫瘍	・腫瘍が大きく術前より脳浮腫を伴っている場合，硬膜を開けると同時に腫瘍や脳がせり出してくる場合がある ・上半身を挙上する，麻酔深度を深くする，薬剤を使用する

り変化が認められるため全静脈麻酔が望ましい．

❸聴性脳幹反応

聴性脳幹反応(ABR：auditory brainstem response)は，耳から音を聞かせて，ごく短時間に7つの脳波を導出する．ABRは，聴覚・脳幹のモニタリングとして用いられ，片側顔面痙攣・三叉神経痛に対して行う微小血管減圧術において最も起こりやすい合併症である聴力障害を防ぐために行われる．

麻酔薬の影響をほとんど受けないため，吸入麻酔下でも安定した電位が記録できる．

❹視覚誘発電位

視覚誘発電位(VEP：visual evoked potential)は，視覚刺激を与えて頭皮上から誘発電位を導出する．静脈麻酔が望ましい．

参考文献

1）堀智勝監：術中看護マニュアル　脳神経外科，p.12-17, p.26-37, 学研メディカル秀潤社, 2006.
2）菊池晴彦監：Neuro Nursing Note 脳神経看護手帳．改訂4版，メディカ出版，p.14-19, p.22-23, 2011.
3）日本麻酔科学会・周術期管理チーム委員会編：開頭手術の麻酔．周術期管理チームテキスト，第3版，日本麻酔科学会，p.673–675，2016.
4）日本脳神経外科学会ほか：様々な治療法．脳神経外科疾患情報ページ
https://square.umin.ac.jp/neuroinf/cure/004.html（2019年2月18日検索）

5 耳鼻咽喉科手術

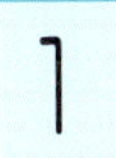

1 耳鼻咽喉科手術とは

❶手術の特徴

耳鼻咽喉科が対象とするのは，耳，鼻，咽頭・喉頭，気管・気管支，頸部食道など，脳神経外科が扱う脳および眼科が扱う眼球を除いた頸部から上のすべての臓器である（図5-1）．このことから，しばしば頭頸部外科と称される．この領域はさらに，耳科，鼻科，口腔・咽頭科，喉頭科，気管食道科など部位別に体系化され，その手術手技は非常に多岐にわたる．悪性腫瘍の発生部位によっては脳神経外科など他科と重複

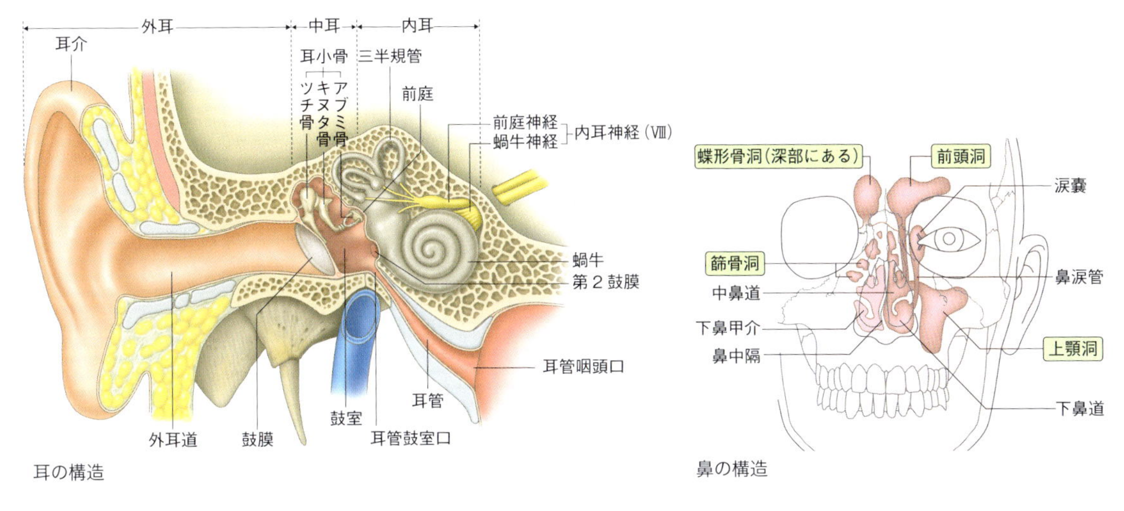

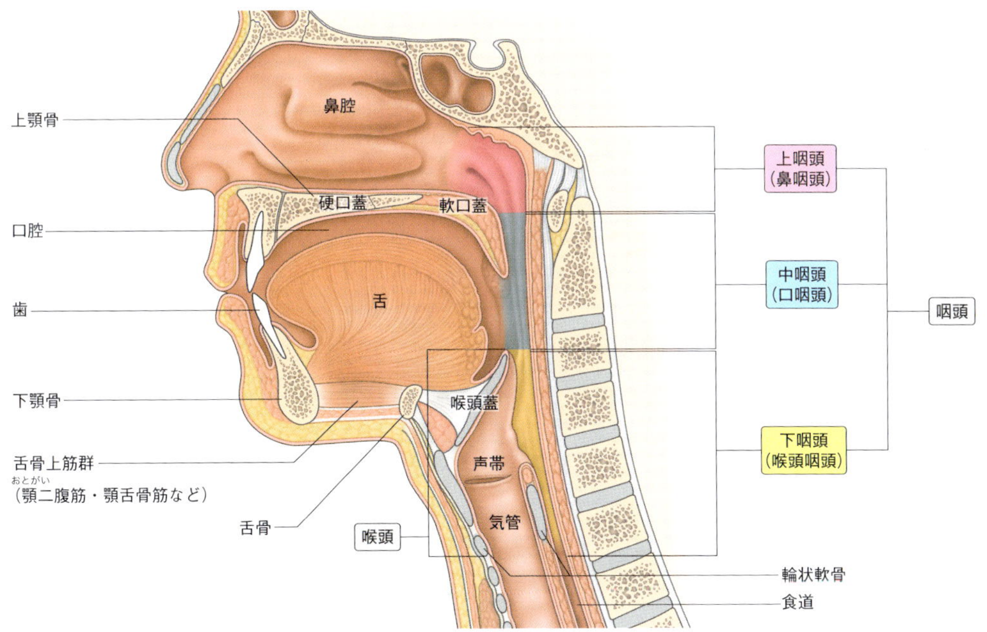

図5-1 耳鼻咽喉科手術の領域

する手術も行われる．

また，この領域の器官は，聴覚や嗅覚，味覚，平衡覚などの高度な感覚をつかさどり，摂食や嚥下，呼吸など生命の維持にかかわる機能を有し，発声をもコントロールする．そうした機能が障害され，喪失することは，患者の生活の質(QOL)に重大な影響を及ぼすことはもちろん，看護ケアを担う者にはさまざまな問題を出来させることになる．したがって，術前から情報収集を適切に行い，慎重にそして迅速に対応することが重要となる．外界と接触する呼吸器や消化管が含まれているので，感染にも注意が必要である．

❷領域別の手術手技と器械の特徴

領域が広範で，手術手技が多岐にわたるため，それぞれの術式に特化した手術器械のほか以下に示すような特殊な装置や器械が用いられる．

1. 側頭骨手術

慢性中耳炎などで行われる鼓室形成術をはじめとする中耳，内耳の操作は，側頭骨手術により行われることが多い．耳後部を切開し，骨削開用ドリルで側頭骨を削って内視鏡を挿入，場合により顕微鏡を併用して行う．モニタにより術野の情報をスタッフ間で共有できるメリットがある．

なお，乳突削開術を施行するときは，顔面神経を損傷しないようにするため顔面神経刺激装置を用いる．

2. 鼻・腹鼻腔手術

副鼻腔炎の手術的治療としては，現在，後述する内視鏡科副鼻腔手術(ESS：endoscopic sinus surgery)が主流となっている．粘膜や鼻骨などの切除や吸引，切削のためのマイクロデブリッターが使われる(図5-2)．またモニタによる術野情報の共有はもちろん，術野の位置や手術操作の方向などを表示できるナビゲーションシステムも用いられている．

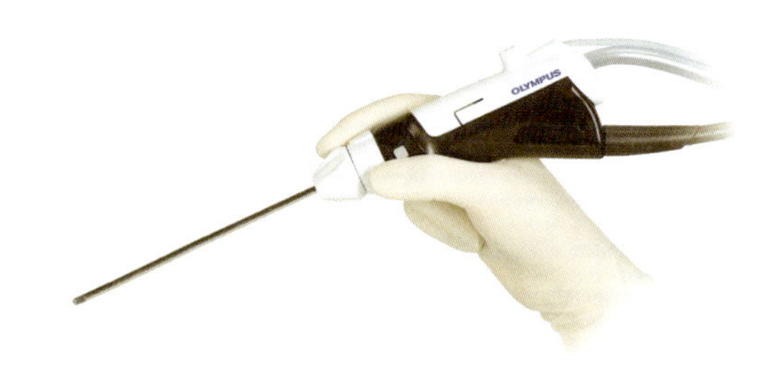

図5-2 マイクロデブリッター

ディエゴエリート
(写真提供：オリンパス株式会社)

3. 口腔・咽頭，喉頭，気管手術

開口器や，手術部位により下咽頭鏡，喉頭鏡，食道鏡などが用いられる．

4. 頭頸部腫瘍手術

用いられる器械は一般の外科手術と同様であるが，腫瘍の摘出を確実にするための拡大手術が行われたときなどには，有茎筋皮弁や遊離皮弁を用いた摘出後欠損部の再建術が施行されることがある．

2 麻酔の方法

耳鼻咽喉科手術の麻酔は，その特徴として，手術の対象が頭頸部・上部器官や食道に及ぶ広い範囲にわたること，術野が気道確保に関与する部位であること，対象患者の年齢層が幅広いことがあげられる．

頭頸部手術では，気道管理に注意を払う．とくに気道が術野となる手術では，特殊な気道管理が必要である．その場合，通常の気道確保では手術の妨げになるため，挿管を行わず自発呼吸を温存する，あるいは硬性気管支鏡を介した間欠的陽圧換気，経気管ジェット換気などが行われる．

上気道の腫瘍性病変や急性炎症があると，狭窄などにより挿管困難が予想される．

3 主な耳鼻咽喉科手術

❶内視鏡下副鼻腔手術

内視鏡下副鼻腔手術(ESS)は，慢性副鼻腔炎，副鼻腔囊胞，副鼻腔腫瘍などで行われる．一般に，全身麻酔が選択される．

頭蓋内にある副鼻腔は複雑な構造で，重要な器官や血管に隣接し，また鼻腔と一体となって上気道の一部を構成していることから，手術中の副損傷や術後の合併症のリスクが大きい．したがって，術後の慎重なケアが求められる．とくに，疼痛のコントロールや出血，眼瞼の腫脹，結膜の充血などには注意が必要である．

❷口蓋扁桃摘出術，アデノイド切除術

扁桃の手術は，耳鼻咽喉科において最も多く行われるものの1つである．近年は，超音波メスやデブリッターなどさまざまな器具が用いられるようになった．全身麻酔で行われることが多い．なお，アデノイドは咽頭扁桃そのもの，また咽頭扁桃肥大症をもいう．

術後合併症として最も問題となるのは出血で，術後出血の有無などには十分に注意することが必要である．

❸気管切開術

気管切開は，上気道狭窄や長期の気道確保が必要な症例などで行われる．開窓する位置により上気管切開，中気管切開，下気管切開の3つの術式がある．輪状甲状間膜切開は，緊急に気管を確保する必要があるときに行う特殊な気管切開術である(図5-3)．

気管内挿管が困難な場合は局所麻酔を選択するが，人工呼吸器離脱困難から長期経口挿管となっている場合は全身麻酔により施行する．また小児においても，原則として気管内挿管下に全身麻酔を行う．

手術侵襲により身体の急激な変化が起こりうるため，術前に十分な説明をしておくとともに，術後の意思疎通の方法や，切開窓閉鎖後は発生や嚥下機能が回復することを伝えて患者を安心させる．術後は，気道狭窄から呼吸不全に陥ることがないよう，SpO_2値をモニタして注意する．また，20 ～ 25cmH_2Oの適性圧に維持できるよう，カフ圧を定期的に測定する．

❹頭頸部再建術

頭頸部の悪性・良性腫瘍の切除後，欠損部に骨，軟骨組織，皮膚などさまざまな組織を移植する手術が必要となることがある．これは全身

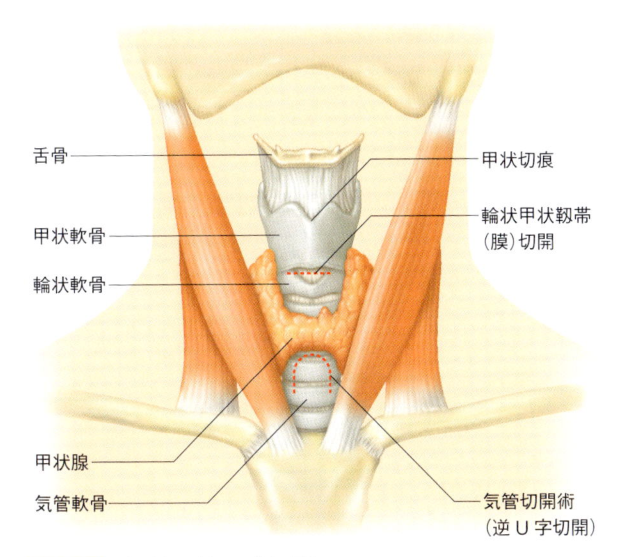

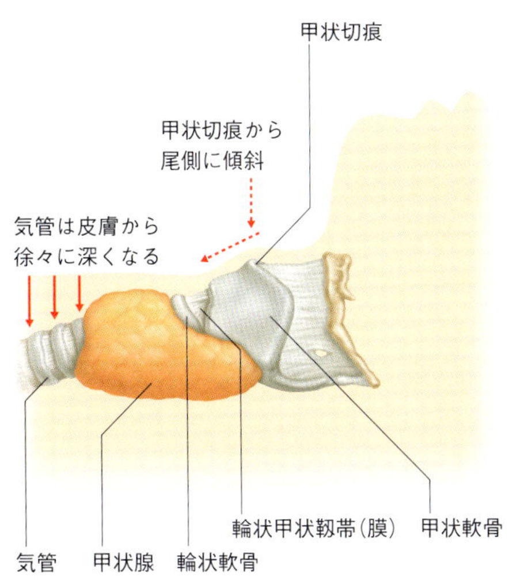

図5-3 輪状甲状間膜切開

麻酔下で，脳神経外科や形成外科と耳鼻咽喉科の共同により行われる手術となる．術中に血管吻合部に血栓が生じる場合があるため，注意が必要である．

術後，移植皮弁の血流が維持されていることが必須で，皮弁血流障害が起こらないよう注意するとともに,口腔や頸部の観察も重要となる．

4 看護のポイント

1. 患者の特徴を踏まえた情報収集

・対象患者が小児から高齢者まで多岐にわたるため，患者の生活背景をとらえる．

・高齢者は合併症を抱えていることが多いため，情報をできるかぎり収集し，術中の注意点を共有する．

・小児の手術の場合，両親の不安を軽減することで子どもも安心し，安全に手術が行えるようになる．両親の思いをくみとり，不安が軽減するよう声がけをする．

2. 確実なコミュニケーションと身体的・心理的苦痛の緩和

・感覚器の病変が主であるため，高度難聴や発声，平衡感覚に問題を抱える患者が多く，コミュニケーションが難しい場合がある．

・難聴や気管切開などによりコミュニケーションが難しい患者に対しては，術前に聴こえやすい方向を確認し,質問のしかたを工夫する,筆談でコミュニケーションをとるなどして,安全に手術が行えるようにする．

・耳鼻咽喉科の領域は感覚器・運動器があり,障害が生じると身体的・心理的苦痛が発生する．また，発声や表情などの機能を障害されれば，社会とのつながりにも大きな影響を及ぼしかねない．そのような患者では，残存機能の活用などの援助を行うことが重要である．

・再建術後はボディイメージの変容が生じることがある．患者の受け取り方などを聞き，変容を受け入れやすくなるようにかかわる．

3. 術中･術後の危険の予測・観察

・術野に血管の豊富な部位が多く，術中の大量出血につながりやすいので，出血量のカウント，バイタルサインの変化に注意する．

・術野が気道に近いため，気道損傷やチューブの損傷による換気困難が起こりうる．術中はSpO_2やカプノメータに注意する．

・ESSや扁桃手術では，術中の出血が口腔内に流れ込み，術後気道閉鎖となる危険がある．再挿管，再手術移行とあわただしい状況になりやすいため，常に出血，呼吸困難が起こりうることを念頭においておく．

・上気道の腫瘍性病変や急性炎症により挿管困難となることが予想される．術前にリスクファクタなどの情報を収集しておく．

・術後，喉頭浮腫は致命的気道閉塞をきたす危険性がある．術操作によって気道狭窄が予想される場所など麻酔覚醒時には慎重な評価が必要となる．

・そのほか，神経障害などの合併症が起こる危険性があるため，解剖生理学的な理解が必要である．

4. バイタルサインの観察

・止血目的に術野で希釈したアドレナリンを使用することが多いが，アドレナリンは強心作用・血圧上昇・気管支拡張などを生じさせるため,心電図変化,心拍数の上昇に注意する．

・使用濃度を医師と確認する．また，使用したアドレナリンの量を把握し，麻酔科医に報告する．

参考文献

1）小島博己ほか編：耳鼻咽喉科の手術看護パーフェクトマニュアル．オペナーシング臨時増刊，2015
2）日本麻酔科学会・周術期管理チーム委員会編：頭頸部手術の麻酔．周術期管理チームテキスト，第3版，p661-668，日本麻酔科学会，2016
3）横山和子：耳鼻咽喉科の麻酔．耳鼻咽喉科展望40(1)：89-97，1997．

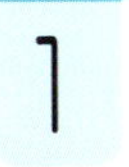

6 呼吸器外科手術

1 呼吸器外科手術とは

❶手術の概要

呼吸器外科手術は，肺や気管，気管支，胸膜，胸壁，心臓を除いた縦隔の疾患や外傷などを対象に行われる．

呼吸器外科手術の主な疾患別の術式について，以下に概要を示す．

手術の対象として最も多い肺がんの術式には，肺葉切除術・一側肺全摘術などの標準手術，肺区域切除術・肺部分切除術などの縮小手術などがあり（図6-1），縮小手術では，近年，胸腔鏡手術（VATS：video-asisted thoracic surgery）が多く行われるようになった（図6-2）．

縦隔腫瘍の手術には，胸骨正中切開術，後側方切開術があり，胸腔鏡補助下手術，さらに最近では前縦隔・中縦隔・後縦隔の小さな腫瘍に対してVATSが多く行われるようになった．胸骨正中切開術は胸線腫・胚細胞性腫瘍などの前縦隔腫瘍に，後側方切開術は中縦隔・後縦隔の大きい腫瘍や癒着の強い先天性嚢胞に対して行われる．

図6-3に開胸法を示す．

気胸には開胸手術もあるが，近年はVATSが多く行われるようになってきた．

❷胸腔鏡手術（VATS）

VATSには，開胸を伴わない完全鏡視下手術と部分切除を併用する胸腔鏡補助下手術がある．

鏡視下手術は，小さな穴を3～5か所開け，その1つから内視鏡を挿入して映像を映し出し，別の穴から体内を操作する鉗子などを入れて手術する方法である（第7章「1. 腹腔鏡手術」p209参照）．

開胸術と比較して創が小さく，術後の創部痛が軽減されることが最大の利点である．また，モニタ上に手術操作が映し出されることから，術者，麻酔科医，看護師が術野を共有できるというメリットもあげられる．しかし，術中操作が煩雑であること，術中出血などへの迅速な対応が困難であるなどのデメリットもある．

胸腔鏡手術は胸郭によって空間が確保され，片肺換気（分離肺換気）によって視野が得られるため，腔内を膨らませるための炭酸ガスを必要としない．

❸手術の合併症

呼吸器外科手術の合併症には，肺炎・濃胸などの感染症，出血，心血管・神経系合併症，肺血栓塞栓症，急性肺傷害（ALI：acute lung injury）などがある．とくに急性肺傷害には注意が必要で，間質性肺炎を合併した患者や喫煙をしていた患者に起こりやすいとされている．

2 麻酔の方法

❶麻酔の概要

麻酔は一般に，全身麻酔に胸部硬膜外麻酔を併用して行う．麻酔は患側の操作がしやすいようダブルルーメンチューブを用いて，患側肺を換気しない分離肺換気により行われる．とくにVATSの場合，分離肺換気による十分な肺の虚脱が必要となる．したがって，麻酔の管理にあたっては分離肺換気についての理解が求められる．

❷分離肺換気

分離肺換気とは，ダブルルーメンチューブや気管支ブロッカーを用いて片肺を虚脱させ，換

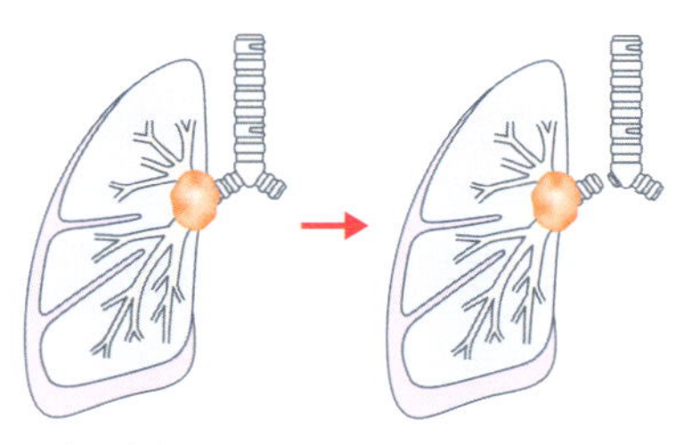

右肺全摘術

一側肺のすべてを切除する術式．がんが肺門に浸潤し，解剖学的に肺葉切除が不可能な場合に行われる．術後の過剰輸液に注意する．

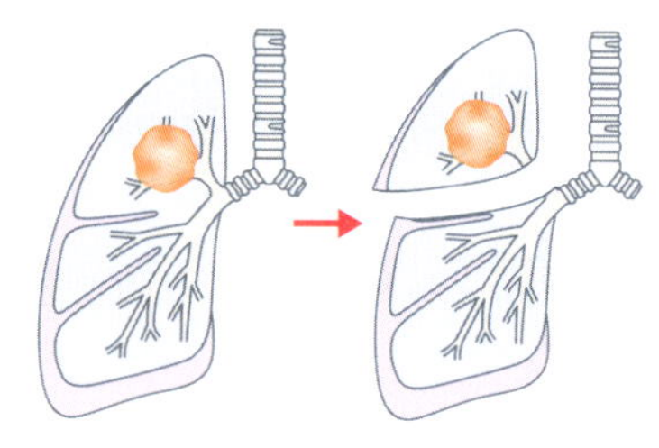

右肺上葉切除術

病巣の存在する肺葉と，肺門・縦隔リンパ節を一塊に切除する方法で，肺がんの標準術式である．病巣の広がりによっては隣の肺葉を含めた二葉切除を行うこともある．

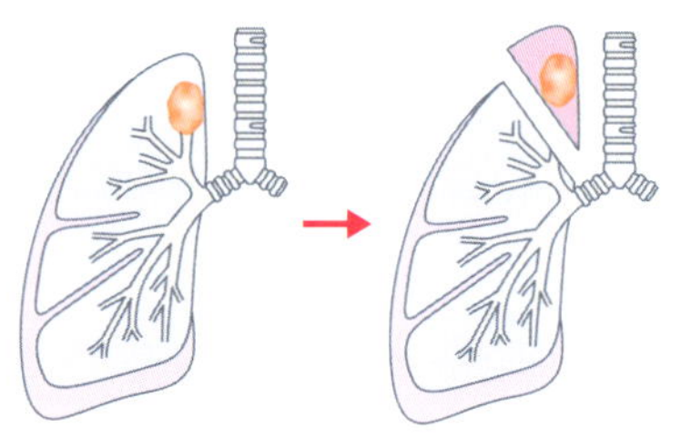

右上葉区域切除術

・病巣の存在部位や大きさ，リンパ節転移がないと予想される場合に行われる．
・積極的縮小手術あるいは消極的縮小手術の術式ともなる．

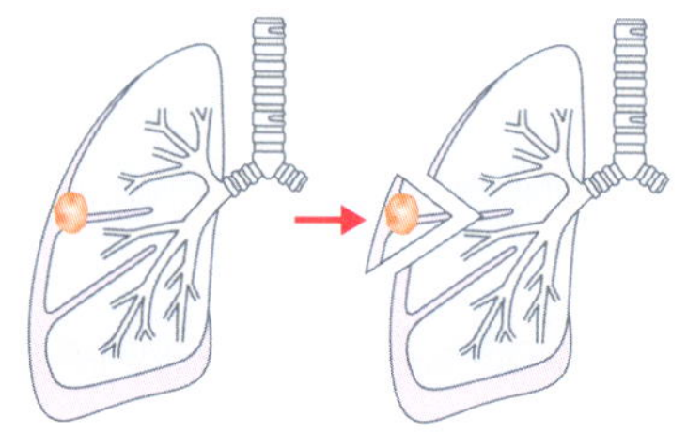

右肺部分切除術

肺の一部のみを切除する術式．肺の末梢発生で小型（2cm 程度）のがんで，高齢者や低肺機能患者などに適応される．

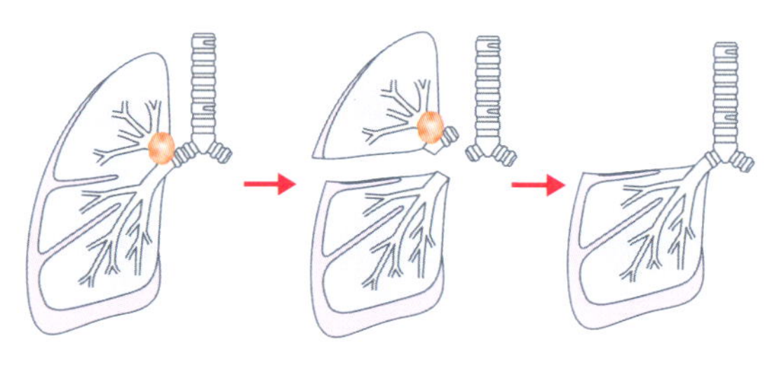

：腫瘍

右上葉スリーブ肺葉切除術

（簡略化のため左肺は省略している）

・病巣が気管支（主気管支，中間気管支幹）に浸潤していて，通常の右上葉切除では処理が困難な場合などに行われる．
・切離した気管支の残存部をつなぎ合わせる気管支形成術が行われる．

図6-1 肺切除術

（落合慈之監：呼吸器疾患ビジュアルブック，p303，学研メディカル秀潤社，2011）

気する方法である（図6-4）．肺の動きを抑制させる必要がある肺切除術や，食道全摘術などで用いられることが多い．

両肺換気と比べると換気効率や，1回あたりの換気量において著しい差が出るため，とくに患者の酸素化に注意しなければならない．分離肺換気を行っている間は，パルスオキシメータとEtCO$_2$モニタのチェックを頻繁に行うことが大事である．

ダブルルーメンチューブには左用・右用がある．右肺換気・左側開胸時に右用が用いられることもあるが，解剖学上，チューブのカフが分岐部を閉塞し右上葉が無気肺になることが多い．そのため，一般的には左用を選択する．

❸左用ダブルルーメンチューブ

ダブルルーメンチューブの挿管に関しては，気管内にチューブを挿管するまでは，通常の手

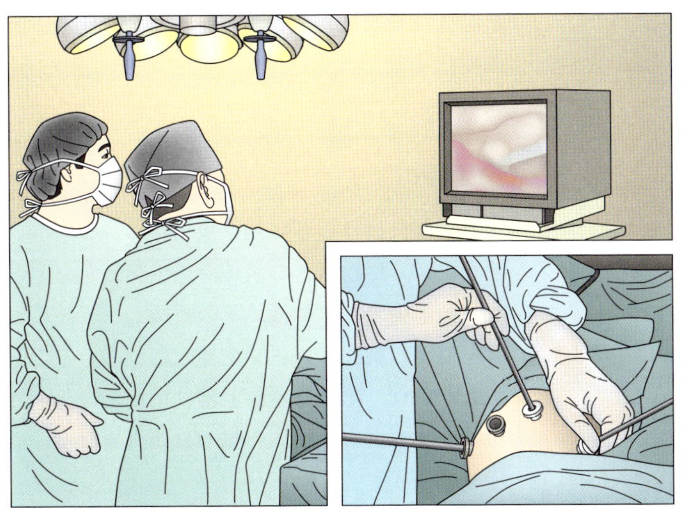

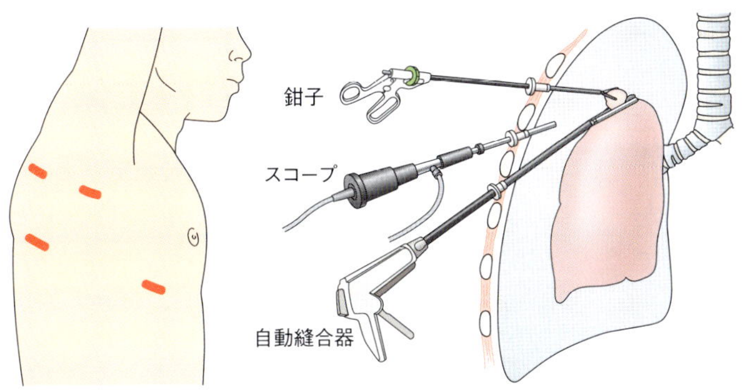

図6-2 VATS風景と体位，ポート挿入部位

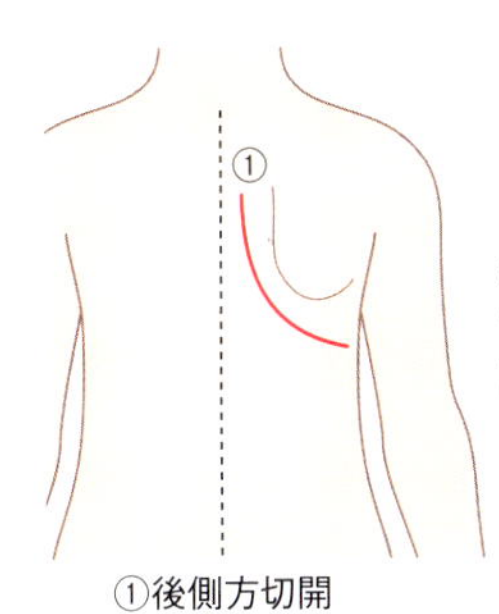

標準的な開胸法．広背筋，前鋸筋，僧帽筋などを切離することで視野良好となる．胸腔鏡を用いてこれらの筋を温存する方法も行われている．

①後側方切開

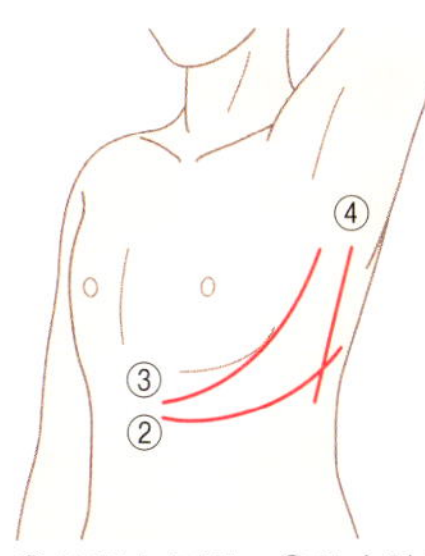

②前側方切開，③前方腋窩切開，④腋窩切開

②前側方切開，③前方腋窩切開は，原則として筋肉を切離せず，前鋸筋の筋束を分けて肋間に至る方法である．胸膜の癒着がある場合には不向きだが，出血は少なく，術後の疼痛も軽度である．④腋窩切開は，広背筋前縁に縦の皮切を行い，肋骨の走行に沿って開胸するために皮切と肋間の方向が交差して煩雑となる．上肢を下げたときに創が目立たないという利点がある．

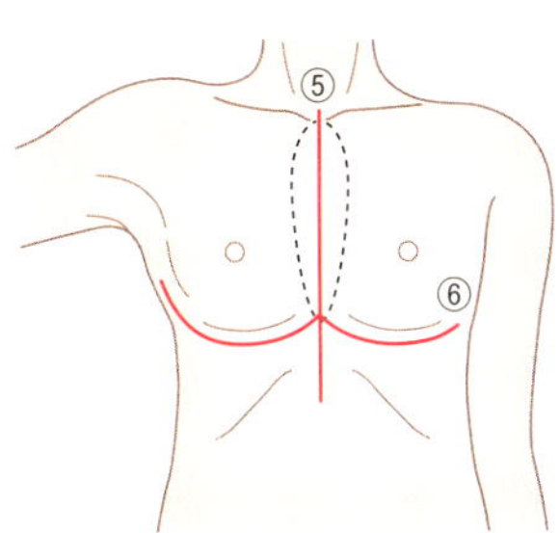

⑤胸骨正中切開，⑥胸骨横断切開

⑤胸骨正中切開は胸骨を縦に切開して，縦隔，胸腔に達する方法である．前縦隔腫瘍，肺尖部胸壁浸潤がん（パンコースト腫瘍）で血管浸潤のある場合に適している．
⑥胸骨横断切開は皮膚は肋間方向に横切開し，肋間開胸，胸骨横断して両胸腔に到達する方法である．背側にも病巣がある両側多発転移腫瘍，両側片肺移植などで行われる．

図6-3 開胸法

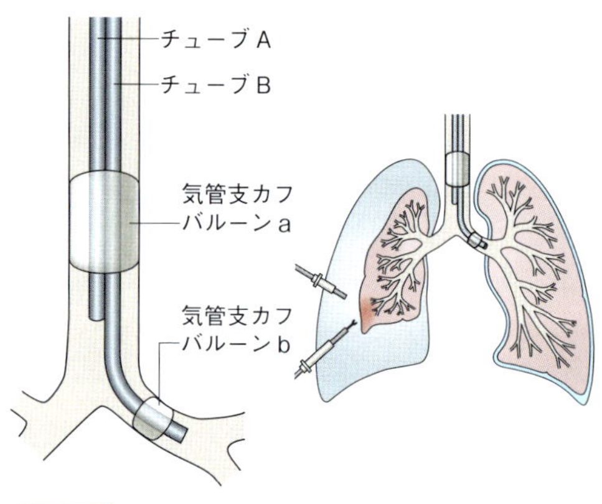

図6-4 分離換気

順と大きな差はない．以下に，左用ダブルルーメンチューブの位置決定についての手順を示す．

①気管カフを膨張させた状態で用手換気を行い，両肺で呼吸音が聴取できることを確認する．
②気管カフを脱気し，ファイバースコープを左チューブ内に挿入し，左の主気管支までチューブを進める．
③第2分岐までチューブを進めた後，ファイバースコープを右チューブ内に挿入する．その際，「左気管支チューブが左気管支に入っていること」，「左気管支カフの位置が気管に脱出しない位置にあること」を確認し，気管，気管支カフを膨張させ，固定する．

3 ケアのポイント

❶術前・術中のケア

呼吸器外科における患者ケアでは，術後肺合併症の予防と早期発見が大切である．そのため，術前に術後肺合併症予防の重要性を説明し，禁煙指導や予防のための術前訓練（排痰法，呼吸訓練，下肢静脈血栓症予防訓練など）の指導を行う．

チューブの位置がずれると正しい換気ができなくなるため，術中はチューブ管理が重要になる．分泌物や血液がチューブに逆流し，気道閉塞をきたすこともあるため，呼吸音や蛇管の音の変化に注意する．分泌物の音が聞こえたら，吸引を十分に行う．

❷術後のケア

呼吸器外科は重要臓器を扱うため，循環動態，呼吸状態，疼痛などの慎重な術後管理が必要となる．術後のケアでは，その特徴として持続吸引を要する胸腔ドレーンが挿入されていることがあげられ，その管理が非常に重要となる．とくに排液の量や性状，空気もれの有無などには注意を払う．

4 主な呼吸器外科手術

呼吸器外科手術は，開胸手術と鏡視下手術に大きく分けられる．ここでは，主に最近適応が広がっている鏡視下手術について，胸腔鏡下肺葉切除術の実際を例に説明する．

❶開胸手術

開胸手術とは従来から行われている手法で，胸部を切開して胸腔を露出させ，検査や治療処置をすることをいう．皮膚切開部位によって後側方切開，前側方切開，腋下切開，胸骨正中切開などに分けられる（図6-3参照）．

❷胸腔鏡下肺葉切除術

1. 適応

原発性肺がんを含む悪性腫瘍．

2. 体位

主に側臥位で，患側が上部になるよう体位をとる．患側上肢は，手台などを用いて腋窩部を広く展開するよう固定する．肩関節や腋窩部の過伸展は神経麻痺の原因になるため注意する．

また，側臥位固定器を用いて腹側・背側両側からしっかりと固定する．固定器具と身体が直接接触しないよう，間にクッションを挿入する．

3. 配置

当院では，術者・助手が対面に立ち，対面のモニタを見ながら手術を行う場合，サブモニタの画像を180°反転させ，画面上のオリエンテーションを一致させている．

4. 手術の流れ

手術は，以下の手順に従って進められる．

①ポートの作成，胸腔鏡による観察
②縦隔胸膜の切開，肺靭帯の切離
③葉間胸膜切開，肺血管の剥離同定，不全分葉の処理
④肺静脈の切離
⑤肺動脈の切離
⑥気管支の切離
⑦標本摘出
⑧リークテスト
⑨ドレーン留置
⑩閉創

5. リークテスト

標本摘出後，病変切離部からのエアリークがないことを確認するため，蒸留水を胸腔内に入れた状態で肺を膨張させ，気泡の有無をみる．エアリークがあった場合は，フィブリン糊の塗布やPGAシートの貼付によって対処する．

リークテストの際，生理食塩水を使用すると溶血する可能性があるため，蒸留水を使用することで水が濁らずリークを確認しやすくなる．

6. 胸腔ドレーン

1) 胸腔ドレーンの管理

胸腔内にチューブ(胸腔ドレーン)を挿入，そこにたまった空気，あるいは血液や滲出液，膿などを排出し，胸腔内圧を正常な状態に戻して肺の再膨張をはかる手技を胸腔ドレナージという(図6-5)．

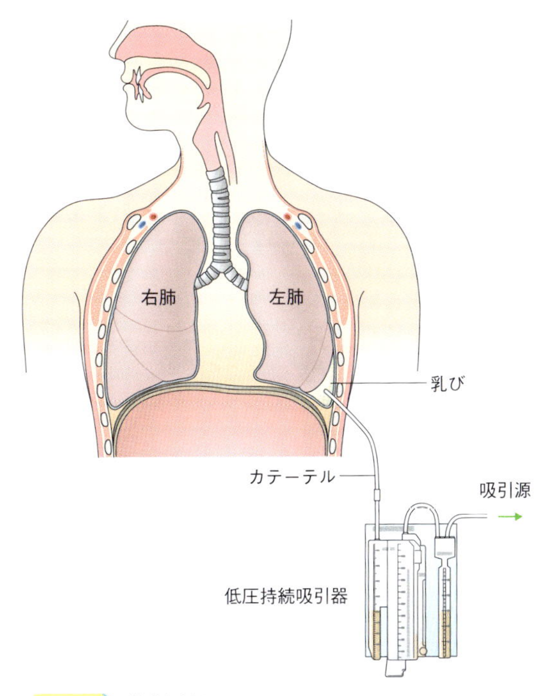

図6-5 胸腔ドレーン

胸腔は陰圧の閉じられた空間で，陰圧が保たれることによって肺胞の拡張がスムーズに行われている．その胸腔に穿孔を開けてチューブを挿入する胸腔ドレナージではその管理に不備があれば腔内に外気が流れ込み，肺が萎縮して呼吸に障害をきたすことになる．したがって，その管理には十分に注意しなければならない．

当院では，胸腔ドレーンが抜けてしまった場合に早期発見できるよう，刺入部と固定テープまでの長さを測り，マーキングを行うようにしている．

2) チェスト・ドレーン・バッグの構造

チェスト・ドレーン・バッグは，胸腔内を一定の陰圧に保つようにするために，排液ボトル，水封室，吸引圧制御ボトルの3つのチェンバーを1つのプラスチックユニットにまとめたものである(図6-6)．

①排液ボトル

患者の胸腔から排出された血液や膿，滲出液などがためられるところ．排液の性状は，常に注意して観察する必要がある．

②水封室

水封室に水を注入してためることで，吸引圧制御ボトルを経由した外気が患者の体内に入り込むことを防いでいる．この水封室の液面は呼吸運動に伴って数cm上下する．また，図6-6に

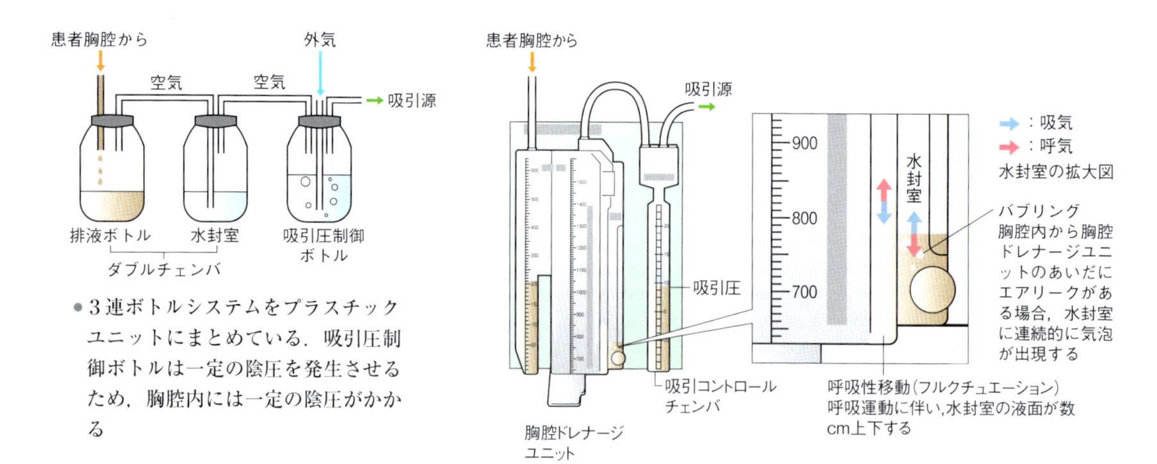

図6-6 チェスト・ドレーン・バッグの構造

（永井秀雄監：特定行為に役立つ臨床に活かせるドレーン ＆ チューブ管理マニュアル改訂第2版．p65．学研メディカル秀潤社．2019）

あるように，胸腔内からドレナージユニットまでのあいだに空気もれ（エアリーク）があると，水封室に気泡が出現する．したがって，水封室を観察することで胸腔ドレーンの異常を早期に発見することができる．

③吸引圧制御ボトル

ボトル内に入れられた水の量（水位）によって陰圧をつくりだし，胸腔内の陰圧を一定にコントロールしている．吸引圧制御ボトル内の水面に，過剰にならない程度に継続して気泡が発生するように吸引圧を調整する．少量の気泡が持続して発生していることにより，適正な圧で持続吸引が行われていることが確認できる．

参考文献

1）小野寺久監：ナースのためのやさしくわかる手術看護．p140-145，p168-171，ナツメ社，2011
2）請関智範ほか：呼吸器疾患の手術と看護．ナースのための最新術前・術後ケア（川本利恵子ほか監），p86-95，学研メディカル秀潤社，2012
3）岡田守人編：呼吸器外科・看護の総論．ナースのためのパーフェクトガイド　呼吸器外科の術前術後ケア，p8-79，メディカ出版，2014．
4）大杉浩一：排液・ドレーン管理．周術期管理ナビゲーション（野村実編），p106-115，医学書院，2014
5）弓削孟文：胸部外科手術―呼吸器―．続・イラストで学ぶ麻酔看護，p87-89，メディカ出版，2000

7 心臓血管外科手術

1 心臓血管外科手術とは

❶手術の種類

心臓血管外科の手術が必要になる疾患には，心筋梗塞や狭心症の原因となる冠動脈の疾患や大動脈弁狭窄症や僧帽弁閉鎖不全症などの弁の疾患がある．また，心房中隔欠損症や心室中隔欠損症などといった先天性疾患の際にも手術が適応となる．

術式には，疾患の部位や範囲によってさまざまなバリエーションがある．例えば，冠動脈の疾患では「冠動脈バイパス術」，弁膜症では「弁形成術」や「弁置換術」などである．

一般的に，手術の際には人工心肺装置に心臓と肺の役割を代替させ，心筋保護液で心臓の機能を一時停止させたうえで手術を行う．必要な手技の終了後心臓機能を再開させ，問題がなければ人工心肺装置をはずす．

❷人工心肺装置

1. 人工心肺とは

人工心肺は心臓手術で用いられる「補助手段」であり，1953年，米国の外科医John Gibbonが成功して以来大きく進歩してきた．人工心肺は，先天性心疾患，大血管疾患，虚血性心疾患，弁膜症などの心臓血管外科領域の手術において使用される．

2. 使用の目的

- 心臓，大血管の手術において，人工的に心臓および肺の機能を代行する．
- 重要臓器の血液循環を維持する．
- 心臓・大血管手術では，無血野を確保するとともに出血を清潔に体内へ返却する．

3. 注意点

- 手術中に人工心肺が停止することは，短い時間でも脳障害の危険がある．
- 大量の血液を循環させているため，回路の破損や接続の不備によって大量出血の可能性がある．
- 血液を動脈に送っているため，微細な気泡や異物によって塞栓症を引き起こすおそれがある．
- 抗凝固薬の使用や低体温によって，出血のリスクが増大する．

4. 人工心肺の構造

人工心肺は，患者から回収した血液を貯めておく貯血槽，心臓のポンプ機能を代替する送血ポンプ，肺の代わりに静脈血を酸素化する人工肺，患者に送る血液から細かいゴミや気泡を除去する動脈フィルターから構成される．人工心肺回路には，心筋保護回路，熱交換器，吸引回路，リザーバ，ほかに除水回路などが組み込まれている．

2 麻酔の方法

全身麻酔は手術侵襲から身体を守るが，同時に生命維持に必要な機能を抑制する．麻酔による循環抑制は，低心機能の患者に大きな循環動態の変化を起こしやすく，ときには患者が致死的な状態に陥ることもある．

心臓の手術を受ける患者は心機能が低いことが多いため細心の注意が求められる．

❶準備

麻酔による循環への影響を改善するための循環作動薬を準備しておく．また，緊急時に備えてカウンターショックの準備も必要である．

また，術前に体外循環のストラテジーを把握しておくことも大切である(表7-1)．体外循環の確立方法によって，末梢ラインや観血的動脈圧ラインの確保部位・パルスオキシメーター・体温計などの装着部位が変更となるので麻酔科医とともに確認する．

❷麻酔導入時

麻酔導入時には，静脈麻酔薬による血圧や脈拍の急激な変化に注意が必要である(表7-2)．また，喉頭展開や気管挿管時の刺激による高血圧や頻脈・徐脈は，心疾患患者には有害となる．したがって，麻酔導入前に観血的動脈圧ラインを挿入し，血圧を持続的に監視しながら麻酔導入を行うことが必要である．

血管拡張時の低血圧に備えて血管内容量を増加させるため輸液を負荷するが，僧帽弁疾患や心不全を伴う患者では右心負荷が増加するため注意しなければならない．

投与した場合の循環変動が小さい麻酔導入薬は，ミタゾラムである．しかし，交感神経反応の抑制も小さいため，オピオイドなどを併用し気管挿管時の刺激に対する鎮痛が必要となる[1]．

❸術中の留意点

体外循環開始時には，回路充塡液による血液の希釈，血漿アルブミン濃度の低下，回路への吸着，クリアランスの変化，低体温，肺循環の隔離といった因子が薬物動態に影響する．したがって，麻酔深度が適切であるかどうかを確認する必要がある．

低心機能で循環を維持するため術中の維持麻酔薬の投与が少ない場合，オピオイドの投与量を多くして維持することがある．その場合，刺激に対する循環反応が少なくても術中覚醒している可能性がある．脳波モニタなどに注意して観察し，術中覚醒がないことを確認する．

体外循環離脱時は，適切な心拍数と調律・前負荷・収縮性・後負荷を得るよう，循環作動薬や輸液・輸血・ペースメーカなどが必要となる．

3 主な心臓血管外科手術

❶冠動脈バイパス術

冠動脈バイパス術(CABG：coronary artery

表7-1 体外循環のストラテジー

- カニュレーションを行う部位，方法
- 心停止させるか
- 心停止液の投与経路と投与量
- 体温管理をどうするか
- 循環停止が必要か
- 臓器保護や灌流をどのように行うか

(清野雄介：体外循環中の麻酔管理．心臓麻酔ポケットマニュアル，改訂版(野村実ほか編)．p224，羊土社，2016)

表7-2 静脈麻酔薬による麻酔導入後の循環変動

	プロポフォール	ミダゾラム	ジアゼパム	チオペンタール	ケタミン
心拍数	↓～↑	→	→～↑	→～↑	↑～↑↑
平均血圧	↓↓～→	↓～→	↓～→	↓	↑↑
体血管抵抗	↓↓～↓	↓～→	↓	→～↑	↑～↑↑
肺動脈圧	→	→	↓～→	→	↑↑
肺血管抵抗	→	→	→	→	↑
心係数	↓↓	↓～→	→	↓↓	→～↑
1回拍出量	↓	↓～→	↓～→	↓↓	↓
LVSWI	↓↓	↓	↓～→	↓	↑
dP/dt	↓～→	↓～→	↓～→	↓	→

↓↓，↓，→，↑，↑↑の5段階評価
LVSWI：左室1回仕事係数，dP/dt：心収縮力の指標

(野村岳志：麻酔薬と心臓麻酔．心臓麻酔ポケットマニュアル，改訂版(野村実ほか編)．p52，羊土社，2016)

bypass grafting)は，狭心症や心筋梗塞の原因となっている狭窄または閉塞した冠動脈の末梢側にバイパスを作成して，心筋への血流量を増大させる手術である(図7-1)．虚血に陥った心筋への血液灌流を確保することで回復をはかり，また病変の拡大あるいは新たな狭心症や心筋梗塞の発症を予防する．

バイパスに用いられる血管はグラフトとよばれ，患者自身の動脈や静脈を用いる(図7-2)．人工心肺装置を用いて行うon-pump CABGと，装置を用いず心臓を拍動させたまま行うoff-pump CABGがあり，近年は手術手技や医療材料の進歩に伴って低侵襲なoff-pump CABGが多く行われるようになった．

術後の合併症としては，術後出血，術後心機能障害，脳梗塞，腎不全・腎機能障害・肝機能障害，術後感染症などがあげられる．

❷大動脈弁置換術

大動脈弁置換術(AVR：aortic valve replacement)は，大動脈弁狭窄症，大動脈閉鎖不全症に適応される．手術は一般に全身麻酔下で胸骨正中切開により行われるが，胸骨部分切開により行われることもある．人工心肺装置を用いて心臓の活動を停止，上行大動脈を鉗子で遮断して大動脈基部から10mmぐらい遠位を切開し，肥厚硬化あるいは石灰化した弁尖を一塊として切除する．次いで，人工弁(図7-3)を縫いつけて切開部を縫合し，大動脈の遮断を解除する．

80～85歳以上の患者や呼吸器に合併症のある患者，あるいは心臓再手術患者などでは，死亡や合併症のリスク大きくなるため，より侵襲の小さい経カテーテル的大動脈弁置換術(TAVR：transcatheter aortic valve replacement)が行われる．

4 看護のポイント

術中の看護のポイントとして，以下の点に留意する．

- 血管を損傷しやすい部位であることから，多量の出血を引き起こされることもありうるため，輸血などに迅速に対応できるように準備しておく．
- 人工心肺開始直後は血行動態が大きく変動し，血圧低下，心電図の変化(虚血性変化，不整脈)が起こる可能性があるため，注意深くバイタルサインを観察する．
- 超低体温循環停止を用いた手術では，一時的に循環を停止するため，時間制限が発生する．1分1秒でも早く循環を再開することが望

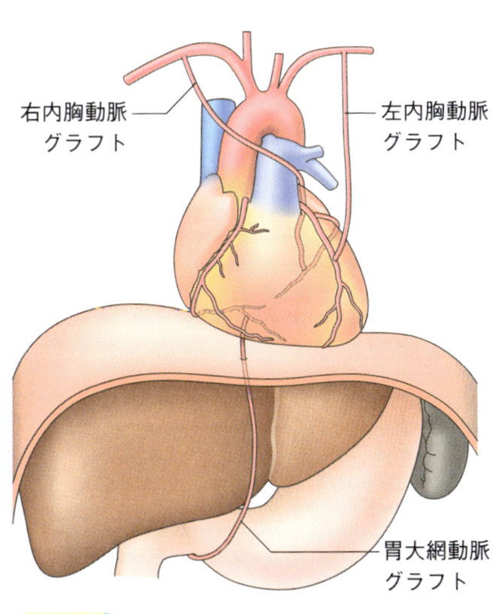

図7-1 CABG

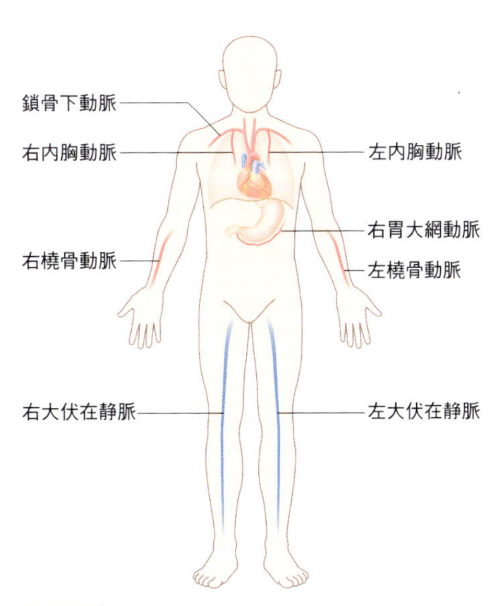

図7-2 バイパスに用いる血管

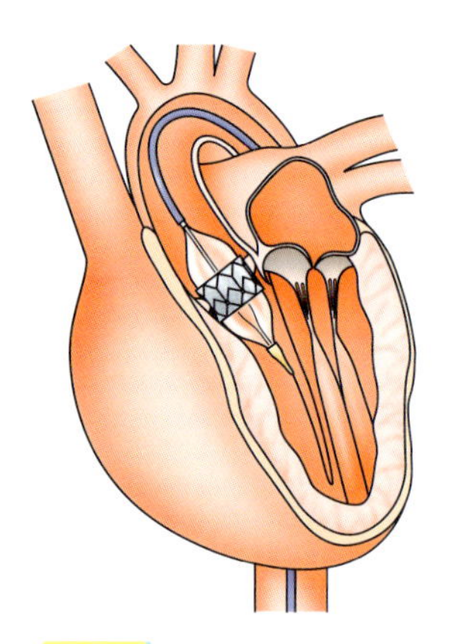
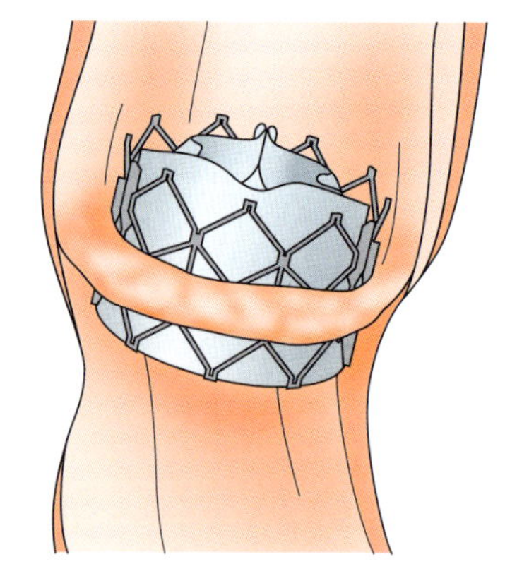

図7-3 経カテーテル的大動脈弁置換術

開心術が困難な症例に対して経カテーテル的大動脈弁置換術が施行される.

〔柴田講：大動脈弁狭窄症．循環器疾患ビジュアルブック，第2版(落合慈之監)，p136，学研メディカル秀潤社，2017〕

ましいため，手術の流れを妨げず，常に手術の進行を把握することが必要である.

- 大動脈の遮断を解除し加温を開始しても，すぐに自己心拍が出現しなかったり，心室細動をきたすこともある．人工心肺の再開や除細動器の使用に対応できるよう備えておく.
- 人工心肺離脱時は，細心の注意をもってバイタルサインを確認し，心機能・肺機能の状態を評価する．血行動態が回復または安定しない場合は人工心肺から離脱できず，補助循環(IABP・PCPS)に移行する場合もある．その際の対処法(物品や手順)を確認しておく．また，なぜ補助循環が装着されたか把握しておく.
- 患者に付属しているカテーテル類が多いため，点滴ライントラブルを引き起こすことがないよう慎重に行い，また術後のICUなどへの移動時には循環動態の変化に注意する.

参考文献

1) 野村実ほか編：心臓麻酔ポケットマニュアル，改訂版，p52，p224，羊土社，2016
2) 有動由喜子ほか：心臓血管外科手術に必要な知識・技術，p56-60，日総研出版，2008
3) 日本心臓血管外科学会：心臓血管外科手術の解説．日本心臓血管外科学会ホームページ http://jscvs.umin.ac.jp/syujutusyugitokaisetu_sinzou.html (2019年2月18日検索)
4) 国立循環器病センター病院：疾患の解説と治療法．心臓外科，国立循環器病センター病院ホームページ http://www.ncvc.go.jp/hospital/section/cvs/hcs/treatment.html (2019年2月18日検索)

8 外科開腹手術

1 外科開腹手術とは

開腹手術とは，腹腔内臓器疾患を対象に，腹壁を切開し，腹腔を開放する手術方法である．開腹手術のメリットは，直接，病変を確認しながら根治治療ができること，細かな部分まで切除ができることなどがあげられる．デメリットとしては，傷が大きく，痛みも強く，回復に時間がかかること，癒着が起こりやすいことなどがあげられる．

最近では，腹腔鏡下手術が普及してきたため，患者の希望がある場合や適応となる場合には，傷が小さく，回復の早い腹腔鏡下手術を行うことも多くなってきている(第7章「1.腹腔鏡手術」p209参照)．

2 手術の適応

・手技が複雑で細かい縫合や止血が必要となる臓器の手術（膵臓の手術，肝切除が必要な肝臓の手術，炎症の強い胆嚢の手術，進行胃がん・大腸がんの手術など）
・腹部に強い癒着がある患者(腹膜炎の既往，胃・大腸などの手術歴)
・肝硬変などによる血液凝固異常の患者

3 麻酔の方法

❶問題点と対応

開腹手術の麻酔は，全身麻酔と硬膜外麻酔の併用が一般的である．

消化管など腹腔内臓器の疾患では手術の前に長時間の絶飲絶食を求められることが多く，腸管を洗浄するための浣腸や下痢，嘔吐，脱水低カリウム血症により，電解質異常や水分の欠乏などをきたしやすくなる．したがって循環血液量が減少し，低血圧や栄養状態の悪化が引き起こされる．

また，このような手術では広範囲の開腹となり，麻酔は広く，深くなるように用いられる．その結果，長時間の筋弛緩に伴う腹部臓器の牽引によって，迷走刺激反射，腹腔神経叢反射による徐脈や低血圧が起こる可能性などがあるため，術中に各種のモニタリングを注意して観察することが重要である．

そのほか，開腹手術の麻酔管理上の問題点と対応をあげる．

・消化管通過障害がある場合，全身麻酔によって，低血圧，ショックに陥りやすいため，タンパク結合しない麻酔薬を使用する．
・手術によって，体液がサードスペースとよばれる血管外へと水分や電解質が移動してしまい，血圧低下などを招き，大量輸液になる可能性もある．
・腹腔内の操作に伴って，腸間膜牽引症候群，下大静脈圧迫による反応，吃逆などの変化が起こる．
・低体温を起こすことがあるので，麻酔投入前から術野以外の部分も加温を行う．輸液や輸血にも加温をし，アミノ酸の投与も行う．
・術後疼痛が強い場合は，術後にオピオイドの持続注入や患者自身がコントロールできるPCA (patient controlled analgesia)，硬膜外鎮痛.末梢神経ブロックの施行を考慮する．
・術後の低換気などにより低酸素血症が起きやすいため，開腹手術後には，酸素療法を行うことがある．

❷フルストマック

イレウス(腸閉塞)状態による緊急の開腹手術

の場合は，ときに，胃の内容物が残ったままのフルストマックといわれる状態で行われる．そうした場合では，麻酔導入に伴って誤嚥を生じることがあり，注意が必要である．その予防のためには，静脈麻酔と筋弛緩薬を一度に投与して，気管挿管を行う迅速導入が適用される．

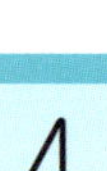

4 ケアのポイント

❶体温管理

開腹手術では，麻酔による影響に加え，術中は臓器の露出に伴う熱放散，出血による循環血液量の低下，冷たい洗浄液・輸液・輸血の使用によって低体温をきたしやすい．

温風式加温装置を用い，患者の体温を適切に保つとともに洗浄液や輸血などは保温庫で温めたものを使用して体温低下を予防することが重要である．しかし，熱すぎても臓器損傷につながるため，使用する際には必ず手で触って温度を確認するとよい．

❷器械・ガーゼカウント

開腹手術は創部が大きいため，ガーゼなどは容易に体内に入ってしまう．手術を開始する前，体腔を縫合する前，閉創を開始する前，皮膚を縫合する前など，適切なタイミングでのガーゼカウントが必要である．

また，同様に器械などのカウントも重要である．使用した器械が，劣化や摩耗によって一部破損したり，ねじが脱落したりして体内遺残とならないように注意しなければならない．

❸エネルギーデバイスの管理

手術が開始される直前に，電気メスや超音波凝固切開装置などのエネルギーデバイスが正常に作動するかどうかを確認する(図8-1)．また，術中は適宜，先端の汚れをふき取る．先端が高温になるものは，熱傷を防ぐため患者の上には置かず，器械台に返却してもらうか直接受け取るようにする．

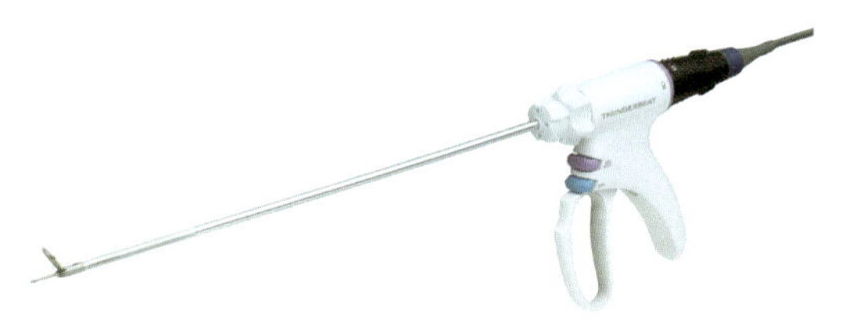

(写真提供：オリンパス株式会社)

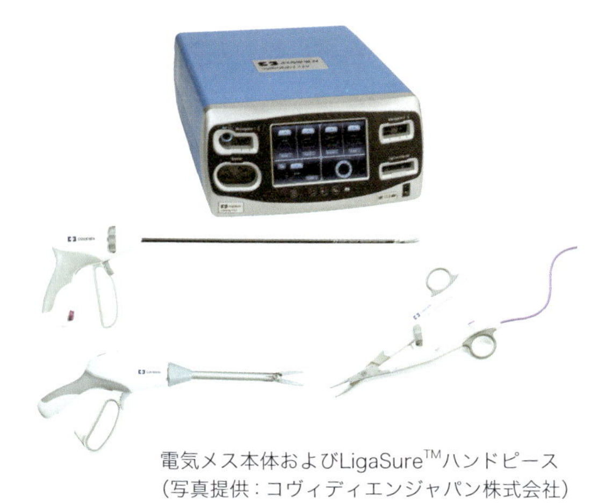

電気メス本体およびLigaSure™ハンドピース
(写真提供：コヴィディエンジャパン株式会社)

図8-1 エネルギーデバイス

❹自動縫合器・吻合器の使用

消化管再建時は，自動縫合器・吻合器を用いる(図8-2)．自動縫合器・吻合器には種類やサイズがあるため，使用する物品を医師に確認してから術野に出す．

使用時，組織を挟んで吻合するまでに一定時間(1～2分)待つことで，組織の水分を逃がすことができ組織が均一になる．また，吻合後も止血とステイプラー形成のために一定時間待つことで，縫合不全がなくなる可能性が高いといわれている．

❺感染対策

消化器外科手術では，消化管の切除や吻合を行う(不潔操作)ため，器械の汚染があり，手術部位感染(SSI)の発症につながりやすい．したがって，清潔操作，不潔操作について十分理解し，汚染器械の分別，手袋の交換などを的確に行い，手術野を汚染しないように努める．

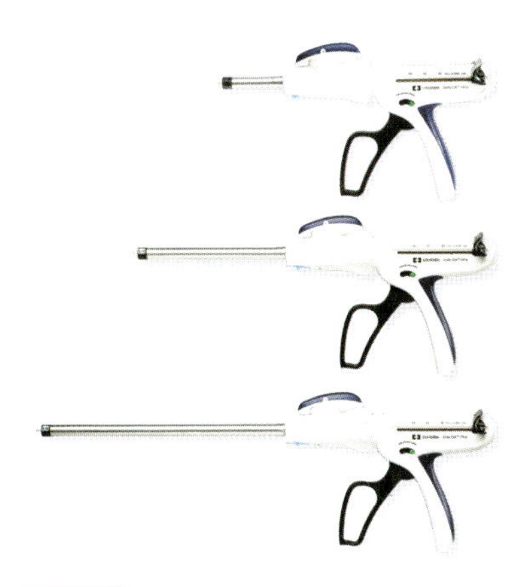

図8-2 自動縫合器・自動吻合器
（写真提供：コヴィディエンジャパン株式会社）

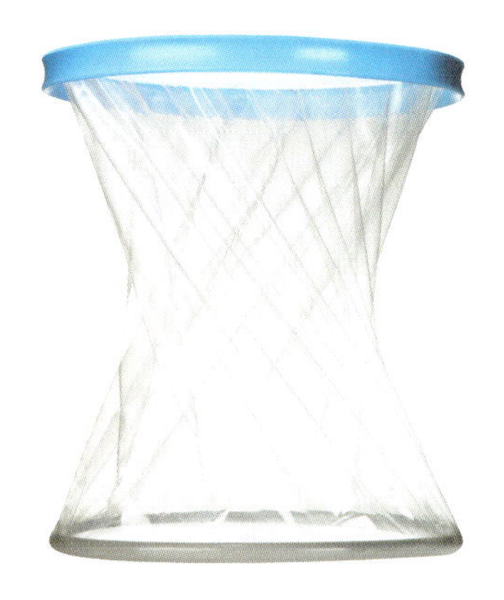

図8-3 創縁保護材（サージスリーブ）
（写真提供：コヴィディエンジャパン株式会社）

不潔操作に使用した器械は，閉創時には使用しないようにし，また，創縁保護材を用いてSSI予防に努めることも重要である（図8-3）.

❻出血時の対応

脂肪や小さな静脈からの出血の多くは，電気メスを用いたり，出血点を圧迫することで，止血する．出血が続いているときには出血点を結紮し，大きな血管や膵臓などの臓器からの出血で結紮が難しい場合は，針糸で縫合し止血する．

必要に応じて，止血剤（サージセル®，タコシール®など）を用意する．

5 主な部位別手術の注意点

❶胃

胃は多数の血管から血流の支配を受け，手術で多数の動脈や静脈を切離する（図8-4）[1]．腹側には肝臓，背側には膵臓，左には脾臓があり，手術操作により周辺臓器が圧排される．また，胃と肝臓の間には小網，胃と横行結腸との間には大網があり，周囲には脂肪組織が多いため，良好な視野の確保も重要である[1]．

胃がんの手術では，重要なリンパ節が周囲の脂肪組織の中に存在する．脂肪組織ごと摘出し郭清を行う．

胃の切除後再建方法を確認し（図8-5），自動縫合器・吻合器の準備をする．

❷肝臓・胆嚢・膵臓

肝臓は右上腹部，右横隔膜下にその中心があり，そのほとんどが肋骨におおわれている．胆嚢は肝十二指腸間膜内の総胆管に胆嚢管でつながり，肝葉境界である肝床に付着している．膵臓は頭部が十二指腸に囲まれ，体部から尾部は胃の背側に隠れた後腹膜臓器である（図8-6）[1]．

肝臓には流入血管として門脈・肝動脈，流出血管として肝静脈がある．膵頭部は上方から胃十二指腸動脈，下方から下膵十二指腸動脈がアーケードをつくり，頭部と体尾部の境界にある門脈系静脈（上腸間膜静脈から門脈）に頭部の静脈枝が流入する．

切離にあたって離断面に血管や胆管・膵管が露出し，肝臓・膵臓切離には多くの血管処理を行い，いかに出血量を少なく切離を行うかが大切である．また，肝切除には部位によって多種類の術式がある（表8-1）．それぞれの手技や手順を十分に把握しておく必要がある．

❸大腸

大腸は，小腸から続き，盲腸，上行結腸，横行結腸，下行結腸，S状結腸，直腸，肛門管へと続く1.5～2mの腸管である（図8-8）．

消化管のなかで最も多く細菌が存在するた

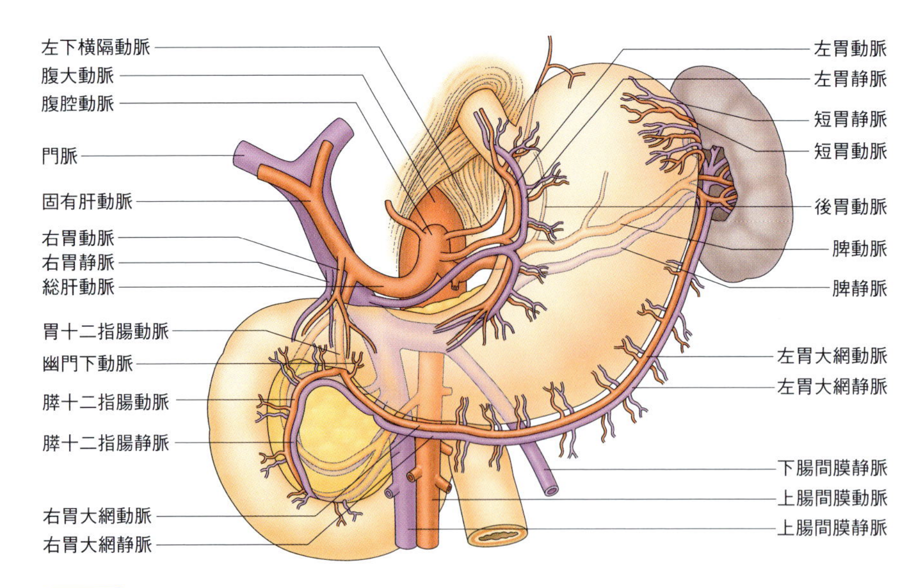

図8-4 胃周囲の血管

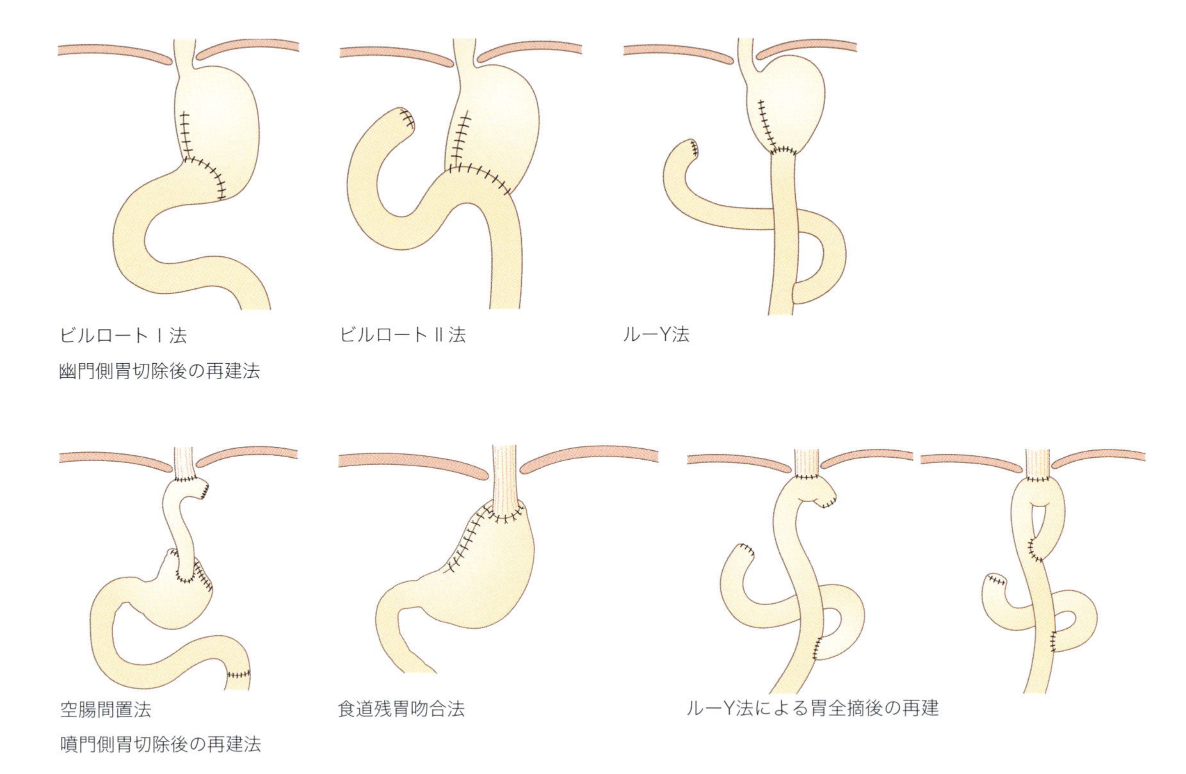

図8-5 胃の再建方法

（落合慈之監：消化器疾患ビジュアルブック第2版，p105-106，学研メディカル秀潤社，2014）

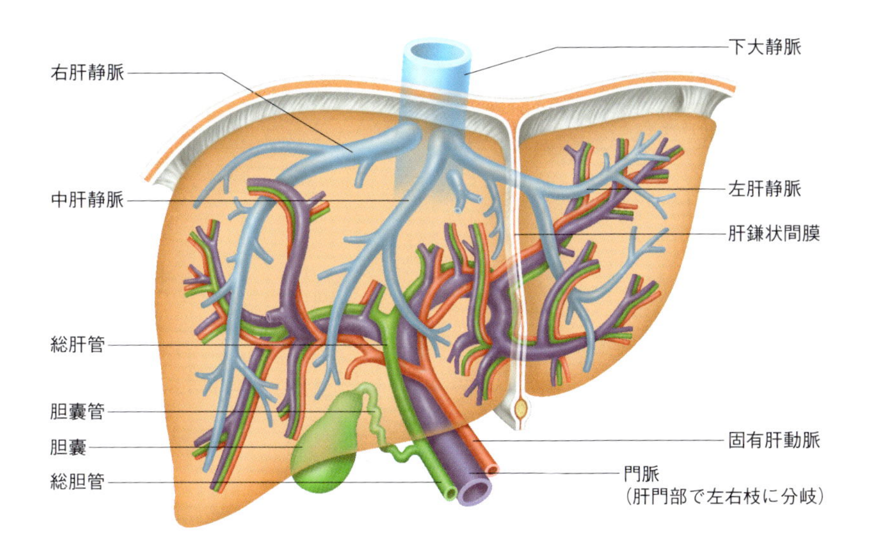

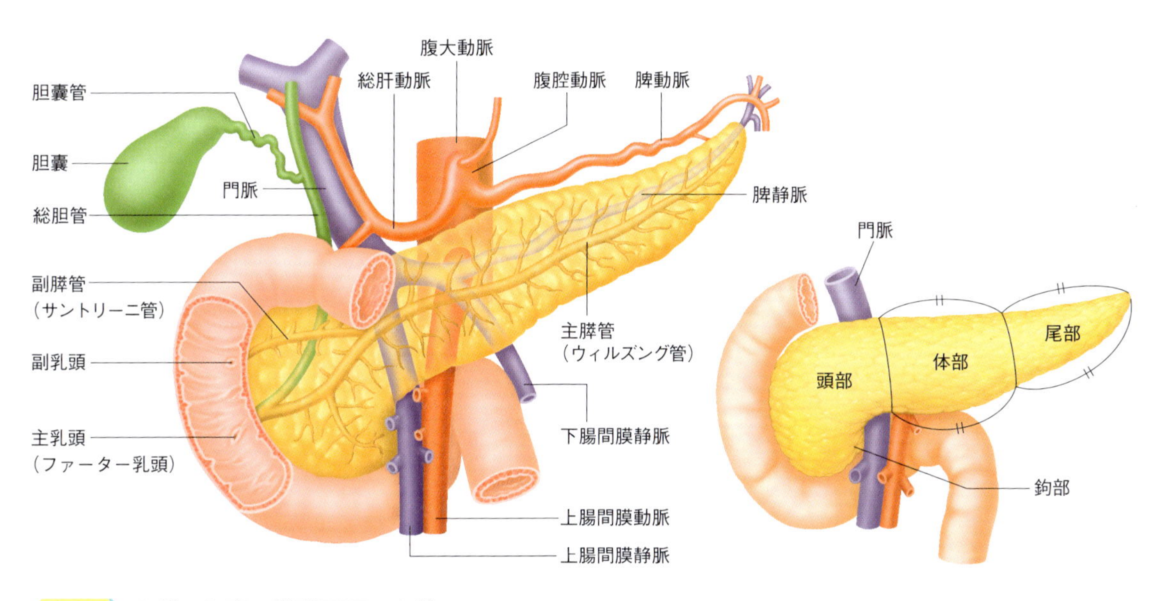

図8-6 肝臓・胆嚢・膵臓周囲の血管

め，術後は創感染，縫合不全，腹膜炎などの感染症が発生しやすい．小腸に比べて血管分布に乏しいため，腸吻合では腸管血流を十分に考慮することが必要になる[1]．

また腸管壁が薄いので，より愛護的な手術操作が必要である．

表8-1 肝切除術の種類

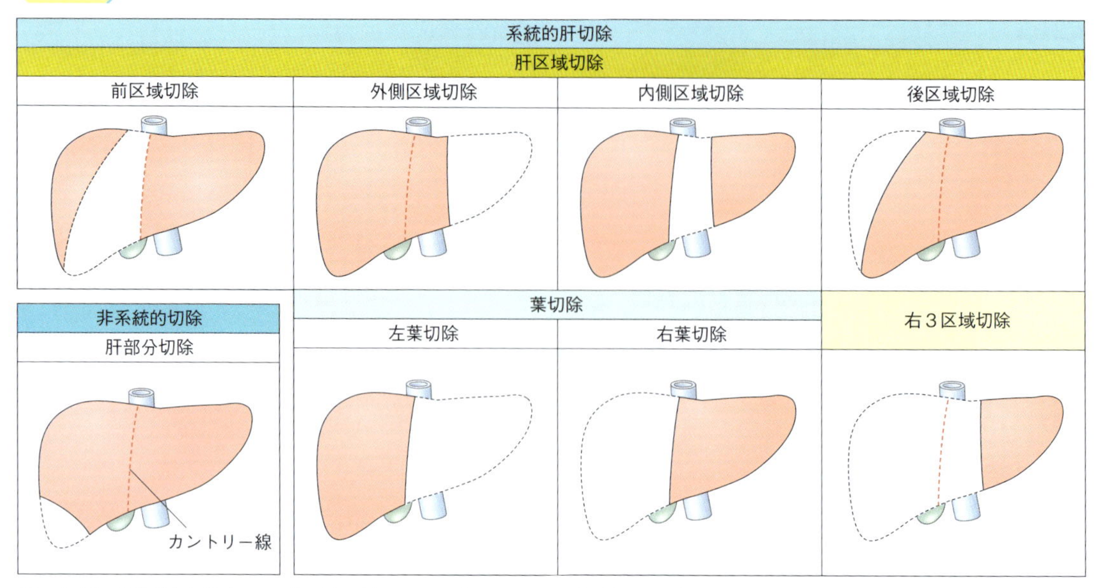

（落合慈之監：消化器疾患ビジュアルブック第2版，p304，学研メディカル秀潤社，2014）

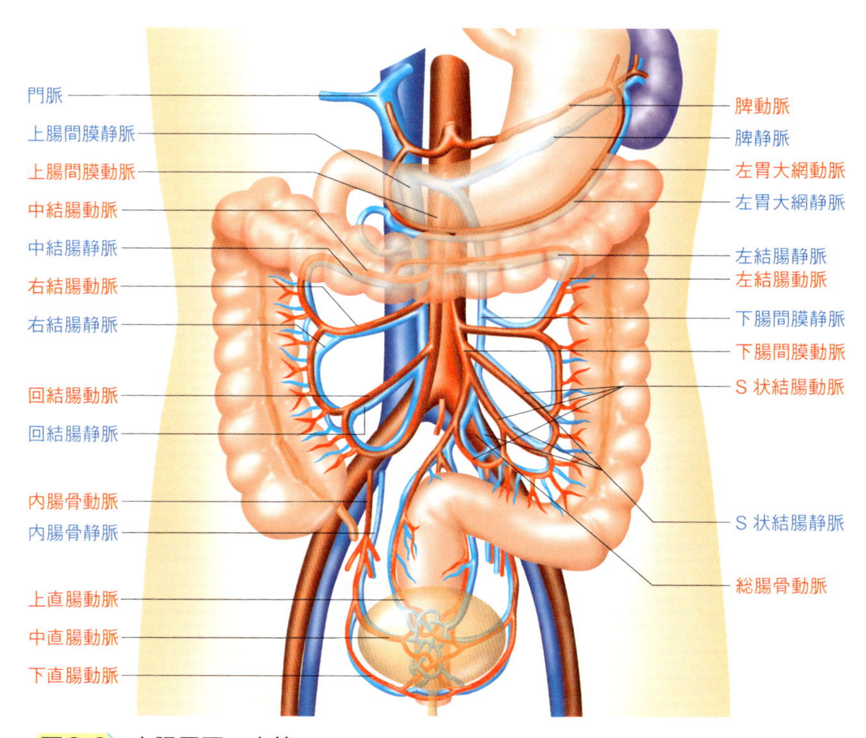

図8-8 大腸周囲の血管

引用・参考文献

1）今本治彦編：消化器外科手術の機械出し・外回り図解オリジナルノート．オペナーシング 28(8)：20-45. 2013
2）日本麻酔科学会・周術期管理チーム委員会編：開腹手術の麻酔．周術期管理チームテキスト．第3版，p640-644，日本麻酔科学会，2016
3）今本治彦編：術前に予習できる消化器外科の解剖・手術はや調べファイル．オペナーシング 30(8)：12–36，47-50，2015
4）小西敏郎編：臓器がわかるドーンとアップ術野クイックレクチャー．オペナーシング 31(1)：6-31，2016
5）小野寺久監：大腸がん，ナースのためのやさしくわかる手術看護，ナツメ社，p180-183，2014
6）小西敏郎編：一般外科．覚える・使える手術看護のポイント速習ブック．オペナーシング 臨時増刊：42–65，2010

9 整形外科手術

1 整形外科手術とは

❶手術の概要

脊椎や上肢，下肢の骨，関節，靱帯，腱，筋など，運動器の疾患を扱う整形外科手術は，対象とする領域が非常に広範で，その病態も外傷や変性疾患，先天性奇形，腫瘍など多様である．

整形外科における手術治療は，近年著しい進歩をみせているが，高齢患者の増加が特徴となっている．また，機能の回復，症状の緩和・軽減によるADLの改善，社会復帰を目標とした術後リハビリテーションなど，長期のケアが必要となることも特徴である．

❷特徴と留意点

1. 感染

1）手術室の清浄度

骨･関節領域の手術部位感染(SSI)は治療が困難であるため，整形外科の手術ではとくに感染に注意が必要である．したがって，手術を行う手術室内はより高い清潔環境が求められる．

バイオクリーン手術室ではそのシステムが正常に作動していることを確認する．また，空調フィルタ設定の変更ができる部屋では，より高い清浄度の設定にしておくことを忘れないようにする．

2）インプラント

整形外科領域におけるインプラントとは，骨を固定するスクリューやプレートなどをいう(図9-1)．手術によっては，多種多様なインプラントが使用される．インプラントは患者の体内に入り，ときに半永久的に患者の体内に残るものもある．このインプラントがなんらかの理由で不潔となって患者の体内に入った場合には，これが感染の原因となってしまう．

ほかの滅菌物同様，滅菌期限の確認と滅菌の破綻がないことを確認するのはもちろん，外回り看護師からインプラントを受け取った後も，患者の血液がついた手袋で不用意に触れたり，生理食塩水などで濡らしたりすることのないように取り扱う必要がある．

2. 出血

整形外科の手術では，実施される手術時間に比して手術中の出血量が多くなりがちである．前腕や大腿骨より遠位側などの四肢の手術に対しては，ターニケット(止血帯)を用いるなど一時的な駆血により出血量を抑える方法がとられ

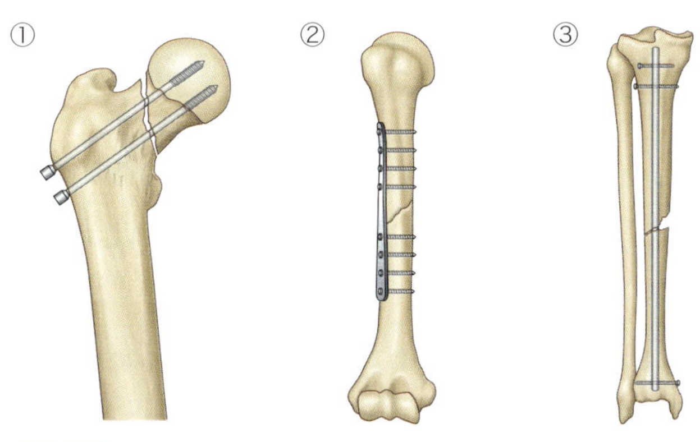

図9-1 インプラント
①スクリュー固定法　②プレート固定法　③髄内釘固定法

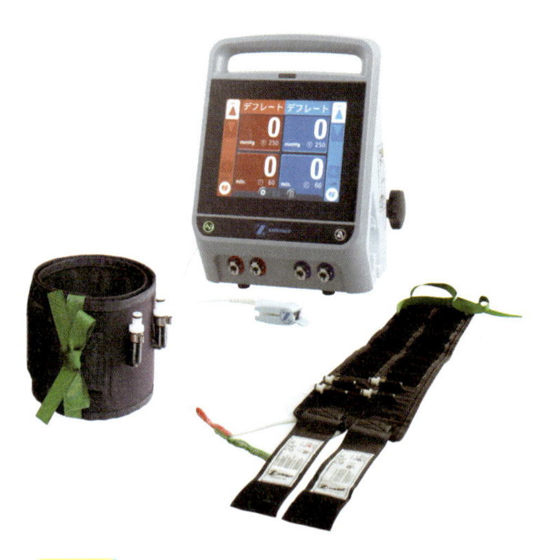

図9-2 タニケット(Zimmer ATS 4000)

(写真提供：ジンマー・バイオメット合同会社)

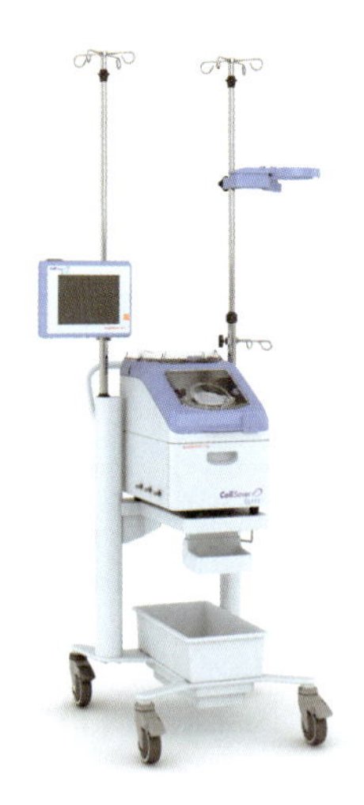

図9-3 セルセーバー(セルセーバーエリート自己血回収システム)

(写真提供：ヘモネティクスジャパン合同会社)

る(図9-2).

また，事前に輸血の確保がされていることがあり，手術開始前に確認することが必要である．セルセーバーを使用して回収式自己血輸血を行う場合は(図9-3)，回収血には凝固因子がないため，大量出血時には新鮮凍結血漿(FFP：fresh frozen plasma)，血小板輸血が必要になることがあることにも注意が必要である．

2 麻酔の方法

整形外科手術の対象には，生命に危険を及ぼすような疾患は多くはないが，麻酔は全身麻酔となるため，血栓症や大量出血，全身麻痺など，麻酔による合併症には十分な注意が必要である．

整形外科手術では，術式によって，体位の制限や体位変換による麻酔トラブルが発生する可能性があるので，これについても注意が必要である．

3 看護のポイント

整形外科の手術は，前述のように，感染が重大な合併症を引き起こす．そのため，特に準備から術中にいたるまでの清潔操作に注意する必要がある．術前・術中に抗菌薬投与を行うことはもちろん，準備の段階から手術の終了まで，術野・術部を不潔にしないように注意することが重要である．

整形外科はまた，骨を直接操作する手術が多い．骨は臓器や筋肉と比べて術中の止血が難しく，短時間の手術でも出血量が多くなる傾向がある．したがって，前述のように出血への迅速な対応ができるような準備が必要である．

4 主な整形外科手術

❶人工股関節置換術

1. 手術の適応

人工股関節手術は，変形性股関節症や大腿骨頸部骨折，骨頭壊死などの疾患に対して選択される治療法である．

2. 術中可動域確認のための恥骨部の固定(可動域を妨げないパッドの当て方)

人工股関節置換術では，骨盤支持器による体位固定は，股関節の可動域を妨げることがないようにし，かつ腹圧がからないように位置を調整する．

なお，体位の詳細については，第5章「2.手術体位管理」(p132)を参照されたい．

3. 禁忌体位

人工股関節置換後の患者は，術後に股関節の脱臼が発生しやすい．股関節の内旋・内転・屈曲(後側方アプローチ時)は禁忌であり，術後の体位変換やベッド移動の際にはこれらの体位をとらないように注意する．

❷椎体固定術(後方アプローチ)

1. 手術の適応

椎体固定術は，腰椎変形性すべり症や脊椎管狭窄症などの疾患に対して選択される治療法である．

2. 麻酔導入後からの行動

麻酔導入は，通常仰臥位で行う．体位変換は，いったんすべてのモニタ類をはずして行うため，体位変換後，すぐにモニタを再装着できるようにモニタコード類は整理しておく．点滴ラインや尿バルーンカテーテルも，移動時に抜去してしまわないように整理しておく．

3. 体位変換と観察

腹臥位への体位変換は，頸椎をねじらないように90°ずつゆっくりと回転させながら行う．腹臥位へ移行後には，すぐにモニタを再装着しバイタルサインの観察を行う．また，点滴ラインや尿バルーンカテーテルの巻き込みや屈曲がないことも，合わせて確認する．

4. 手術後の観察

手術後は，仰臥位に戻して皮膚の観察を行う．とくに頬部，顎部，肘関節部，前胸部，腸骨部，膝蓋部は腹臥位の褥瘡好発部位であるため注意深い観察が必要である．患者の覚醒後は，四肢の自動運動について確認し，術前との比較を行う．

参考文献

1) 小野寺久監：ナースのためのやさしくわかる手術看護．ナツメ社，2011
2) 金森昌彦編：部位別・体位別整形外科手術看護—わたしだけの書き込み式マニュアル．p1-15，p31-39，p84-99，南江堂，2007
3) 飯田寛和編：手術手順・看護のポイントがわかる！ 実践整形外科手術マニュアル脊椎・上肢編．オペナーシング 春季増刊：26–35，45-53，230-233，2005
4) 飯田寛和編：手術手順・看護のポイントがわかる！ 実践整形外科手術マニュアル下肢編．オペナーシング 秋季増刊：22-37，236-241，2005
5) 長谷川佳美編：理由がわかる！整形外科のワザと落とし穴．オペナーシング 29(2)：31-56，2014

10 泌尿器科手術

1 泌尿器科手術とは

泌尿器科の手術では，内視鏡を用いた前立腺肥大や膀胱腫瘍や尿路結石の治療，開腹手術のほか腹腔鏡やロボットを用いた腎がん・前立腺がんの手術，包茎治療のような小手術など，さまざまな術式が行われている．

ここでは，泌尿器科の主な手術の流れと合併症について説明する．

2 看護のポイント

泌尿器科の手術では，尿路粘膜の切断や縫合を行うことが多い．そのため術後合併症として，尿の漏出，尿路出血，尿路感染，縫合部の狭窄による通過障害などが起こる可能性がある．こうした合併症の予防と早期発見のためには，カテーテル管理が重要となる．

対象となる患者には高齢者が多い，血管に富む臓器が多く出血が生じやすい，高頻度に尿道カテーテルを留置するため感染が起こりやすいなどの特徴がある．したがって，術後，状態が安定するまではバイタルサインやとくに出血の有無，水分・尿量の観察を行い，尿道留置カテーテルやドレーンは注意深く取り扱うことが重要である．

また，排泄や生殖にかかわるデリケートな部位を扱う診療科であるため，患者の心情をくみとって，安心して治療に取り組めるような精神的支援を行うことが求められる．

3 主な泌尿器科手術と合併症

❶経尿道的ホルミウム・ヤグレーザー前立腺核出術

1. 適応

経尿道的ホルミウム・ヤグレーザー前立腺核出術(HoLEP：holmium laser enucleation of the prostate)は，前立腺肥大症に適応となる．前立腺肥大症は加齢とともに頻度が増え，70代の約80％にみられ，そのうちの4分の1に症状が出現するといわれている[1]．肥大した前立腺によって尿路が狭窄し，排尿困難，残尿感，頻尿などの症状が現れる．

2. 術式

HoLEPは，経尿道的に内視鏡とレーザーカテーテルを挿入し，ホルミウム・ヤグレーザーを肥大した前立腺に照射してくり抜くことで狭くなった尿路を広げる手術である(図10-1)．

切除した前立腺は，膀胱内で細かく切断し，内視鏡を通して体外に排出する．

3. 合併症

HoLEPの合併症は，出血量の増大である．正確な測定ができないため，術中の出血量のカウントは排液の色を目安に行う．また，使用している灌流液(生理食塩水)と排液のin/out量もチェックし，異常な出血がないかを観察する．

4. 術後のケア

レーザー照射部からの出血による凝血で尿道カテーテルが閉塞しないよう，術後の尿道カテーテルに生理食塩水を注入し，膀胱内灌流を行う．排液の色を観察し，出血量の変化に注意

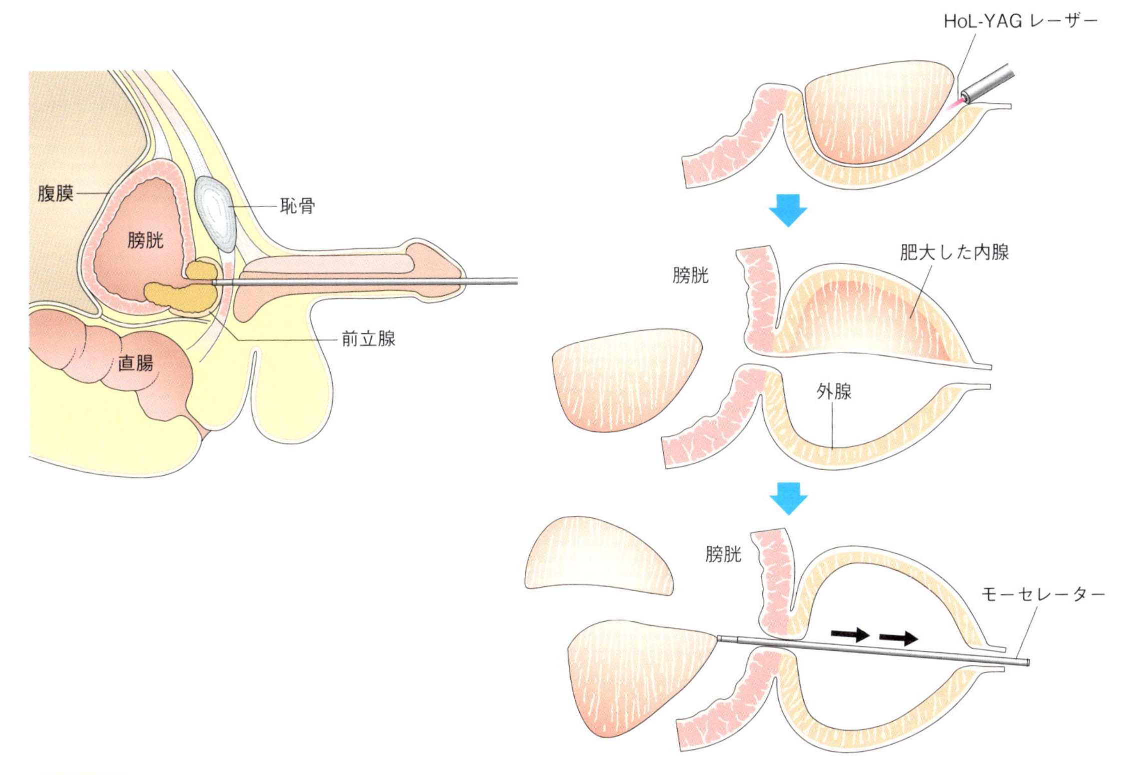

図10-1 HoLEPの術式

a：ホルミウム・ヤグレーザーで内腺をくり抜くように核出する.
b：核出した内腺を，一度膀胱内に移動させる.
c：膀胱内に移動させた前立腺組織をモーセレーターというミンチ状にする機器で細かく切断しながら吸引し，体外に排出する.

する.

❷経尿道的膀胱腫瘍切除術

1. 適応

経尿道的膀胱腫瘍切除術(TUR-BT：transurethral resection of bladder tumor)は，膀胱腫瘍に適応となる．膀胱腫瘍の90%以上は，病理組織学的に尿路(移行)上皮がんである．症状としては，血尿，頻尿，排尿時痛などがみられる.

2. 術式

TUR-BTは，経尿道的に内視鏡を挿入し，電気メスを使用し腫瘍を筋層から切除する手術である(図10-2).

膀胱腫瘍(膀胱がん)は，内視鏡を挿入して深達度を検査することも可能で，筋層への浸潤の有無によって筋層非浸潤がんと筋層浸潤がんに区分される．また，わずかではあるが，腫瘤を形成しない上皮内がんもある.

3. 麻酔方法

麻酔方法は，全身麻酔または脊椎麻酔である．閉鎖神経付近(尿管口付近)に腫瘍がある場合は，電気メスの通電により大腿が内転して膀胱穿孔となる可能性があるため，注意が必要である.

したがって腫瘍が尿管口付近にある場合は，脊椎麻酔とあわせて閉鎖神経ブロックを行うか，筋弛緩薬を十分に使用した全身麻酔下で手術を行う.

4. TUR症候群

ウロマチック®(30%ソルビトール)などの電解質を含まない灌流液が，開口した毛細血管から循環血液内に過剰に吸収されることによって起こる低ナトリウム血症や，循環負荷が起こる

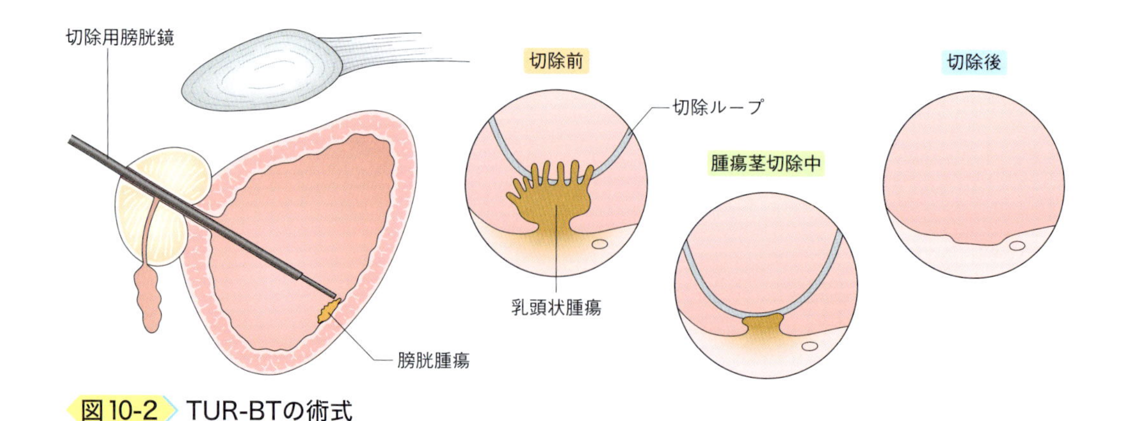

図 10-2 TUR-BTの術式

ことをTUR症候群(transurethral resection syndrome)とよぶ.

TUR-BT, 経尿道的前立腺切除術(TUR-P：transurethral resection of the prostate)などの電気メスを使用する術式では, 感電の可能性があるため電解質を含む生理食塩水を灌流液として使用することができない. しかし, 双極性電気メスであるバイポーラを使用する場合には通電範囲が狭いため, 感電の危険性は低く, 生理食塩水を灌流液として使用することができる.

1）症状・徴候

循環器系の症状：循環血液量増大による一時的な血圧上昇, 脈圧の増大, 徐脈, 低血圧, 肺水腫.

中枢神経系の症状:不穏, 不安, 悪心, 嘔吐, 痙攣.

2）治療

術者に異常を知らせ, すみやかに手術が終了できるようにする.

・ラシックスの静注.
・輸液を生理食塩水に変える.
・採血し, 血算, 生化学, 血液ガス, 凝固系, 浸透圧の測定を行う.

❸経尿道的尿管砕石術

1. 適応

経尿道的尿管砕石術(TUL：transurethral lithotripsy)は, 尿管結石, 膀胱結石に適応となる.

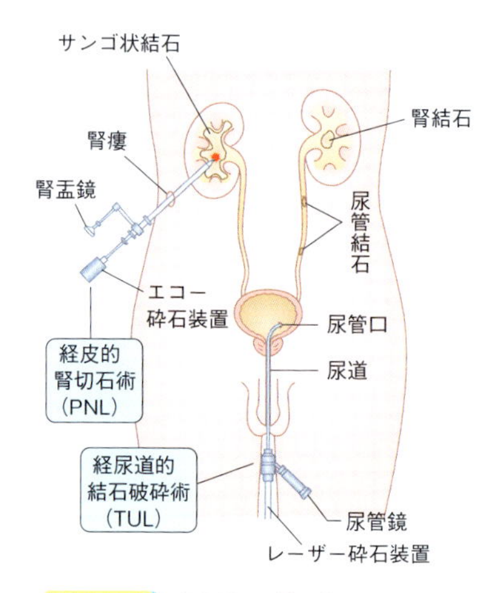

図 10-3 TULの術式

2. 術式

TULは, 尿道から内視鏡を入れ, さらに尿管内まで内視鏡を進めて尿管あるいは腎臓にはまり込んだ結石の破砕, 摘出を行う手術である(図10-3).

3. 麻酔方法

全身麻酔または脊椎麻酔で行い, 脊椎麻酔の場合は鎮静することがある. 麻酔レベルはTh8～10程度.

❺前立腺全摘除術

1. 適応

前立腺がんに適応される.

2. 麻酔方法

全身麻酔と硬膜外麻酔を併用して行う.

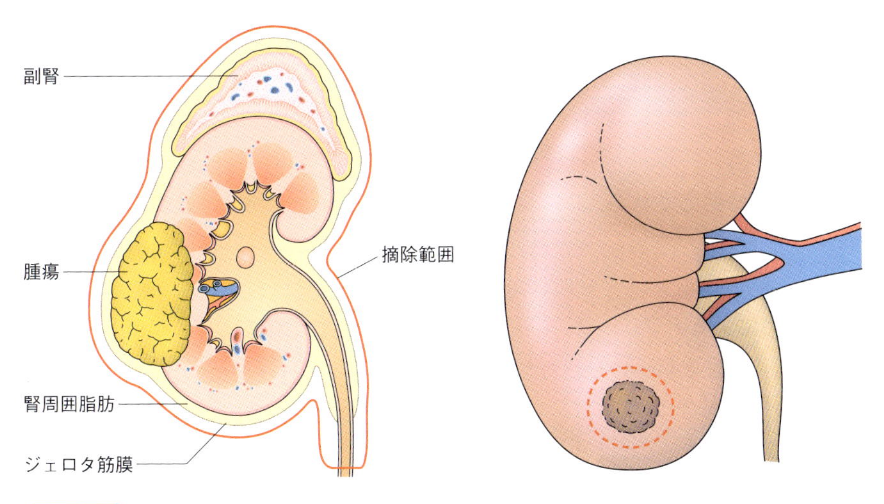

図10-4 腎摘除術(左)と腎部分切除術(腫瘍核出術，右)

3. 術式

前立腺全摘除術には，(開脚)仰臥位で下腹部を切開して腹側から前立腺にアプローチする「恥骨後式アプローチ」と，砕石位で会陰を切開して尾側から前立腺にアプローチする「会陰式アプローチ」がある．

前立腺全摘除術は，前立腺と精嚢を一塊に切除し，膀胱と尿道を吻合して尿路の再建を行う手術である．

4. 合併症

前立腺の前面には，深陰茎背静脈(DVC：dorsal vein complex)という血流の豊富な静脈叢が走行している．恥骨後式アプローチでは，DVCの切断が必要になるため，事前に一括して結紮・切断をするDVCバンチングが行われるが，そのときの処理を誤ると大量出血につながる．

❻腎がん手術

1. 適応

適応は，腎腫瘍である．腎腫瘍に対しては，以前は局所再発を懸念して腎全摘除術が行われていた．しかし，腎を部分的に切除した場合と腎全摘除術後の5年がん特異的生存率・再発率に差はなく，近年では，腎機能保持の面からも4 cm以下の腎腫瘍に対しては，腎部分切除術が選択されることが増えている(図10-4)．

2. 術式

1) 腎摘除術

腎筋膜(ジェロタ筋膜)に包まれたまま，腎・副腎・腎周囲脂肪組織を一塊に摘除する術式である．

2) 腎部分切除術

腫瘍がある部位のみを部分的に切除する術式である．腫瘍が大きい場合や深い位置にある場合には，出血をコントロールするために腎動静脈をクランプして腫瘍を切除する．また，腎動静脈のクランプ時に腎機能保護のために腎を冷却する．切除面で腎盂が解放された場合には開いた腎盂の縫縮を行い，尿もれを予防する．

3. アプローチ方法

患側を上にして肋骨と腸骨間を広げるようにジャックナイフ位をとる「経腰的アプローチ」や，仰臥位・開腹で行う「経腹アプローチ」がある．

経腰的アプローチでは腸管を介さず腎実質に到達でき，経腹的アプローチでは腸管を脱転しなければならないが，下大動静脈や腎動静脈が十分露出されるため処理が容易である．前者は血管確保を必要としない小さな腎腫瘍，後者は腎動静脈のクランプや大血管の処理を必要とする大きな腎腫瘍の場合に選択される．

❼腎尿管摘除術

1. 適応

腎盂がん，尿管がんに適応される．

2. 術式

1）仰臥位で正中切開によるアプローチ

腎摘除術に準じ腎の処理を行った後，尿管を露出させるために右腎の場合には回盲部，左腎の場合にはS状結腸を授動する．腎，尿管，尿管口周囲の膀胱の一部を脂肪組織ごと一塊に切除する術式である．

2）側臥位から仰臥位へ術中に体位変換を行う経腰的アプローチ

腎摘除術に準じた側臥位で経腰的にアプローチし，腎臓および上部尿路を十分剝離し体位を仰臥位にする．新たに下腹部切開し，そこから用手的に腎・尿管を体外へ引き出し下部尿管を膀胱まで剝離して尿管口を含め膀胱から尿管を切離する．

❽膀胱全摘除術

1. 適応

浸潤性膀胱がんに適応となる．

2. 術式

男性の場合は膀胱，前立腺，精囊を摘除する．女性の場合は膀胱，子宮・付属器，腟前壁を摘除する．

男女とも尿道に浸潤がある場合には，尿道もあわせて摘除する．尿をためる場所がなくなるため，必ず尿路変更術が必要になる．基本的には仰臥位で行うが，尿道の切除を行う場合には砕石位で行う．

尿路変更術は，主に次の３種類の方法で行われる（図10-5）．

1）回腸導管

回腸の一部を用いて尿路を作成する．回腸を10～20cm程度，栄養している血管（腸間膜）を残しながら遊離し，導管とするため切断する．糞路を再建した後，導管の内腔を洗浄して左右の尿管を吻合する．対側は体外に引き出しストーマを形成する．採尿にはパウチを用いる．

2）回腸新膀胱

回腸の一部を用いて袋状に形成（新膀胱形成）し，左右尿管と尿道をそれぞれ吻合して尿路の再建を行う．新膀胱に尿をため，外尿道口から排尿できるため，排尿の形式が術前の状態に最も近い方法であるが，尿道摘除が必要な症例では選択できない．

3）尿管皮膚瘻

ステントを挿入した左右の尿管を直接皮膚に出し，皮膚瘻を形成する．採尿パウチを皮膚に貼りつけて採尿する．回腸導管に比べて腸管の切除が不要で手術時間も短いため侵襲が最も少

回腸導管

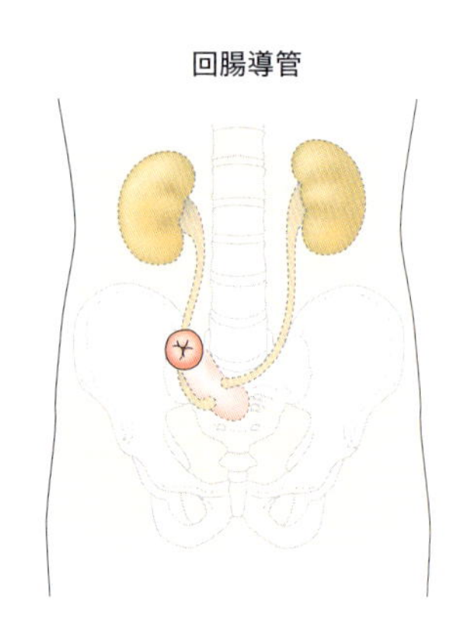

回腸新膀胱

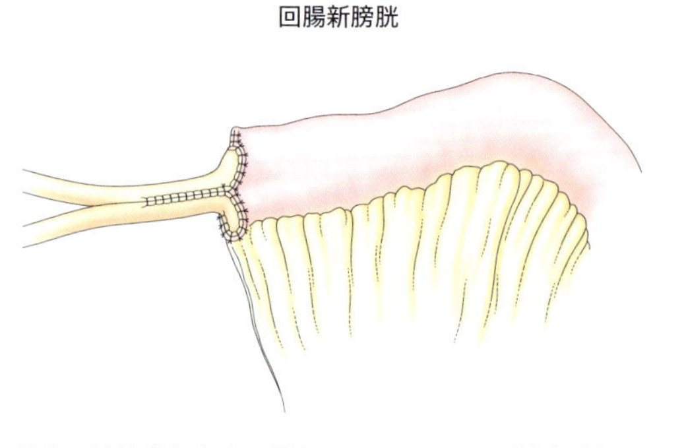

尿管の遠位端を左右に開き，afferent limb（求心脚）の口側端と端々吻合する．口径が一致しない場合は腸管側を縫縮すればよい．

尿管皮膚瘻

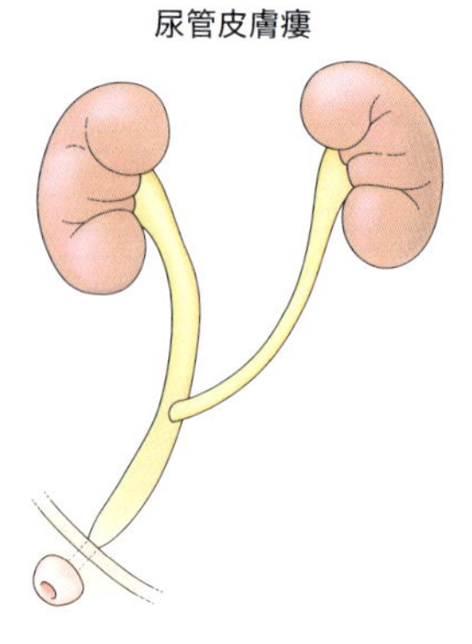

図10-5 尿路変更術

ない方法であるが，瘻孔部が狭窄しやすく定期的なステント交換を必要とすることが多いため適応はかぎられる．

引用・参考文献

1）藤元博行編：泌尿器癌，新癌の外科―手術手技シリーズ．メジカルビュー社，2001
2）加藤晴朗：図脳で学ぶ手術の秘訣，イラストレイテッド泌尿器科手術〈第2集〉．医学書院，2011
3）西山美鈴：麻酔科レジデントマニュアル，第3版．p420-429，ライフリサーチプレス，2008
4）日本泌尿器科学会編：腎癌診療ガイドライン2011年版．金原出版，2011

Memo

11 口腔外科手術

1 口腔外科手術とは

口腔外科は，う蝕や歯周病を除く，口腔，顎，顔面ならびにその隣接組織の先天性および後天性の疾患を扱う診療科で[1]，この領域で行われる外科手術としては，抜歯，腫瘍摘出術，顎や顔面の外傷や骨折に対する手術，上下顎骨・顎関節および舌などの軟組織に関する手術などがある．とくに悪性腫瘍としては癌腫が大部分を占め，舌がん，歯肉がん，口底がん，頬粘膜がんなどが多くみられる[1]。なかでも舌がんは，最も頻度が高い口腔がんである．

2 麻酔の方法

❶麻酔の特徴

舌がんなど口腔がんの手術は，早期の切除範囲が小さいものを除いて，一般的に全身麻酔にて行われる．この場合，領域に上気道が含まれていることから，気道確保や気管挿管が困難な場合が多く，どのように気道を確保するかが大きな問題となる．したがって，術前の評価が非常に重要である（第4章2-①「患者の気道評価」参照）．

全身麻酔下の口腔外科手術においては，一般的な経口挿管ではなく経鼻挿管によって気道確保がなされる[2]（図11-1）．表11-1に，経鼻挿管の特徴を示す．

表11-1 経鼻挿管の特徴

・鼻腔の広さには左右差がある
・経鼻挿管時に鼻出血がある
・咽頭弁がある場合，経鼻挿管で弁を損傷させる危険がある
・鼻ポリープがある場合や両側鼻腔が狭い場合は，経鼻挿管できないことがある
・通常，経口挿管よりも径の小さい気管挿管チューブを使用するが，小さすぎると気道閉塞の危険が増す，長さが不足する，吸引できないなどの問題がある

（宮脇卓也：全身管理の立場からみた口腔外科手術―歯科麻酔医からの視点．日本口腔外科学会雑誌 63（1）：3，2017を抜粋して作成）

❷経鼻挿管

経鼻挿管のメリット，デメリットは，以下に示すとおりである．

1. メリット

- 経口挿管に比べて刺激，違和感が少ない．
- チューブ固定が容易である．
- 口腔内処置が容易である．

2. デメリット

- 経口挿管に比べて，やや困難である．
- 時間と手間がかかる．
- 鼻出血の危険がある．
- 慢性副鼻腔炎の合併症がある．

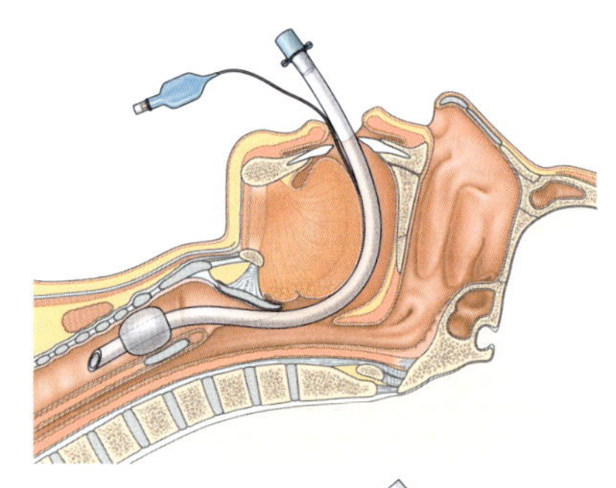

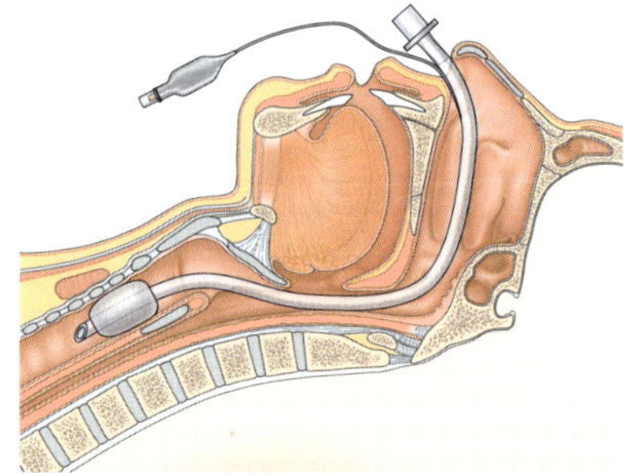

図11-1 経口挿管（上）と経鼻挿管（下）

3 代表的な口腔外科手術：舌がん

❶舌がんの切除

舌がんの治療は，外科的切除，放射線治療それぞれの単独，またはこれに化学療法を加えた2種あるいは3種の組み合わせにより行われる．

舌がんの外科的切除は，腫瘍の浸潤の程度によって，大きく部分切除および全切除に，あるいは限局的な切除にとどまる部分切除，舌可動部の半分を切除する半側切除，および広範囲にあるいはすべてを切除する(亜)全摘に分けられ，その切除範囲によって嚥下，構音，味覚における術後の障害や後遺症も異なる．部分切除では侵襲が少なく，嚥下や構音などの機能障害や味覚障害などはほとんど残らない．半側切除の場合は欠損部を遊離皮弁により再建することで障害を最小限に抑えることが可能である．全摘の場合は欠損部の再建が必要となり，大きな障害が残る

❷皮弁再建

舌がんの切除部位が広範囲に及ぶ場合は，前述のように欠損部の再建が必要になる．遊離前外側大腿皮弁や遊離前腕皮弁，遊離腹直筋皮弁などボリュームのある組織を用いた遊離皮弁再建が行われる．

4 看護のポイント

口腔外科は，口や顎周辺の疾患を扱うため，患者は治療法によっては言葉でうまくコミュニケーションをとることが難しい状況になることがある．そのような患者の抱えるストレスの軽減の工夫，精神的な支援も看護師の役割である．

以下に，舌がん切除術における，外回り看護師および器械出し看護師それぞれが注意すべきポイントをまとめる．

1. 外回り看護師

・言葉でのコミュニケーションが困難な場合は，筆談や質問ボードなどを利用し，コミュニケーションを図る．
・採皮する側の腕にターニケットを巻くため，解除後の血圧低下や，ターニケット装着部の皮膚トラブルに注意する．
・長時間の手術になるため，褥瘡予防に努める．
・出血が多くなることが予測されるため，手術前に輸血確保の有無を確認する．
・頭側に医師が立つため，広いスペースがとれるよう麻酔科医や担当医師と相談する．

2. 器械出し看護師

・口側で使用する器械と腕用の器械は清潔度が違うため，混ぜないように注意する．
・遊離皮弁再建術が行われる際は，術部が複数展開されるうえ，器械や小物・ガーゼが術野に多く出るため，カウントに十分注意する．
・マイクロ時には9-0ナイロンを使用するため，針の紛失がないよう注意して管理する．
・口腔内にパッキングガーゼ(垂れ込み防止)を入れた場合は外回り看護師に報告する．術後パッキングガーゼが体内に残っていないことを，外回り看護師と必ず確認する．

参考文献

1) 日本口腔外科学会：口腔外科とは？
https://www.jsoms.or.jp/public/kouku_geka/ より 2019年2月18日検索
2) 宮脇卓也：全身管理の立場からみた口腔外科手術―歯科麻酔医からの視点．日本口腔外科学会雑誌 63(1)：2-8，2017
https://www.jstage.jst.go.jp/article/jjoms/63/1/63_2/_pdf (2019年2月18日検索)
3) 青山和義：必ずうまくいく！気管挿管カラー写真とイラストでわかる手技とコツ，改訂版．羊土社，2009
4) 石松伸一：気管挿管(ビジュアルプラクティス)．学研メディカル秀潤社，2013
5) 川本利恵子ほか監：ナースのための最新術前・術後ケア．学研メディカル秀潤社，2012
6) 落合慈之監：耳鼻咽喉科疾患ビジュアルブック．学研メディカル秀潤社，2011
7) 日本赤十字社伊勢赤十字病院：舌がん．がん診療について．日本赤十字社伊勢赤十字病院ホームページ．
http://www.ise.jrc.or.jp/cancer/ca06-10.htmlより2019年2月18日検索
8) 日本癌治療学会：口腔がん診療ガイドライン2013年版．がん診療ガイドライン，日本癌治療学会ホームページ．
http://www.jsco-cpg.jp/guideline/04_2.html#IV より 2019年2月18日検索

INDEX 索引

数字&英文

あ行

か行

さ行

た行

な行

は行

ま行

や行

ら行

わ行

見てできる臨床ケア図鑑
周術期ビジュアルナーシング

2019年4月5日　初　版　第1刷発行

編　集　針原（はりはら）　康（やすし）
発行人　影山　博之
編集人　向井　直人

発行所　株式会社 学研メディカル秀潤社
〒141-8414 東京都品川区西五反田2-11-8
発売元　株式会社 学研プラス
〒141-8415 東京都品川区西五反田2-11-8

印刷製本　凸版印刷株式会社

この本に関する各種お問い合わせ先
【電話の場合】
- 編集内容については Tel 03-6431-1237(編集部)
- 在庫については Tel 03-6431-1234(営業部)
- 不良品(落丁，乱丁)については Tel 0570-000577
  学研業務センター
  〒354-0045　埼玉県入間郡三芳町上富279-1
- 上記以外のお問い合わせは Tel 03-6431-1002(学研お客様センター)

【文書の場合】
- 〒141-8418　東京都品川区西五反田2-11-8
  学研お客様センター
  『見てできる臨床ケア図鑑 周術期ビジュアルナーシング』係

● ショメイ：ミテデキルリンショウケアズカン シュウジュツキビジュアルナーシング

本書に記載されている内容は，出版時の最新情報に基づくとともに，臨床例をもとに正確かつ普遍化すべく，著者，編者，監修者，編集委員ならびに出版社それぞれが最善の努力をしております．しかし，本書の記載内容によりトラブルや損害，不測の事故等が生じた場合，著者，編者，監修者，編集委員ならびに出版社は，その責を負いかねます．

また，本書に記載されている医薬品や機器等の使用にあたっては，常に最新の各々の添付文書や取り扱い説明書を参照のうえ，適応や使用方法等をご確認ください．

株式会社 学研メディカル秀潤社